ものがたりの解剖学

神戸大学名誉教授
山鳥 崇

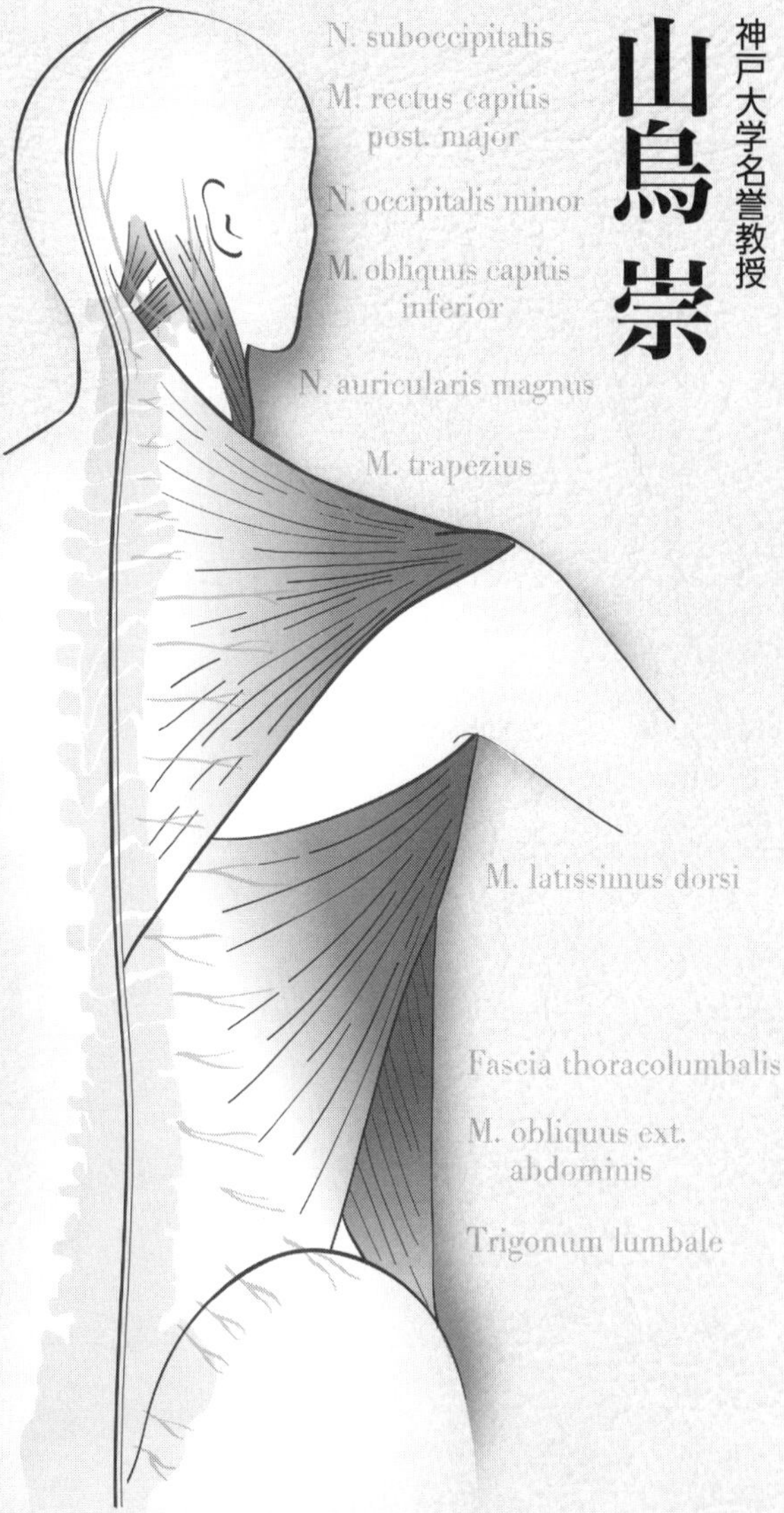

金原出版株式会社

目次

1

第1章　細《さい》胞《ぼう》

細胞とは

細胞は英語ではcell、ドイツ語ではZelleといいます。どちらもその意味は、小さな部屋（修道院の独居室）です。その大きさは哺乳動物では通常直径が一〇～三〇マイクロメートル（一マイクロメートルは一〇〇万分の一メートル）、大きいもの（**卵細胞**）で二〇〇マイクロメートルといわれます。ただし、**神経系の細胞**には一メートルという長い突起の軸索《じくさく》を持ったものもあります（キリンの首）。

私が細胞というものを最初に見たのは、中学の生物の時間で、たしか山吹の茎を薄く切って、それを顕微鏡でのぞいた時でした。小さな部屋が整然と並んでいるのに驚いたことを覚えています。二回目の細胞に対する驚きは、医学部専門課程の一年生で組織学実習の標本を顕微鏡で見た時でした。人体や動物のあらゆる組織で、その目的に応じて形を変えた細胞群が、見事に集合しているのを、美しく染められた標本で見て、驚嘆しました。そしてその頃から解剖学教室に出入りさせていただいて、時々顕微鏡で組織標本を眺めて過すようになりました。

細胞は生物の構成単位とされています。高等な動植物は、多くの細胞の集合でできていますが、一つの細胞のみからなる生物も多く存在します。例えば細菌類は**単細胞生物**です。

2

多細胞生物、ことに動物においては、細胞の機能が分化してそれぞれの細胞がいろいろな機能を分担しています。これは、あたかも近代社会において人間の行うべき仕事が分業化されて、それぞれの人が違った形で社会に貢献しているのに似ています。このため細胞はその機能に応じて大きさや形が異なります。

細胞膜《さいぼうまく》

細胞は、生物の単位としてその独立を保つためにまず外界と自己を境界する膜を持っています。これは**細胞膜**、または**形質膜**《けいしつまく》といわれます。

細胞膜は、細胞を周囲の環境から隔離すると同時に、必要な物質を外界からとり入れ、不要な物質を外界に出す機能も持っています。この膜は**(リン)脂質二重層**《ししつにじゅうそう》といわれ、その一つの層は一個の玉飾りがついた逆U字形のヘアピンを横に並べたような構造を持っています。この玉飾りのような頭部は親水性ですので、水と接することができますが、二本になったピンの部分は疎水性で、水溶性分子を通過させられませ

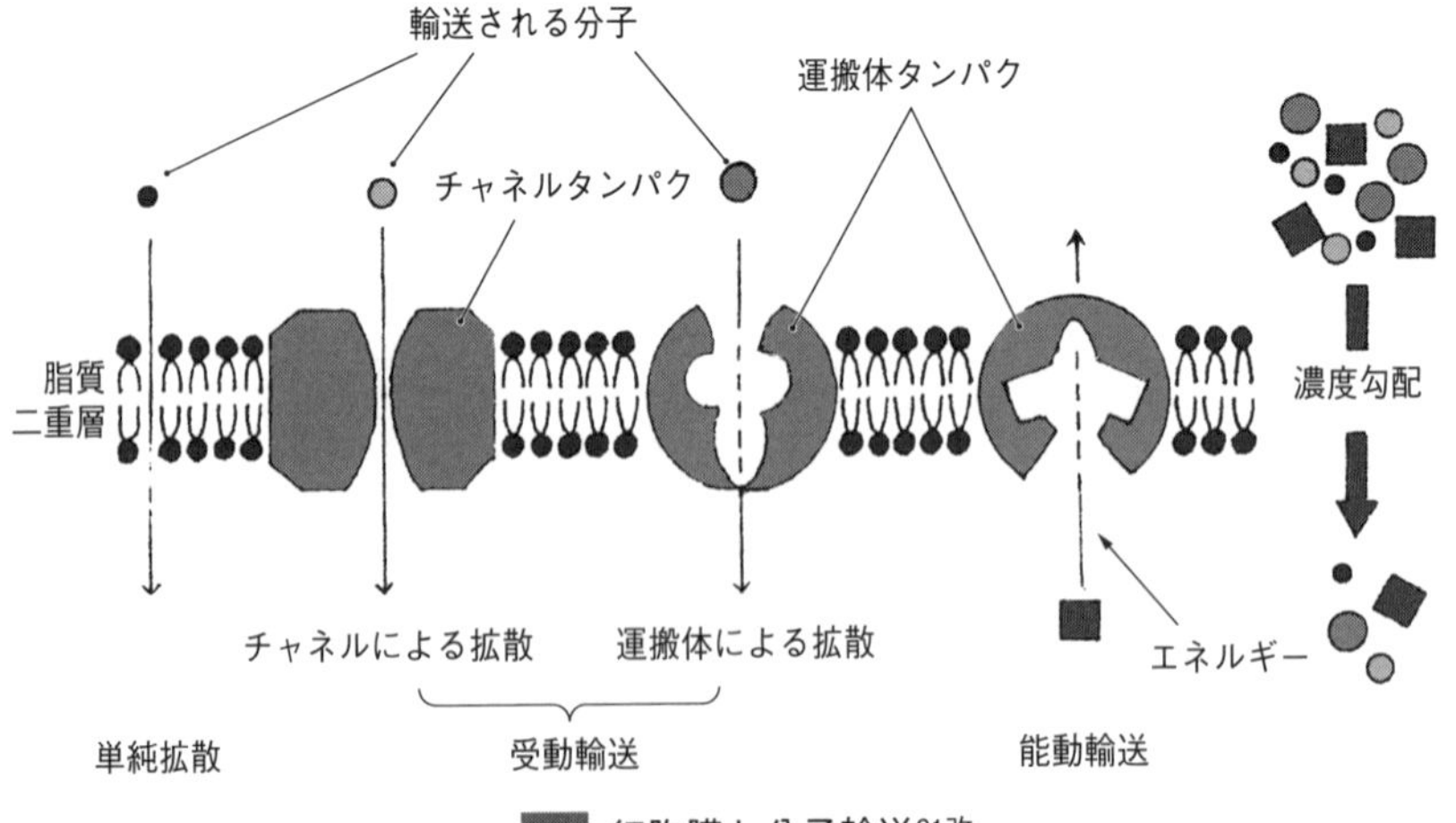

1-1 細胞膜と分子輸送[31]改

ん。このためびっしり並んだ脂質二重層の間には、必要に応じて細胞膜に埋め込まれた特定の物質を選択的に通す**チャネル**タンパクや**運搬体**タンパクがあります（1-1）。

3

核《かく》

細胞の中央には**核**があります。これは、**核膜**《かくまく》に包まれていて、内部には**ＤＮＡ**と**ヒストン**などがあります。ＤＮＡは、**デオキシリボ核酸**《かくさん》(deoxyribonucleic acid)と呼ばれるもので、**遺伝情報の担い手**です。ヒストンはＤＮＡをまとめています。

核の中には更に**核小体**《かくしょうたい》（あるいは**仁**《じん》）と呼ばれる不均質な小体が一ないし数個あります。核小体はリボソーム亜粒子の合成の場で、原料となるタンパクは細胞質で合成されます。

核膜は二枚の脂質二重層の膜からなり、**核膜孔**《かくまくこう》と呼ばれる孔を持っています。この孔からリボソーム亜粒子が運び出されたり、必要な核《かく》タンパクが運び込まれたりするといわれます。

核膜のうちの外側の**外膜**《がいまく》（**外核膜**）は小胞体と連絡しています（1-2）。また**内膜**《ないまく》（**内核膜**）の方には**核ラミナ**と呼ばれる裏打ち構造がくっついています。

細胞の中にはこのような核膜を持たないものもあります。これは**原核**《げんかく》**細胞**（または原核生物）と呼ばれています。これに対して核膜を持つものを**真核**《しんかく》**細胞**（または真核生物）と呼びます。細菌は**単細胞原核生物**といわれます。

細胞小器官《さいぼうしょうきかん》

核と細胞膜の間には半流動性の**細胞質**があります。そしてこの細胞質の中には、いろいろな構造物があり、それぞれの目的に応じて働いています。これを**細胞小器官**（細胞内小器官）と呼んでいます。

(1) 小胞体《しょうほうたい》

小胞体は、細胞質の中にある膜で包まれた袋状のもので、大きく**粗面《そめん》小胞体**と**滑面《かつめん》小胞体**の二種に分けられます。粗面小胞体は表面に**リボソーム**のくっついているものです。粗面小胞体上に集合した細胞質のリボソームは、そのほとんどが分泌タンパクを合成します。

粗面小胞体上のリボソームで作られたタンパクは小胞体の中へ入れられて、**輸送小胞**によってゴルジ装置の方へ送られ、次の処理を受けることになります。

滑面小胞体は**脂質代謝**、**糖代謝**、**イオンの輸送と分泌**などに働いています。

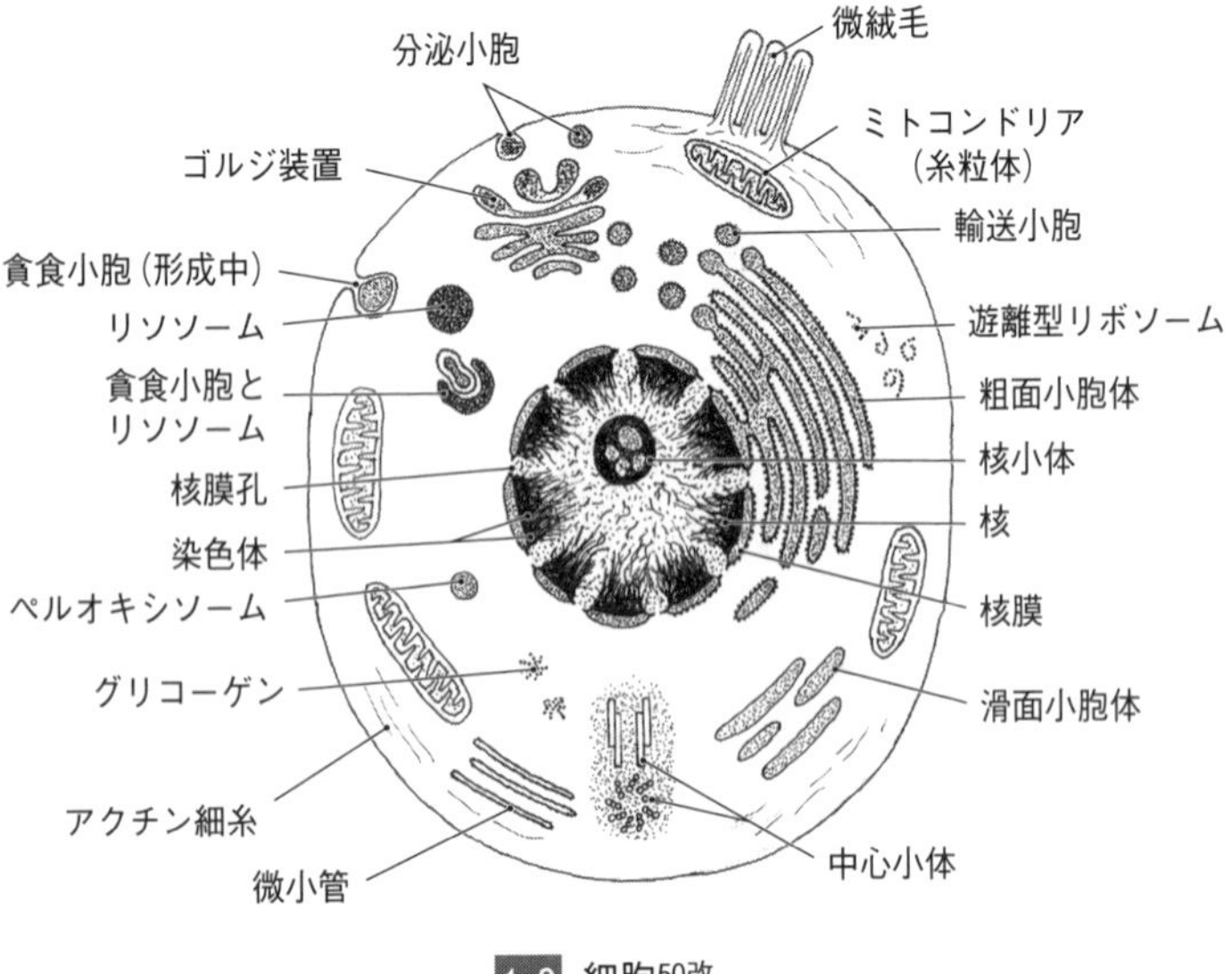

1-2 細胞50改

（2）ゴルジ装置

ゴルジ装置は、お皿をたくさん重ねたような扁平な滑面小胞体の集合です。この皿状の袋の周辺には小さな小胞がたくさん見られます。この皿の小胞体側を**形成面**または**シス側**といい、反対側の分泌小胞のある側を**成熟面**または**トランス側**といいます。

粗面小胞体で作られたタンパクは、輸送小胞によってゴルジ装置のシス側に運ばれ、トランス側へ行くまでに糖が付加されるなどの修飾が行われます。細胞内に止まらず細胞外へ出される物質は、トランス側から小胞に入れられて細胞膜の方へ運ばれ、**開口分泌**という小胞の膜と細胞の膜とがくっついて内容が外へ出るという方法によって排出されます。

このようにして細胞外へ分泌されるものには、**消化酵素**、**ホルモン**、**神経伝達物質**などがあります。

（3）リソソーム（水解小体《すいかいしょうたい》）

これも細胞内小器官ですが、その中にいろいろな**加水分解酵素**を入れていて、細胞内で生じた老廃物質や細胞が取り込んだ異物を消化します。つまり**細胞内の消化器官**といえるものです。

（4）ペルオキシソーム

これも膜で包まれた細胞内小器官で、その中に**酸化酵素**や**カタラーゼ**を入れています。**ペルオキシソーム**は肝細胞や腎臓の尿細管の細胞などに多く見られ、**解毒反応に関与**していると考えられています。

(5) ミトコンドリア(糸粒体《しりゅうたい》)

これは断面が小判形に見えることの多い小器官です。**ミトコンドリア**は二重膜のカプセルで包まれていて、その内膜が内部で突出して多くの**隔壁**(**内板**、**クリスタ**)を作っています。ミトコンドリアはもっぱら**細胞内での呼吸に関与**しています。そして最終的にエネルギーの伝達物質である**ATP**(**アデノシン三リン酸**)を作ります。

ミトコンドリアは、独自の核酸を持っており、分裂し増殖しますので、その起源は呼吸を専門とする微生物で、それが細胞の中へ取り込まれて共生するようになったのであろうと考えられています。

ミトコンドリアは卵細胞の細胞質に存在するものですから、**母性遺伝**で代々伝えられていきます。

5 細胞骨格《さいぼうこっかく》

細胞はそれ自身動いて形を変えたり、あるいは動かなくてもその機能に応じてそれぞれ特徴のある形を持ったりしています。このような運動や形態、あるいは細胞内における物質の動きなどの基本構造として、**細胞骨格**とされるアクチン細糸、中間径細糸、微小管などがあります。

(1) アクチン細糸(アクチンフィラメント)

アクチン細糸は、太さ六ナノメートル(一ナノメートルは一〇〇〇分の一マイクロメートル)の細い線維で、アクチンというタンパクからなります。この細糸は細胞質の中で散在したり、集まって束を作ったりしています。アクチン細糸は特に筋細胞においてミオシン細糸と共に、その収縮に関与しています（第8章）。アクチンフィラメントはマイクロフィラメント（微細細糸）とも呼ばれます。

（2）中間径細糸（中間径フィラメント）

中間径細糸は、太さ約一〇ナノメートルの細糸の総称です。中間径の名前は、それより細いアクチン細糸とそれより太い微小管との中間の径を持っていることからつけられた名前といわれます。中間径細糸には上皮細胞のケラチン細糸、神経細胞の神経細糸などが属し、主として細胞の機械的支持に関与しています。

（3）微小管（マイクロチュブル）

微小管は太さが約二四ナノメートルの管で、一般に分枝することなく、ほぼ直線状あるいはやや迂曲して見られるといわれます。微小管は縦に連なった α と β の球状タンパク分子一三個が輪状になって重なって細管状の線維になったものです。微小管には一本ずつ存在するもののほかに二本が組になった二つ組や三本が組になった三つ組があります。微小管は細胞骨格の主要な構成要素の一つです。微小管は**微細管**とも呼ばれます。

6

細胞の結合

細胞は集まって組織を作ります。このため隣接する上皮細胞の間には特殊な結合装置があります。

(1) 細胞質間《さいぼうしつかん》に連絡のない結合

隣接する上皮細胞の細胞質間に連絡のない結合装置としては、密着帯《みっちゃくたい》(閉鎖帯)、接着帯《せっちゃくたい》、接着斑《せっちゃくはん》(デスモソーム)の三種があり、**接着複合体**と呼ばれています(1-3)。

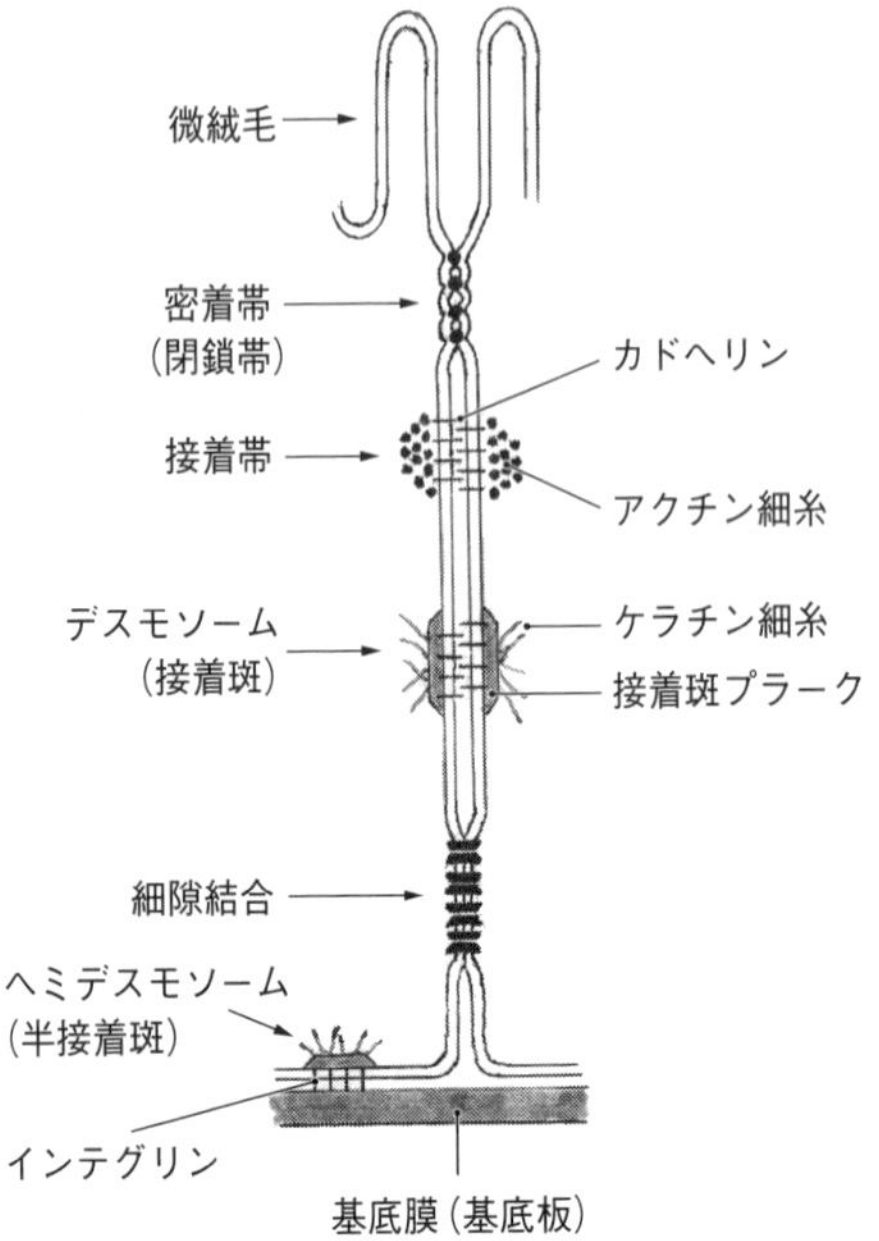

1-3 細胞の結合様式(模式図)31改

① 密着帯《みっちゃくたい》(閉鎖帯《へいさたい》)

密着帯は、円柱状あるいは立方状の上皮細胞の場合、相接する細胞間の最表層部における結合装置で、細胞膜の外葉どうしが密着癒合したものです。しかしその密着癒合部分は曲線状で、かつ網目状になっており、それが全体として帯状に細胞の全周を取り巻いています。密着帯は、上皮細胞間の隙間を埋めて、隙間における物質の通過を防止しています。

② 接着帯《せっちゃくたい》

接着帯は、密着帯より基底側にあるもので、帯状になって細胞の周りを取り巻いています。この場合隣接細胞との隔《へだ》たりは約二〇ナノメートルといわれます。ここでは**カドヘリン**と呼ばれる膜貫通型タンパクが細胞どうしを結合しています。またこの部分の細胞質側ではアクチン細糸が膜面に平行になってカドヘリンに付着しています。そしてこの部分が隣接細胞と共に横に広がって帯を作り、これが全体として伸縮して細胞群全体の動きにも関与するといわれます。

③ 接着斑《せつちゃくはん》(デスモソーム)

接着斑は、接着帯からやや離れて見られるもので、その名の如く斑点状に点々と存在しています。この場合細胞間の隔たりは二二〜三五ナノメートルと割合大きく、ここにもカドヘリンファミリーの接着分子があって、両方の膜を結合しています。またこの部分の細胞質側には**接着斑プラーク**と呼ばれるタンパクの円板があって、それにはケラチン細糸が付着しています。

(2) 細胞質間に連絡のある結合(細隙《さいげき》結合またはギャップ結合)

これは、いろいろな組織の細胞間で見られるもので、細胞質間を連絡する特殊な構造を持つ結合です。細隙結合(**ネクサス**)の集まっている部分は大小の斑点になって存在し、この結合は細胞質間の無機イオンや低分子物質の通過に働いています。

細隙結合の一つの単位の構造は、近接したそれぞれの細胞膜内にサブユニットである**コネキシン**というタンパク六個が輪状に集まってその中央で細管を作っているというものです。この全体は**コネクソン**と呼ばれています。一つのコネクソンを作るコネキシン六個は相接する細胞間でお互いにぴったりとくっつき、コネキシン一二個が一体になって細胞質間をつなぐ細隙(ギャップ)を作っています(1-4)。

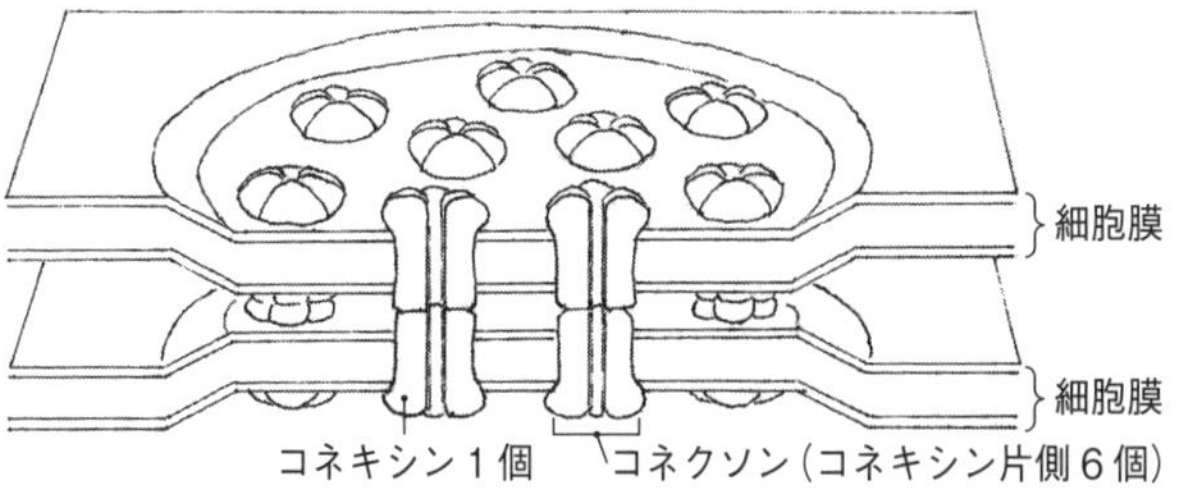

1-4 細隙(ギャップ)結合56改

（3） 細胞と基底膜との結合（ヘミデスモソーム）

ヘミデスモソームは、上皮細胞の基底部と基底膜（板）との間にできるものです。この場合細胞と基底膜をつなぐものとして、**インテグリン**が存在します（1-3）。

第2章　上皮《じょうひ》組《そ》織《しき》と支《し》持《じ》組《そ》織《しき》

組織とは

組織(tissue)は、生物学や医学では「特定の機能を発揮するように分化した**細胞集団**と**細胞間質**」の意味を持っています。解剖学の一分野で組織を研究する学問を**組織学**といいます。組織の研究は、顕微鏡の発達と共に肉眼解剖学の延長として発達してきたものと考えられます。このような組織によって特定の目的を持つ**器官**(organ)が作られ、器官が集まってそれぞれの生体の生理的な機能を分担する**器官系**が構成されることになります。

組織は、人体においては大きく四つに区分されています。即ち、**上皮組織**、**支持組織**、**筋《きん》組織**、**神経組織**です。上皮組織は身体の表面、あるいは内面を覆《おお》う細胞群を指します。これに対して支持組織は上皮組織によって覆われている内部の細胞群や細胞によって作られた細胞間質などを指します。従って支持組織の中には、骨や軟骨のようなもののみでなく血液やリンパなどの液状のものも含まれます。また上皮組織や支持組織に、更に特殊な細胞群として筋肉や神経を構成する細胞群が筋組織、神経組織として加わります。しかし骨組織や筋組織、神経組織については別に説明しますので、本章では上皮組織と、支持組織のうちの結合組織と軟骨組織について説明します。

組織の種類
- 上皮組織
- 支持組織
  - 結合組織
  - 軟骨組織
  - 骨組織
  - 液状組織
- 筋組織
- 神経組織

2 上皮組織

上皮組織とは、その名の如く身体の表面、消化管や呼吸器の内面、泌尿器の管腔などを覆っている一層あるいは多層の細胞群のことをいいます。

上皮組織はまずその構成によって単層上皮《たんそうじょうひ》、多列上皮《たれつじょうひ》、重層上皮《じゅうそうじょうひ》の三つに分けられます。

単層上皮とは、その名の如く単層の配列をしている上皮です。これらの上皮細胞は、**基底膜**(板)と呼ばれる薄い膜状構造の上に集まって並んでいます。そしてその上皮細胞の形状によって、更に**扁平《へんぺい》上皮**、**立《りつ》方《ぽう》上皮**、**円柱《えんちゅう》上皮**の三種に区別されます(2-1)。

多列上皮は英語では**偽《ぎ》重層《じゅうそう》上皮**(pseudostratified epithelium)と名づけられています。実際はこの上皮で

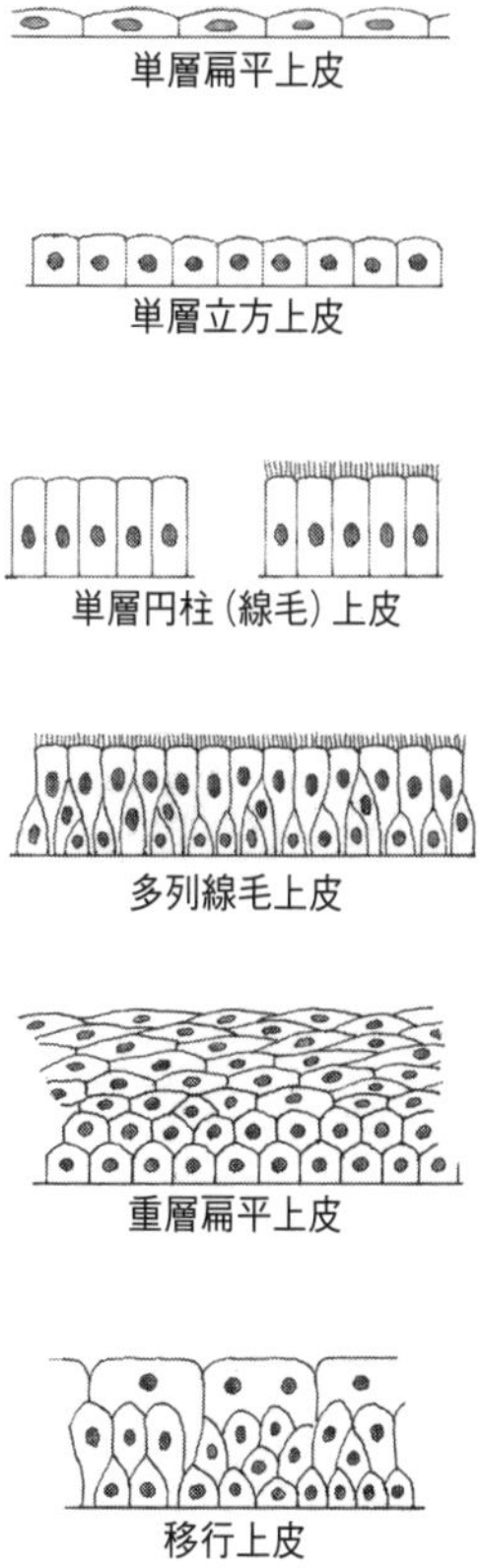

2-1 種々の上皮組織

はすべての細胞が基底膜の上に乗って並んでいます。しかし円柱状で外表面まで達しているものと、短くて外表面まで達していないものとがあって、細胞核の配列だけで見ると重層のように見えます。

重層上皮は、多くの細胞が重なっているもので、皮膚、あるいは外界と接触することの多い部位の粘膜などで見られます。重層上皮は**重層扁平上皮**、**重層立方上皮**、**重層円柱上皮**に分類されます。

またこれらの上皮以外に特殊なものとして、膀胱などの尿路系の器官で見られる**移行上皮**があります。移行上皮は、それが囲んでいる内腔の内容が増すと扁平になってそれに応じ、内容が少なくなるとより円柱状になって元に戻る上皮をいいます。ただし移行上皮ではすべての細胞が基底膜に接しているといわれ、多列上皮とも考えられているようです。

上皮は機能によっても区別されます。即ち、**被蓋《ひがい》上皮**、**腺上皮**、**吸収上皮**、**感覚上皮**、**呼吸上皮**などです。それぞれの機能は、その名称の通りであり、いろいろな器官においてその役割を果しています。

さてこれらの上皮細胞はどこで見られるのでしょうか。主なものの例を挙げてみます。

単層扁平上皮は、胸膜、心膜、腹膜など、薄い膜状の組織で見られます。

単層立方上皮は、腎臓の尿細管の一部や甲状腺の濾胞《ろほう》で見られます。

単層円柱上皮は、胃や腸の粘膜上皮で見られます。これらの上皮は主として栄養物質の吸収に働きます。

また細気管支や卵管などには線毛を持った**単層円柱線毛上皮**があります。**多列上皮**は、主として気道において見られます。気道の多列上皮細胞は自由表面に一定の方向へ打つ多くの線毛を持っています。これを**多列線毛上皮**と呼んでいます。

重層扁平上皮の代表的なものは皮膚です。また口腔の粘膜や腟の粘膜などでも見られます。しかし扁平になっている細胞は表層のもののみで、より深層のものは立方状になっています。

重層立方上皮は汗腺の導管で見られるといわれます。

重層円柱上皮は、結膜円蓋、男性の尿道の一部などで見られます。

3 支持組織

支持組織は、上皮組織、筋組織、神経組織以外のものを含む組織で、この中に更に結合組織、軟骨《なんこつ》組織、骨組織、血液とリンパが含まれます。骨組織と血液やリンパについては別の章で説明しますので、以下支持組織として結合組織と軟骨組織について説明します。

(1) 結合組織

結合組織は一般に細胞が少なく、細胞間質の多い組織です。この組織は上皮組織と筋組織の間などいろいろな部分の間を埋め、かつそれらの部分を結合しています。このため線維成分を多く持っています。この組織は更に疎性《そせい》の結合組織と密性の結合組織に分けられます。

疎性結合組織では線維性の成分が少なく、疎な網の目状になっています。そしてその間に結合組織性の細胞が見られます。これらの細胞の中で最も大切なものは**線維《せんい》芽《が》細胞**あるいは単に**線維細胞**と呼ばれるものです。線維芽細胞はその名の如く結合組織の線維を作ります。

結合組織線維の主なものは**膠原《こうげん》線維**です。線維芽細胞は膠原線維の元になる**プロコラーゲン**を作って細胞外へ分泌します。プロコラーゲンは集まって膠原細《こうげんさい》線維になり、膠原線維になります。また膠原線維の中で細くて、その表面に糖衣をまとったものを**細網《さいもう》線維**といいます。

結合組織における第二の線維は**弾性線維**です。弾性線維は集合して動脈の**弾性板**を作ります。また皮下組織や肺の組織などでも見られます。

疎性結合組織では**組織球**と呼ばれる**大食《たいしょく》細胞**が見られます。これは血液中の**単球**が結合組織内の異物、細菌、変性物質などを貪食するために遊走して入ったものと考えられています。また**リンパ球性**の**遊走細胞**も見られます。

更に結合組織の特殊なものとして**脂肪組織**があります。これは、脂肪をその中にいっぱい貯め込んだ**脂肪細胞**の集合体として皮下などに見られます。また緻密で強靱な結合組織として**腱**《けん》と**靱帯**《じんたい》があります。腱は、膠原線維が緻密に同じ方向に並んだもので、筋を骨に結合しています。靱帯は主に関節において骨と骨とを結合しているもので、腱と似た構造を持っていますが、必要に応じて弾性線維を交えているようです。

(2) 軟骨組織

軟骨組織は、柔軟性を持った支持組織で、**軟骨細胞**と**基質**《きしつ》(**細胞間質**)からなり立っています。基質は有形成分としての**線維**とその間を埋める**線維間質**とからできています。そして、軟骨基質の性状によって三種のものに分けられています。即ち、硝子《しょうし》軟骨、線維軟骨、弾性軟骨です(2-2)。

硝子軟骨は、やや乳白色で半透明な基質を持っています。細胞は軟骨小腔と呼ばれる部屋の中に一個存在することもありますが、多くの場合、一つの小腔の中に二個以上が同居して見られます。これは基質を分泌してから分裂した細胞群が基質のために分散できないでいる状態と考えられています。基質はコンドロイチン硫酸を多量に含んだ無定形の物質といろいろな方向に走る微細な**膠原線維**からできています。ヒトでは、**関節軟骨**や**肋**《ろく》**軟骨**と気管の軟骨などがこれに属しています。

線維軟骨は、硝子軟骨に対して基質の中により多くの太い膠原線維と少数の弾性線維を持っており、線維間質が非常に少なく、細胞の隣接部以外ではあまり見られません。この軟骨は、硝子軟骨と線維性結合組織の中間的なものと考えられています。線維軟骨の存在部位は、**恥骨結合**や**椎間円板**《ついかんえんばん》(椎間板)などです。

弾性軟骨は、基質の中に多くの弾性線維と少数の膠原線維を持っています。肉眼的には黄色味を帯びて不透明といわれます。この軟骨は**耳介**《じかい》と**喉頭蓋**《こうとうがい》の一部に見られます。

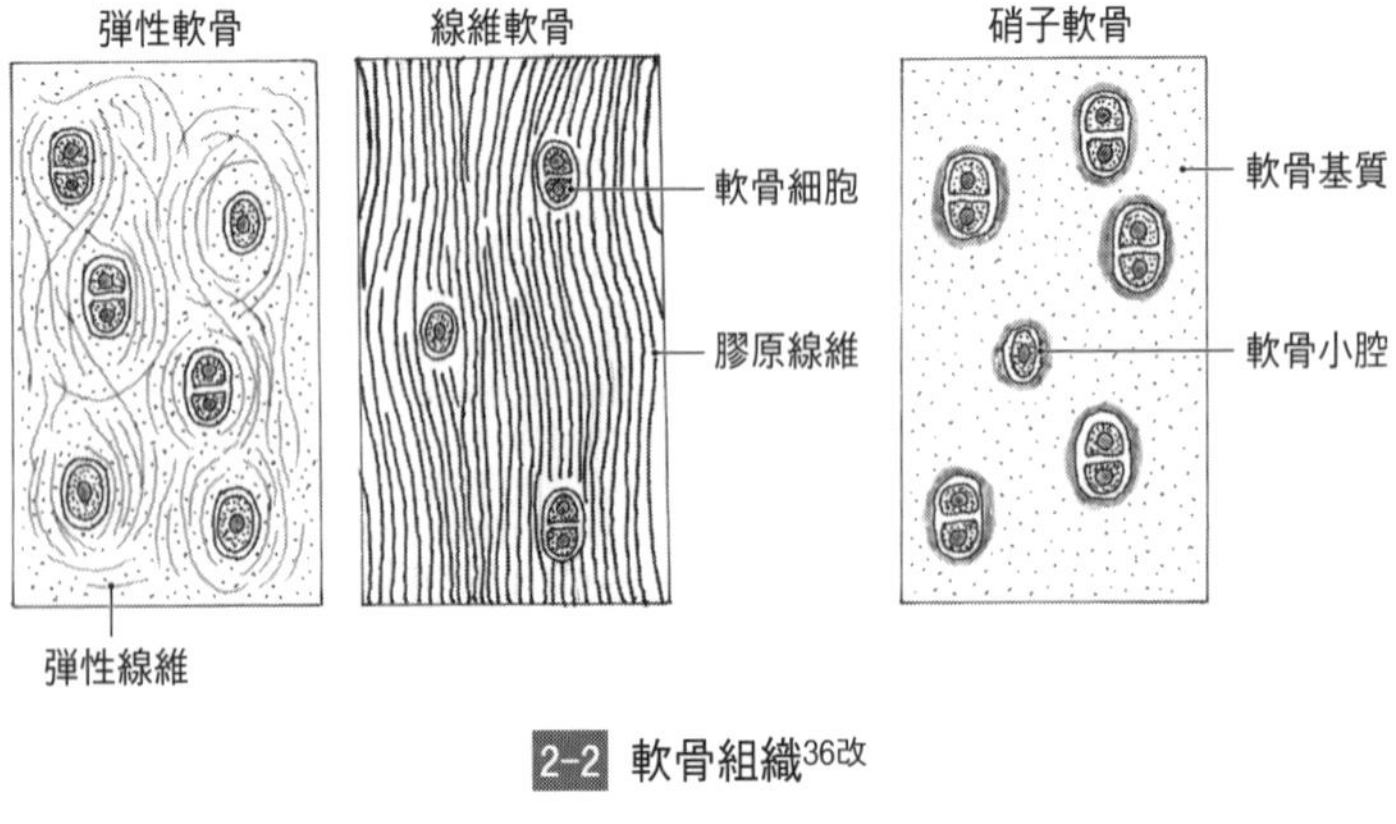

2-2 軟骨組織[36]改

第3章　骨《ほね》　その一　骨とは

骨の組成

人体には一体いくつぐらいの骨があるのでしょうか。それは約二〇〇個です。約二〇〇個の種々の形の骨が骨格を形成しています。また、特殊な骨として中耳の中に左右三個ずつ計六個の**耳小骨**があって、鼓膜の振動を内耳に伝えています。これらの骨の中には、扁平な骨、長骨あるいは長管骨と呼ばれる長い骨、短くて立方体に近い骨、あるいは空洞を持つ含気骨などいろいろなものがあります。しかし硬いということにおいてはすべて同じです。また組成も同じです。

即ち、骨はリン酸カルシウムを主体に、炭酸カルシウムなどの塩と、膠原《こうげん》線維と、五分の一の水分とからできています。

また骨は**骨膜**《こつまく》に包まれています。そして長骨の場合、骨皮質の硬い**緻密質**《ちみつしつ》と、それで囲まれた**海綿質**《かいめんしつ》に分けられ、中心部は中空で**髄腔**《ずいくう》(**骨髄腔**《こつずいくう》)を作っています。扁平骨の場合は、二層の厚い緻密骨の**内板**、**外板**と、その間に挟まれた海綿質の**板間層**《ばんかんそう》からなっています。

2

骨の細胞

次に骨の細胞ですが、それには発生的に三段階のものがあります。即ち、骨芽細胞、骨細胞、破骨細胞です。**骨芽細胞**とは骨になり始めた細胞です。骨の成長は軟骨性の雛型ができて骨となる軟骨内骨化と原始結合組織性の未分化な細胞の集まりが骨になる膜内骨化とがありますが、造骨はいずれの場合も骨芽細胞が出現して、それぞれの場所で基質となる物質を合成し分泌すると共に、石灰化を開始することによって行われます。

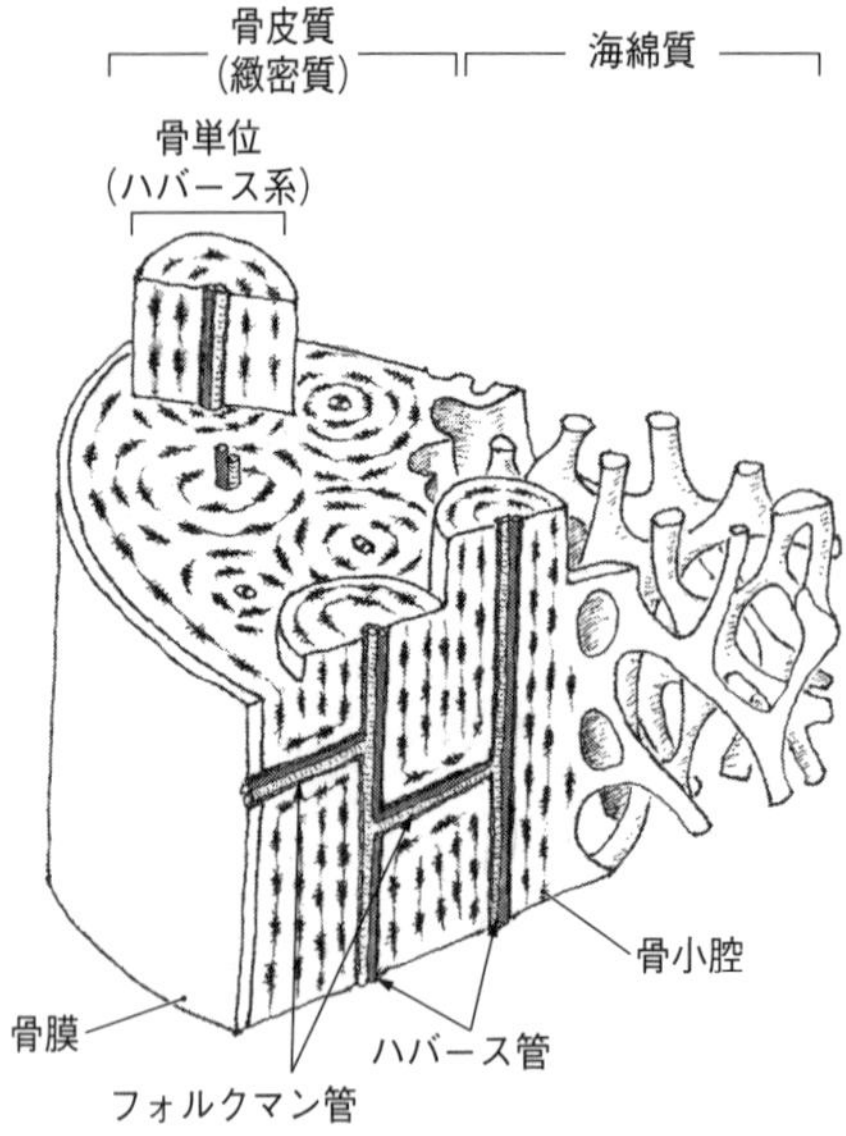

3 長骨の構造[38改]

このようにして基質ができあがりますと、これらの骨芽細胞はその中に閉じ込められて**骨細胞**になり、それぞれの個室におさまってしまいます。しかし**骨小腔**《こつしょうくう》と呼ばれるこの個室からは四方に組織液で満たされた**骨細管**が伸びていて、その中へ骨細胞は自分の突起を伸ばして、隣の細胞の突起と**細《さい》隙結合《げきけつごう》**で連絡し、骨組織の維持に働くと共に、骨基質における無機質の代謝にも関与すると考えられています(3)。

破骨細胞は余分な骨を吸収して、新たな骨形成を誘導します。この細胞は単球の集まった**合胞体**で、大型の細胞です。

3

骨単位《こつたんい》

骨組織を形作っている基本的な構造を**骨単位**（**オステオン**）、あるいは**ハバース系《けい》**と呼びます（3）。ハバース系は**ハバース層板《そうばん》**と**ハバース管《かん》**を指します。ハバースというのは、イギリスの解剖学者の名前です。ハバース系は層板と呼ばれる通り、年輪のような基質と血管の通っている中心部の筒状のハバース管からなっています。これらのハバース系が集まって骨組織を作っています。つまり、骨は多くの場合、全体としてパイプのようになっていますが、更にその中は多くのパイプをくっつけ合ったような構造になっているのです。

また骨膜から骨単位の中心部のハバース管までの血管の通り道になっている管を**フォルクマン管**といいます。フォルクマンはドイツの生理学者の名前です。

4

若木《わかぎ》骨折《こっせつ》

骨の性質は年齢によって変化します。若い成長期の骨は弾性と柔軟性に富んでいます。

私は少年の頃、弟と凧《たこ》を揚げていて、凧が揚がりすぎ、風を孕《はら》んで上空で強く泳ぎだし、いっぱい巻いてあった凧糸が最後になった時、糸巻きを手から取られてしまいました。秋の刈り入れの終った田圃《たんぼ》の中で揚げていましたので、段差のある畦《あぜ》を越えて追いかけ始めると、弟も懸命に走ってついて来ました。しかし、七歳年下で小さかった弟はたちまち畦につまずいて転んでしまいました。弟の悲鳴に気づいて振り返った時、起き上がった弟の確か右の前腕が手首に近いところからぽっきりと折れて曲がっているのに気がつきました。私は糸巻きをぶら下げたまま山の方へ小さくなって飛んでいく凧の追跡をあきらめ、弟の腕を元通りにして連れ帰り、その腕に包帯を巻いてやりました。

夜になって親たちが帰ってきたので、すぐそのことを話して包帯を解《と》いて見せたところ、骨はちゃんとくっついているようで、外から見る限り何ともないのです。二人で腕が折れたのだといっても父も母も何ともないではないか、折れて曲がったなど嘘だろう、といいます。どうしても親が信用してくれないので、私は弟にもう一度こけた時のように手を突いてみろといいました。弟が畳の上に手をつくと、またぽっきりと腕が折れたのです。それを見た父はびっくりして「何をさせるんや！」と私を叱りました。私は叱られる理由はないと思いましたが、心配の方が先立っていたので何もいわずすぐに腕をもとに戻して、また包帯を巻いてやりました。

後年医学生になった時、小さい子供の骨は柔らかく、強い力を加えると若木《わかぎ》を折るように折れることがある、これを**若木（生木）骨折《こっせつ》**という、と教えられて、ああ、あれがそういうものであったのか、と思いました。

第4章　骨　その二　頭蓋骨《とうがいこつ》と椎骨《ついこつ》

1

頭蓋骨

骨にはどんなものがあるのでしょうか。これは身体の形を作っているものですから誰にでも分かると思われるかも知れませんが、外表面から見えないものですので、読者のご存知ない骨も多いと思います。まず**頭蓋**の骨です。この頭蓋は脳を覆っている**脳頭蓋**と、顔を作っている**顔面頭蓋**の二種と、更に顔面頭蓋に付属するともいうべき**舌骨《ぜっこつ》**から構成されています。また頭蓋は一般に「ずがい」と呼ばれていますが、解剖学では「とうがい」と呼ばれています。

脊椎動物の頭蓋は一五種二三個の骨からできています。このうち左右対になっているものが八種、無対のものが七種あります。名前だけ挙げますと、脳頭蓋で対になっているものは**側頭骨《そくとうこつ》**、**頭頂骨《とうちょうこつ》**、**涙骨《るいこつ》**、**鼻骨《びこつ》**、**下鼻甲介《かびこうかい》**、無対のものは**前頭骨《ぜんとうこつ》**、**後頭骨《こうとうこつ》**、**蝶形骨《ちょうけいこつ》**、**篩骨《しこつ》**、**鋤骨《じょこつ》**で、顔面頭蓋では、有対のものが**上《じょう》顎骨《がくこつ》**、**口蓋骨《こうがいこつ》**、**頬骨《きょうこつ》**、無対のものが**下顎骨《かがくこつ》**と**舌骨**です（4-1、2、3）。

頭蓋骨のうち、ことに前頭、頭頂、側頭、後頭骨などは頭蓋の天井や側壁を作っている骨ですが、これらは生まれた時はまだ完全に発達しておらず、骨と骨の間に間隙《かんげき》があって、**泉門《せんもん》**と呼ばれる隣接した骨の間にできる大きな隙間もあります。これらのうちの両側の頭頂骨と、まだ結合していない両側の前頭鱗（前頭骨）との間にできる**大泉門**《だいせんもん》の閉鎖は生後二年の終りから満三年前後といわれます。この頃までの脳は骨によって完全には守られていませんので、頭部は大切に扱われなければなりません。

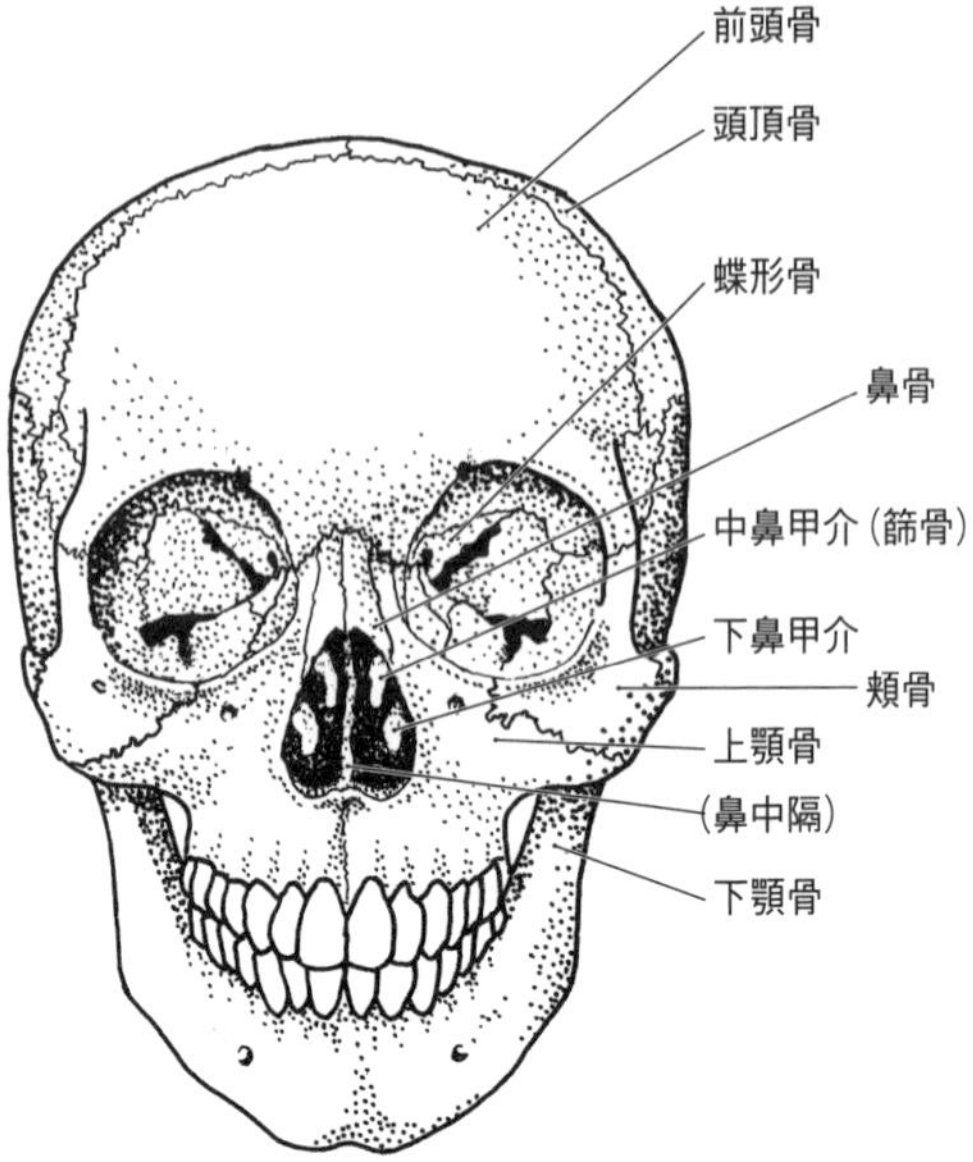

4-1 頭蓋骨（前面）11改

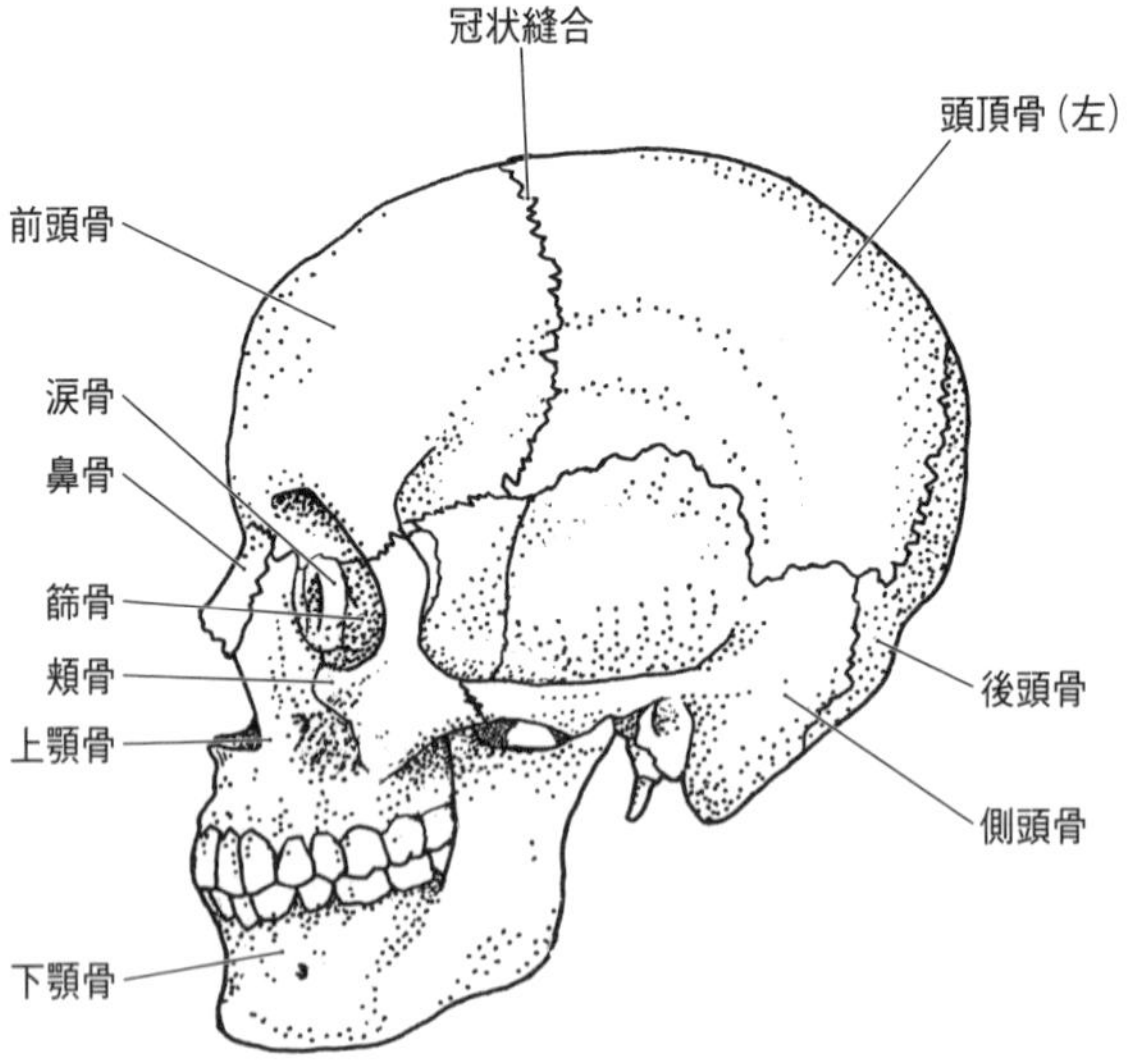

4-2 頭蓋骨（側面）11改

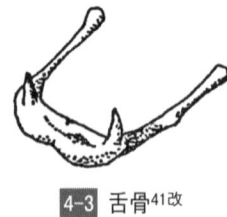

4-3 舌骨41改

2

椎骨

椎骨は、脊髄を守ると共に身体の軸を作っている**脊柱《せきちゅう》の骨**です（4-4、5、6、7）。脊柱は二四個の椎骨と仙骨、尾骨が連なったもので、中に脊髄を入れています。一つの椎骨を見ますと、前部に**椎体《ついたい》**といわれる低い円柱状の基本となる部分があり、そこから後《うしろ》に向かって子供を背負う時のように両腕を伸ばした形のアーチがあります。この腕は後で手を組んでいます。そしてアーチの中は空《あ》いています。この閉じた

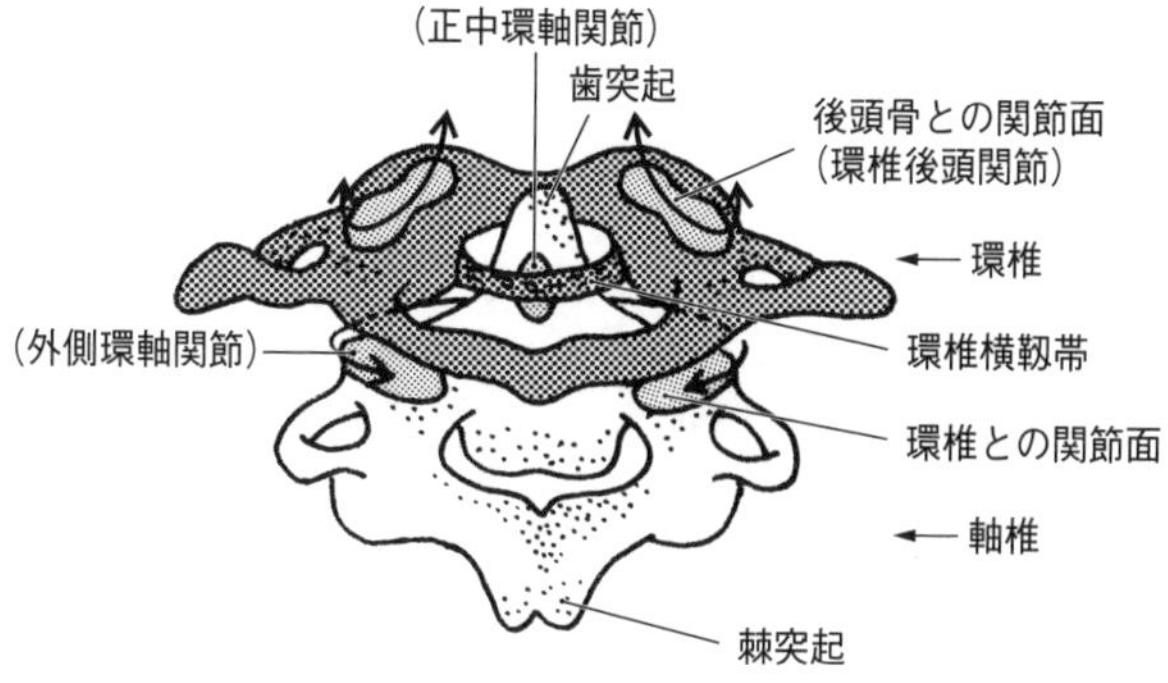

（二つの頸椎間は少し離してある）

4-4 環椎と軸椎（背側観）24改

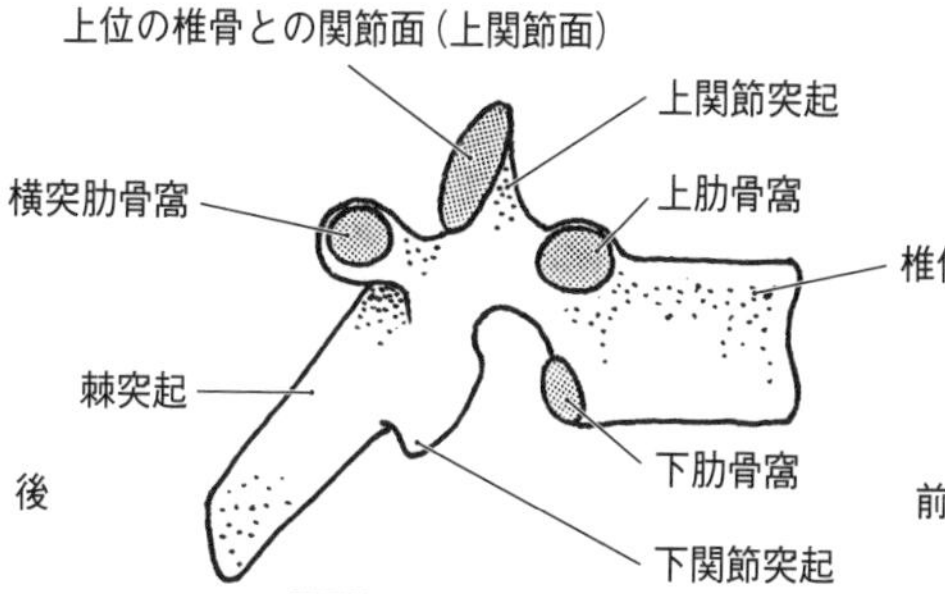

4-5 胸椎右側面44改

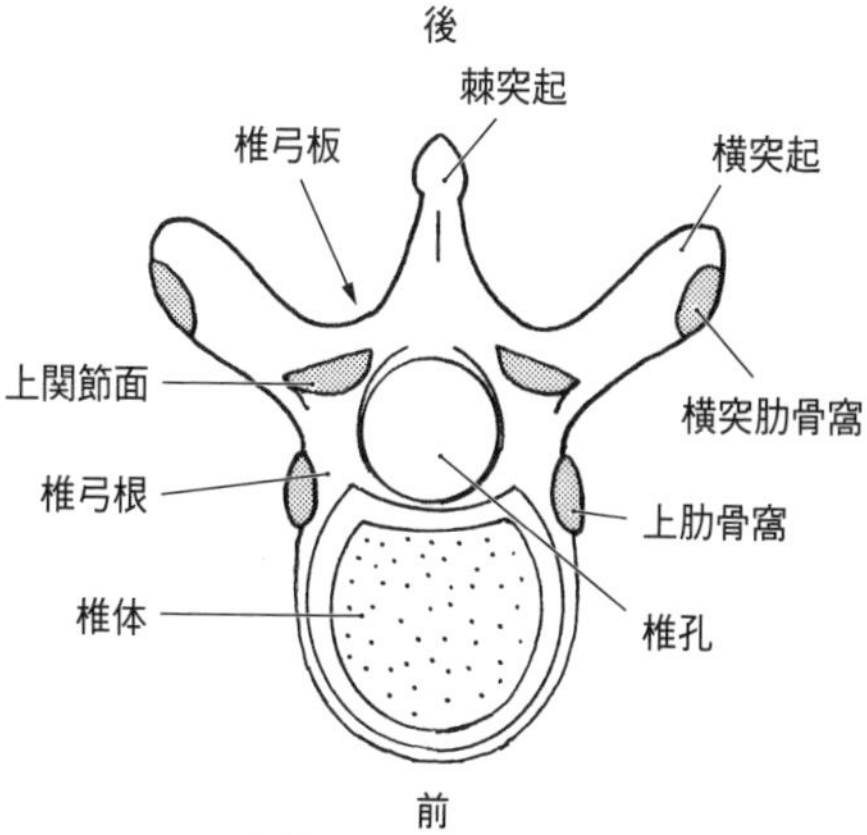

4-6 胸椎上面44改

アーチが**椎孔**《ついこう》（4-6、7）で、これの連なりが**脊柱管**《せきちゅうかん》です。この中に脊髄が膜に包まれて入っているのです。この腕は両横と後に突起を出しています。横の二つを**横突起**《おうとつき》（腰椎を除く）、後の一つを**棘突起**《きょくとつき》といいます。また、このほかに左右の腕の基部から上と下に向かって関節を作る**上**《じょう》及び**下**《か》**関節突起**《かんせつとつき》（頸椎では突起になっていない）の都合四種の突起があります（4-5）。

これらの骨は、部位（高さ、レベル）によって頸椎（七個）、胸椎（一二個）、腰椎（五個）、仙椎（五個、ただし一体になっていて仙骨と呼ばれる）、尾椎（四〜五個）に分けられます。

（1）頸椎《けいつい》 4-4

頸椎の一番上のものは頭蓋を載せていますのでほぼ完全な環状で、頭蓋骨の台座のようになっています。従って**環椎**《かんつい》と呼ばれています。第二頸椎は、火葬場で日本人が「仏様」といって真先に拾う骨です。これは**軸椎**《じくつい》と呼ばれるもので、第一頸椎の椎体が第二頸椎の椎体にくっついて背側から見ると座禅を組んだ仏像のような形をしているからです。この仏像の頭にあたる突起は、歯のような格好をしているためか**歯突起**《しとっき》と呼ばれています。第二頸椎はこの歯突起が軸になって環椎との間に二つの関節を作っており、単に名前だけでなく、実際に頭部の回旋《かいせん》の軸にもなっています。即ち、頭を回す時、軸椎は「首」を載せた環椎を、歯突起を軸として回旋させます。つまり二つある環軸関節のうち**正中環軸**《せいちゅうかんじく》**関節**（前面と後面に関節面がある）は、「いやだ」といって「首」を横に振る（回す）時に**車軸**《しゃじく》**関節**として働きます。またもう一つの環軸関節である両側で対になっている**外側環軸関節**も平面関節に近いもので関節包がゆるく、左右が共同して頭蓋を載せた環椎を回旋させます。

これに対して環椎と頭蓋（後頭骨）との関節である**環椎後頭関節**は、「首」を前後に屈する時に働きます（それぞれ約一〇度)。また、この関節は側屈にも働きます(約七・五度)。即ち、**楕円関節**になっているといわれます(**4-4**)。

七番目の頸椎にも特別な名前がついています。それは**隆椎**《りゅうつい》です。つまり、この骨の棘突起は後下方へ一番長く伸びて皮膚を盛り上げています。後頭骨の外後頭隆起から隆椎の棘突起までの正中部には**項靱帯**《こうじんたい》が張っています。またこの突起は、それ以下の椎骨を皮膚の上から数える目安になっています。

(2) 胸椎《きょうつい》 4-5、6

次は**胸椎**です。胸椎には肋骨が着いています。これが胸椎の特徴を作っています。つまり、肋骨との関節面(肋骨窩《ろっこつか》)を持っています。

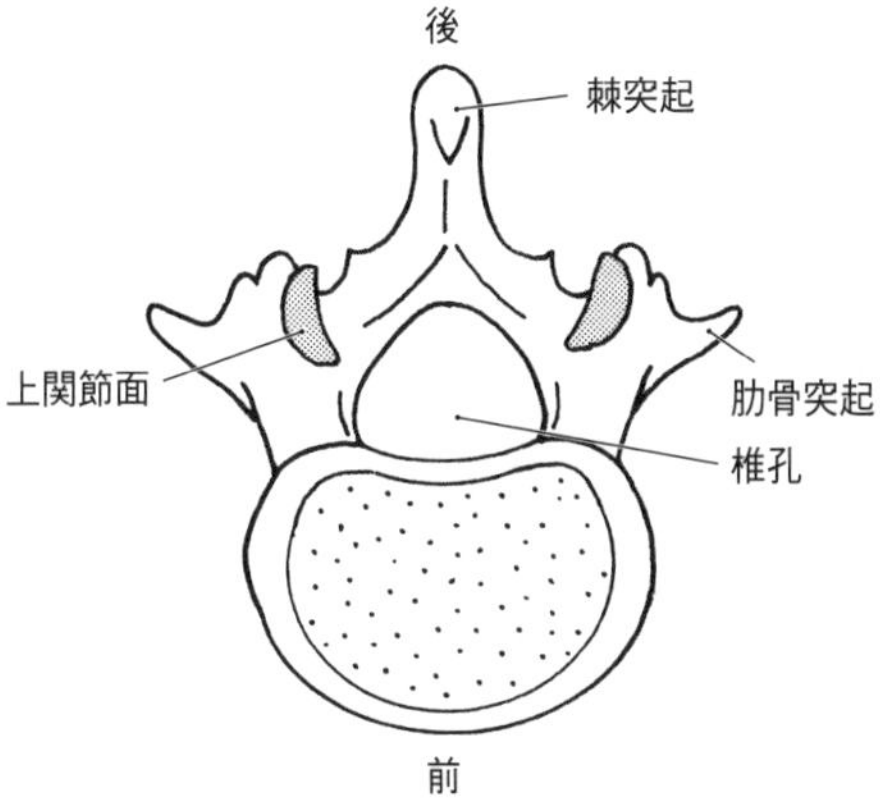

4-7 腰椎上面[44改]

(3) 腰椎《ようつい》 4-7

腰椎はほかの椎骨に比べて大きく、頑丈になっています。その棘突起は短く、真っ直ぐ後方に出ています。また上及び下関節突起の関節面はそれぞれ凹面と凸面になって接しています。

(4) 仙骨《せんこつ》 4-8、9

仙骨はほぼ逆三角形の、やや扁平な一つの骨で、骨盤の後部を形成しています。これは五個の椎骨が癒合《ゆごう》したもので、その面影を止めています。また、この骨は骨盤がそうなっているように男女で違いがあるようです。即ち、女性の仙骨は男性に比べて長さの割に幅が広く、弯曲の度が弱いといわれます。

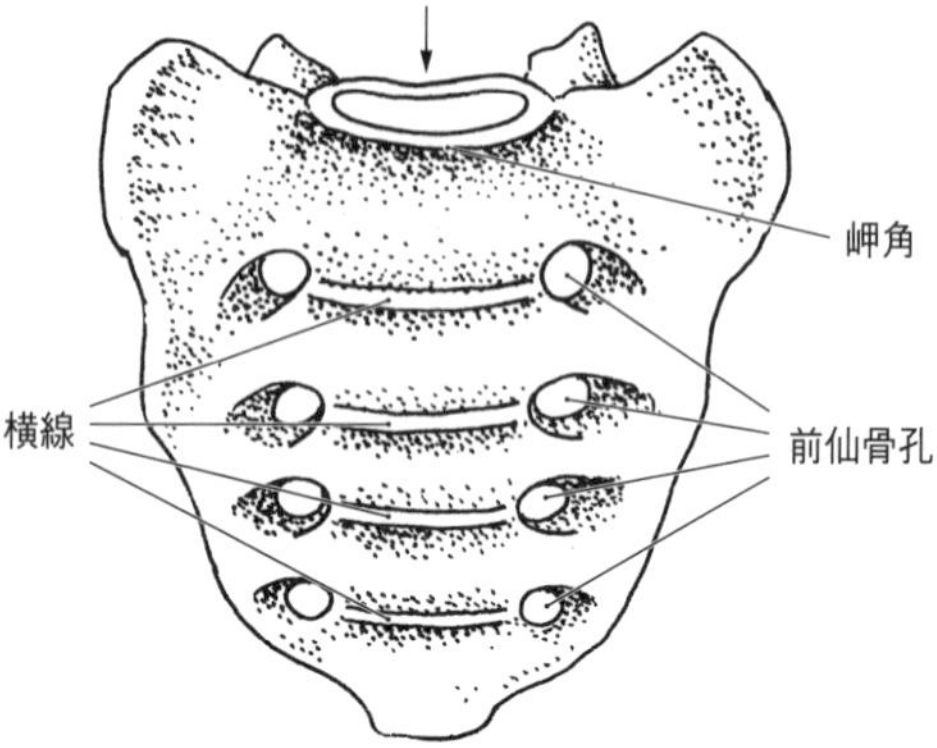

4-8 仙骨(前面)11改

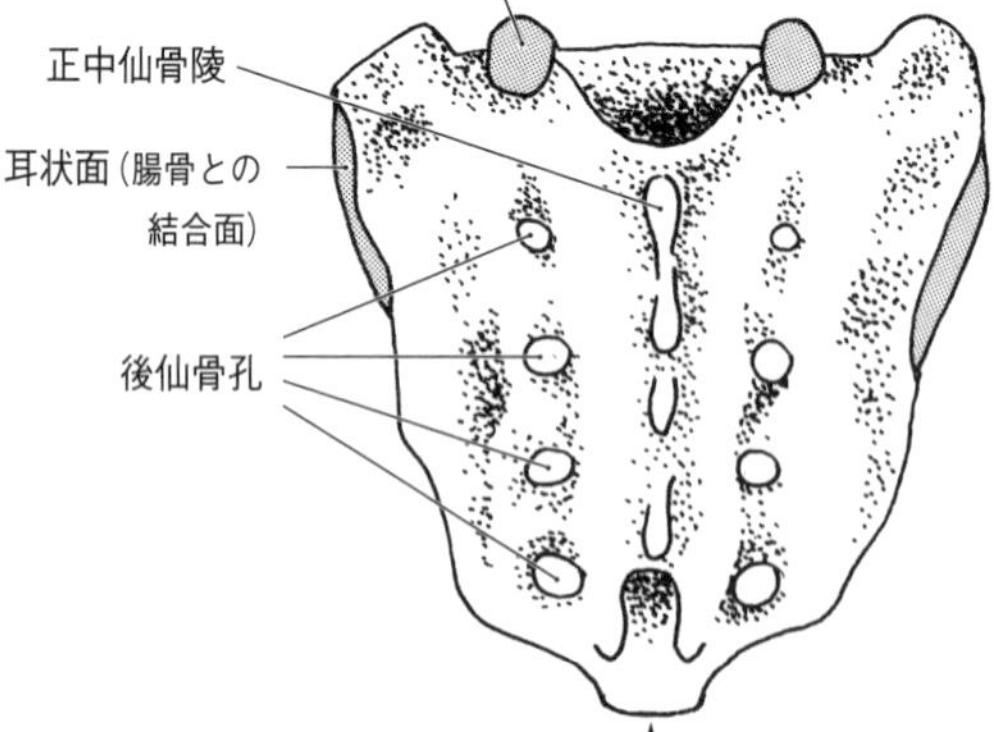

4-9 仙骨(後面)11改

(5) 尾骨《びこつ》 4-10

尾骨は四、五個の小さな椎骨の連なりです。第一の**尾椎**《びつい》は独立していますが、第二以下のものは二、三個が癒合して一つになっていることが多いようです。尾椎は多くの動物ではたくさんあって、その名の通り尻尾《しっぽ》を作っていますが、ヒトや類人猿では退化しています。ヒトの場合、胎児期には九個の原基が存在するそうですが、発生の途中でその半分が消失するといわれます。また形もほかの椎骨と大きく異なります。即ち、非常に小さくて、椎骨の形を留めていません。ただ第一尾椎のみが上向きの角《つの》のような二つの**尾骨角**《びこつかく》を持っています。

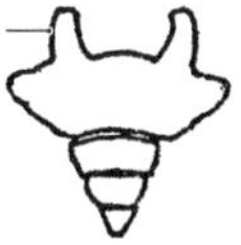

4-10 尾骨後面[46改]

第5章　骨　その三　胸郭《きょうかく》と上肢《じょうし》の骨

1　胸郭の骨

胸郭の骨とは、胸部の内臓を囲んでいる骨をいいます。即ち、**胸骨**《きょうこつ》、**肋骨**《ろっこつ》、**胸椎**《きょうつい》です。胸郭の主な内臓には心臓と肺があります。そのほかに心臓の周りにある大血管や気管、気管支、食道などがあります。また肺は呼吸のために伸縮します。このため肺はやや陰圧になっている胸膜腔で囲まれています。胸郭は胸部の内臓を保護すると共に肺の呼吸を助けるために堅固で伸縮可能な構成になっていなければなりません。

このため胸郭は一二対の肋骨とそれを支える胸椎と胸骨、及び肋骨を前正中部の胸骨に結合させる肋軟骨で構成されています。そして全体として呼吸に従って横隔膜《おうかくまく》と共に上下に動き、その容積を大きくしたり小さくしたりしています。

(1) 胸骨

胸骨は短剣のような格好をしています（5-1、2）。この骨は三つの部分からできています。即ち、**胸骨柄**《へい》と呼ばれる柄の部分、**胸骨体**《たい》と呼ばれる刀身にあたる部分、それから**剣状突起**《けんじょうとっき》と呼ばれる先端の切先《きっさき》にある部分です。胸骨は思春期にいたるまで軟骨で連ねられた六個の部分の集合体になっていますが、一四～二一歳で中央部の四個が合体して胸骨体になります。胸骨柄や剣状突起もその後これに連なります。

胸骨柄の上縁には中央に窪みがあって、**頸切痕**《けいせっこん》と呼ばれています。この部分は頸部前正中部の窪みとして見ることができ、皮下に触れることができます。頸切痕の両側には鎖骨と関節を作っている**鎖骨切痕**《さこつせっこん》があります。また柄と体の接している部分は前方にやや盛り上がっていますので皮下に触れ、目で見ることができます。これを**胸骨角**《かく》といいます。

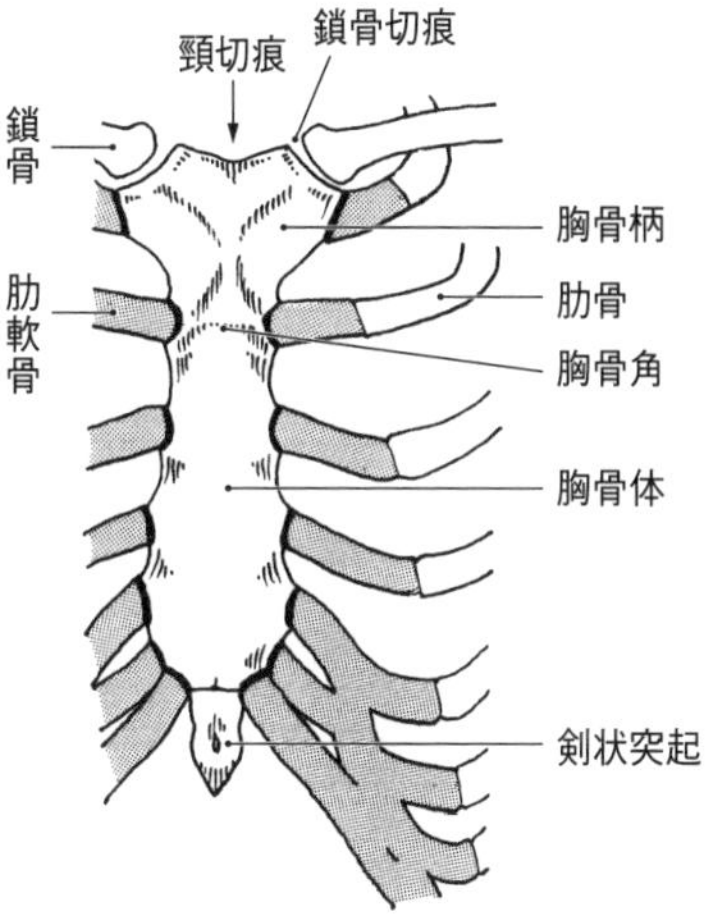

5-1 胸骨と肋軟骨46改

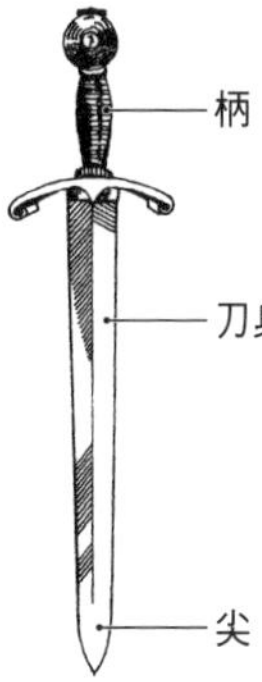

5-2 剣

(2) 肋骨

肋骨は左右一二対あります。そして頭部と頸部はそれぞれ**肋骨頭**と**肋骨結節**の関節面で胸椎に接しています。それ以外の**肋骨体**の部分はほとんど皮下に触れることができますし、痩せている人では輪郭を見ることもできます。第一から第七までの肋骨は固有の**肋軟骨**で、胸骨と連なっていますので、**真肋**《しんろく》と呼ばれています。しかし八番目から一二番目までのものは胸骨より下部で外側にあり、胸骨と直接の連結を持たないので**仮肋**《かろく》といいます。また仮肋の中でも第一一と一二番目のものは先端が肋軟骨で作る肋骨弓から遊離していますので**浮遊肋**といわれます。**肋骨弓**とは、第七番目から十番目までの肋軟骨が連なって作る胸骨下部のアーチです。

肋骨は細長い骨で、ほぼ半円形に曲《まが》っています。しかし曲り方は一

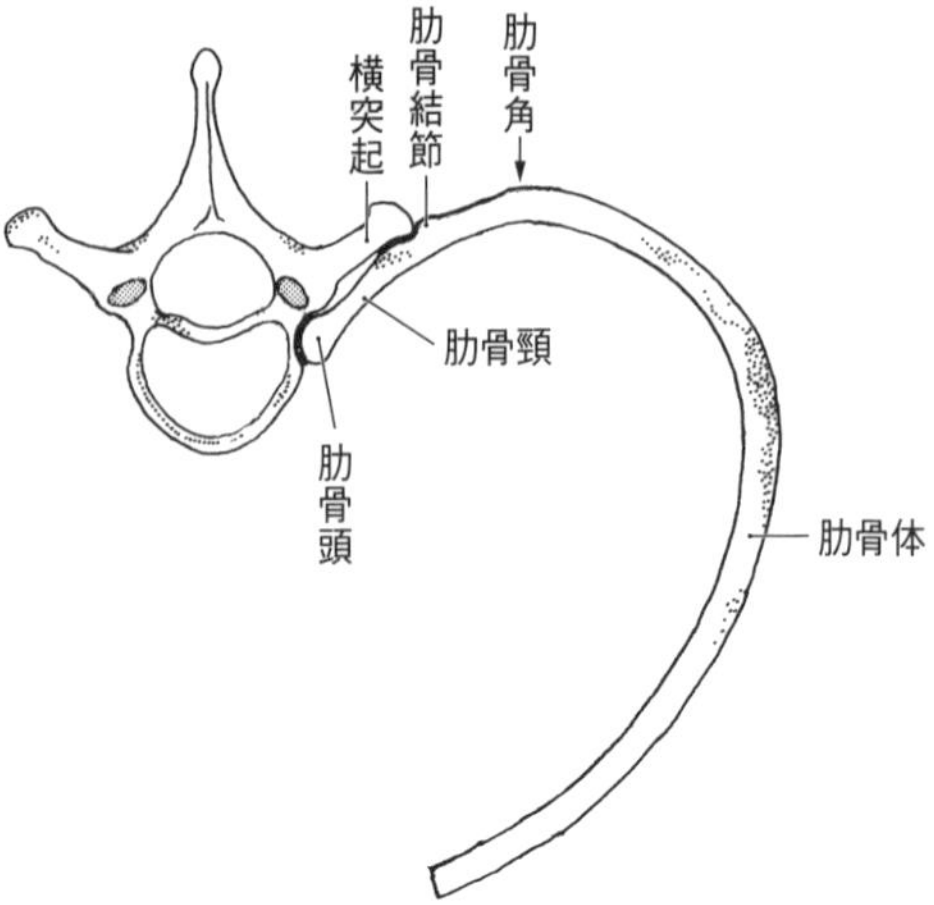

5-3 胸椎と肋骨[46]

様ではなく、背部から胸郭の外側にいたるところでやや強く曲り、その後は緩《ゆる》やかに曲って、胸骨の近くで**肋軟骨**になります。この強く曲っているところを**肋骨角**といいます（5-3）。肋骨の表面の皮下に触れる部分は緩やかな丸みを持っています。しかし肋骨体の内側には溝があって、その下縁は鋭くなっています。その溝は**肋骨溝**《こう》と呼ばれ、その部分の**内**《ない》**肋間筋**と**最内**《さいない》**肋間筋**の間を上から順に**肋間**《ろっかん》**静脈**《じょうみゃく》、**肋間動脈**《ろっかんどうみゃく》、**肋間神経**《ろっかんしんけい》が通っています。神経が一番下で、肋骨下縁の近くを通っています。従って胸膜腔の穿刺を行う時は、下縁を避けて上縁で針を刺します。なお最内肋間筋は内肋間筋からこれらの血管や神経によって分離されたものです。

肋骨と肋骨の間には**外**《がい》**肋間筋**と**内肋間筋**が走っています。外肋間筋は後上方から前下方に走っていて、収縮すると下位の肋骨を引き上げて胸郭を広げ吸気に働きます。内側を走る内肋間筋の働きはこの逆です。また胸骨の剣状突起と肋骨弓からは**横隔膜**《おうかくまく》が起ります（腰椎からも）。肋間筋と横隔膜は呼吸運動の主役を演じる大切な筋です（9-4）。

2 上肢《じょうし》帯《たい》

上肢の骨は**上肢帯**と**自由上肢骨**です。上肢帯というのは体幹と自由上肢骨の間にあって、自由上肢骨を体幹に結合し、かつその運動を円滑にさせる骨です。これには肩甲骨と鎖骨の二つがあります。

（1）**肩甲骨**《けんこうこつ》 5-4、5

肩甲骨は裸になった時、背中の上部で両側にその輪郭の見られる逆三角形の薄い骨です。この骨の大切な役割は、上腕骨と体幹の間にあって**肩**《けん》**関節**を作っていることです。

即ち、逆三角形になった外側の角（外側角）を構成している一部分が丸くなって窪んで、**関節窩**《か》を作ると共に、外側角の上部に**烏口**《うこう》**突起**（前）と**肩峰**《けんぽう》（後）という二つの突起を出して、関節を覆っています。この部分に**上腕骨頭**《じょうわんこっとう》が入って、身体の中で最もよく動く関節を作ります。このように、ほとんどあらゆる方向に関節頭を動かし得る関節を**球**《きゅう》**関節**といいます。

よく動くだけに、この関節は比較的浅い関節です。そのため**脱臼**《だっきゅう》の起りやすい関節でもあります。外傷

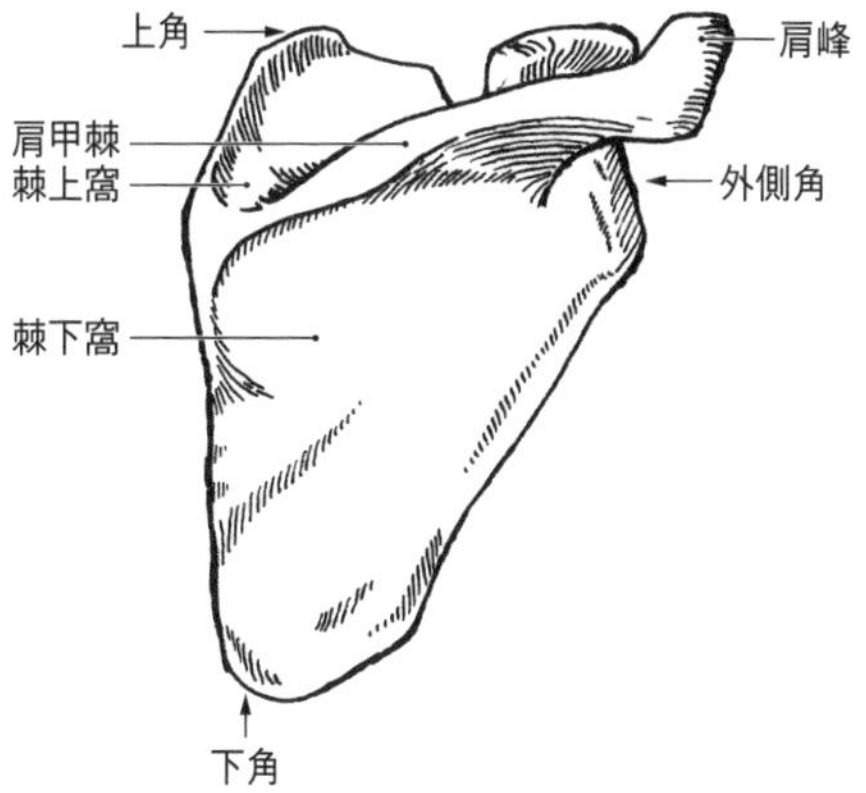

5-4 肩甲骨（右）後面44改

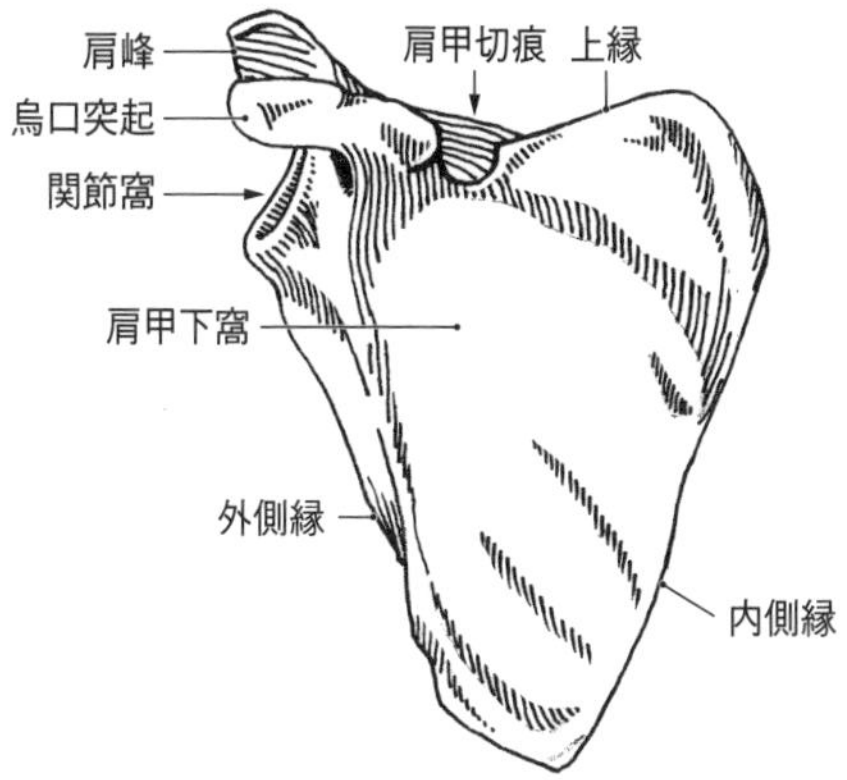

5-5 肩甲骨（右）前面44改

性脱臼の約半分は肩関節の脱臼といわれています。一度脱臼を起して関節包が拡張しますと、また脱臼が起ります。これを**習慣性**（**反復性**）**脱臼**といい、肩関節でよく起ります。

（2）鎖骨《さこつ》 5-6、7

鎖骨はラテン語でclaviculaといいます。これは小さなclavis（鍵、閂《かんぬき》または棒）を意味するようです。

左の鎖骨を右の手で触ってみると分かりますが、これはやや小さい長骨で、鈍く曲がったS字状をしています。即ち、肩甲骨の外側端である肩峰に接している**肩鎖《けんさ》関節**の部分から内側に向かうに従って背（後）部に向かって彎曲《わんきょく》し、正中部に近づくに従って前方に彎曲し、最後に少し後方に戻って胸骨に着きます。

この骨は肩関節を胸郭から一定距離離し上肢の運動を助けていると考えられます。

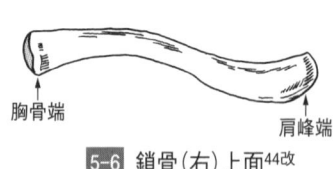

5-6 鎖骨（右）上面44改

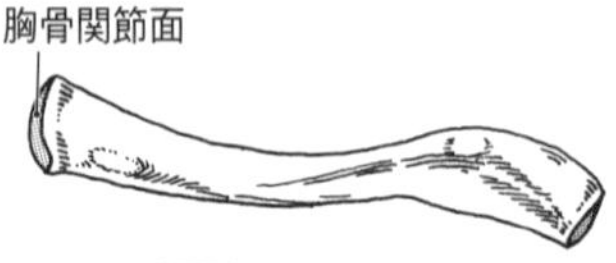

5-7 鎖骨（右）下面44改

3 自由上肢骨

自由上肢骨には**上腕**《じょうわん》の上腕骨、**前腕**（腕）を作っている尺骨《しゃっこつ》と橈骨《とうこつ》、**手根**の手根骨《しゅこんこつ》、**手**の大部分を作っている五本の**中手骨**《ちゅうしゅこつ》、指を作っている**指骨**《しこつ》などがあります。

（1）上腕骨 5-8

上腕骨は二の腕を作っている細長い骨です。身体の中心に近い近位部《きんいぶ》から遠位部《えんいぶ》に向けて**頭**《とう》、**体**《たい》、**下端部**《かたんぶ》の三つの部分が区別されます。**頭**は半球状で、丁度鉄兜《てつかぶと》を着けたようになっている部分です。この鉄兜のようにつるりとした**上腕骨頭**《こっとう》は肩関節の**関節頭**で、それに続いて**頸部**《けいぶ》があります。頸と呼ばれる部分には頭のすぐ下の冠状の溝を指す解剖学的な頸（**解剖頸**《かいぼうけい》）と、関節を作っている部分から少し遠位の部分の骨折を起しやすいためにその名があるといわれる**外科頸**《げかけい》とがあります。また体部の中央上部にはざらざらした感じの盛り上がった部分があり、ここへは上腕を外転させる三角筋《きん》が着きますので、**三角筋粗面**《そめん》と呼ばれます。

この骨の下端部（遠位端《えんいたん》）はやや前後に扁平で広くなっており、**内側上顆**《ないそくじょうか》と呼ばれる内側への凸隆《とつりゅう》と、

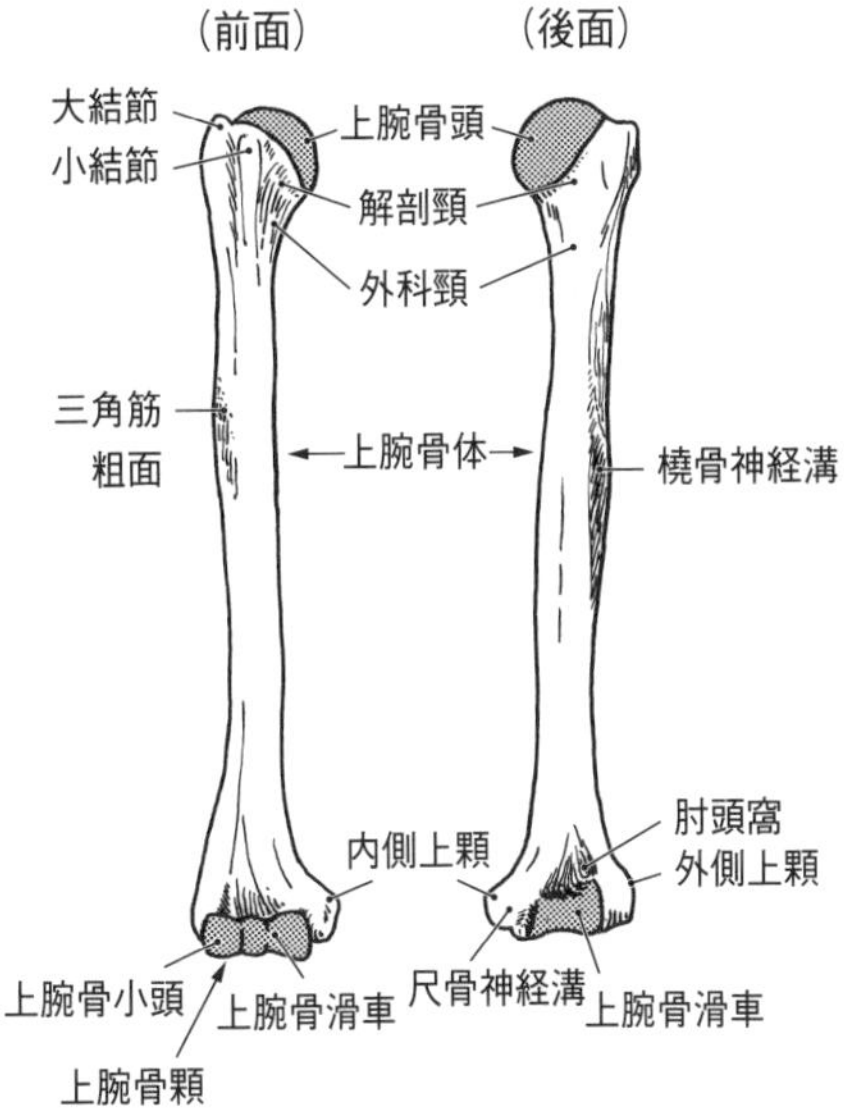

5-8 上腕骨（右）44改

外側上顆《がいそくじょうか》と呼ばれる外側への凸隆とがあります。これらの凸隆は前腕浅層のそれぞれ**屈筋群**《くっきんぐん》と**伸筋群**《しんきんぐん》が始まるところで、皮膚の上から触れることができます。そしてこの二つの上顆の間には、骨の端が糸巻きのようになった、前腕の尺骨《しゃっこつ》と肘関節を作る**上腕骨滑車**《じょうわんこつかっしゃ》と、その外側の**上腕骨小頭**《じょうわんこつしょうとう》があります。また内側上顆と外側上顆の間にある下端部を全体として**上腕骨顆**《じょうわんこつか》と呼びます。また滑車の上方には尺骨の肘頭が入る**肘頭窩**《ちゅうとうか》があります。

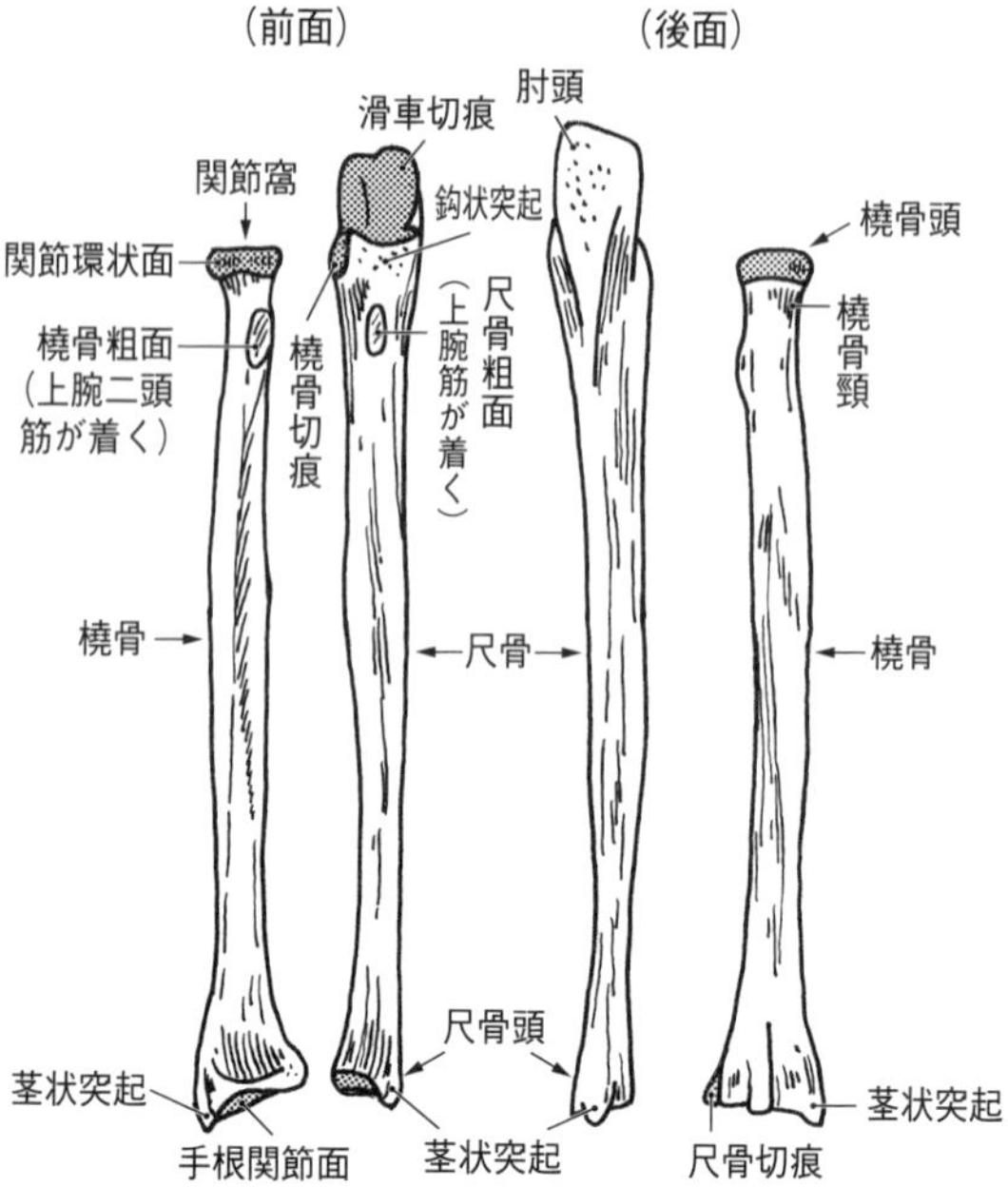

5-9 尺骨と橈骨(右)[44改]

(2) **尺骨**《しゃっこつ》 5-9

尺骨は前腕の内側、即ち小指の側にあります。この骨も両端に頭と呼ばれる部分を持っています。まず肘《ひじ》を作っている部分を**肘頭**《ちゅうとう》といいます。肘頭(伸側)の反対側(屈側)の**滑車切痕**《かっしゃせっこん》の方は骨の切れ込みが深くなっています。この切れ込みに上腕骨の滑車が入り込んで**蝶番**《ちょうつがい(ばん)》**関節**の**腕尺**《わんしゃく》**関節**を作ります。また近位の頸部にあたるところには上腕筋の着く**尺骨粗面**があります。

遠位端は小さく丸くなっていて**尺骨頭**《とう》と呼ばれています。この頭はその外側半分が環状あるいは円盤状になって終っていて、接している橈骨の**尺骨切痕**にはまり込んでいます(**下**《か》**橈尺**《とうしゃく》**関節**)。しかし内側には**茎状**《けいじょう》**突起**と呼ばれる小さな突起があって、手首に向かって伸びています。

(3) **橈骨**《とうこつ》 5-9

橈骨は尺骨よりも尺骨の肘頭の部分だけがなくなったように短くなっています。しかし遠位端では大きくなり尺骨より少し長く伸びています。全体としては尺骨よりやや短い骨です。この骨の特徴は近位端《きんいたん》にある頭が車のように環状あるいは円盤状になっていることです。そして円盤の中央が窪《くぼ》んで**関節窩**《か》を作っています。この関節窩は上腕骨滑車などと共に上腕骨の末端部の上腕骨顆を作っている**上腕骨小頭**と**関節**を作っています（**腕橈**《わんとう》**関節**）。

この橈骨頭の**関節環状面**《かんじょうめん》は、尺骨の外側にある**橈骨切痕**《せっこん》と**車軸**《しゃじく》**関節**を作ってその切痕に入り込み、回ります（**上橈尺**《じょうとうしゃく》**関節**）。尺骨の末端もそれに応じた構造になっていますので、尺骨を軸として橈骨を**回外**《かいがい》及び**回内**《かいない》させることができます。このおかげで私達はドアのノブを回してドアを開閉することができます。ノブを右手で「の」字に回すのを右前腕の回外、その逆に回すのを回内といいます。昔から態度を急に一八〇度変えることを「手のひらを返す」と形容しますが、昔の人達もこのような手の動きに驚きと不思議さを感じていたのではないでしょうか。

これら**腕橈関節**と**上橈尺関節**に、**腕尺関節**を加えた三つの関節は、肘部で一つの関節包《ほう》に包まれており、**肘**《ちゅう》**関節**と呼ばれています。

前腕の遠位端では、尺骨が小さくなるのと反対に橈骨は大きくなって、手根《しゅこん》骨と関節を作ります。これを**橈骨手根関節**と呼びます。ここで尺骨の下端は**関節円板**によって手根骨と隔てられています。

橈骨の外形上の特徴として、その頸部のすぐ下に銭形のような形の突出した粗面があります。これは上腕二頭筋の腱が着く**橈骨粗面**《そめん》です。

（4）手根骨《しゅこんこつ》 5-10

手根骨は前腕の骨と中手骨との間にある八個の小さな骨群をいいます。四つずつ二列に並んでいます。お互いにわずかに動きますが大きな動きはありません。近位列のもののうち大きな**舟状**《しゅうじょう》**骨**と**月状**《げつじょう》**骨**と

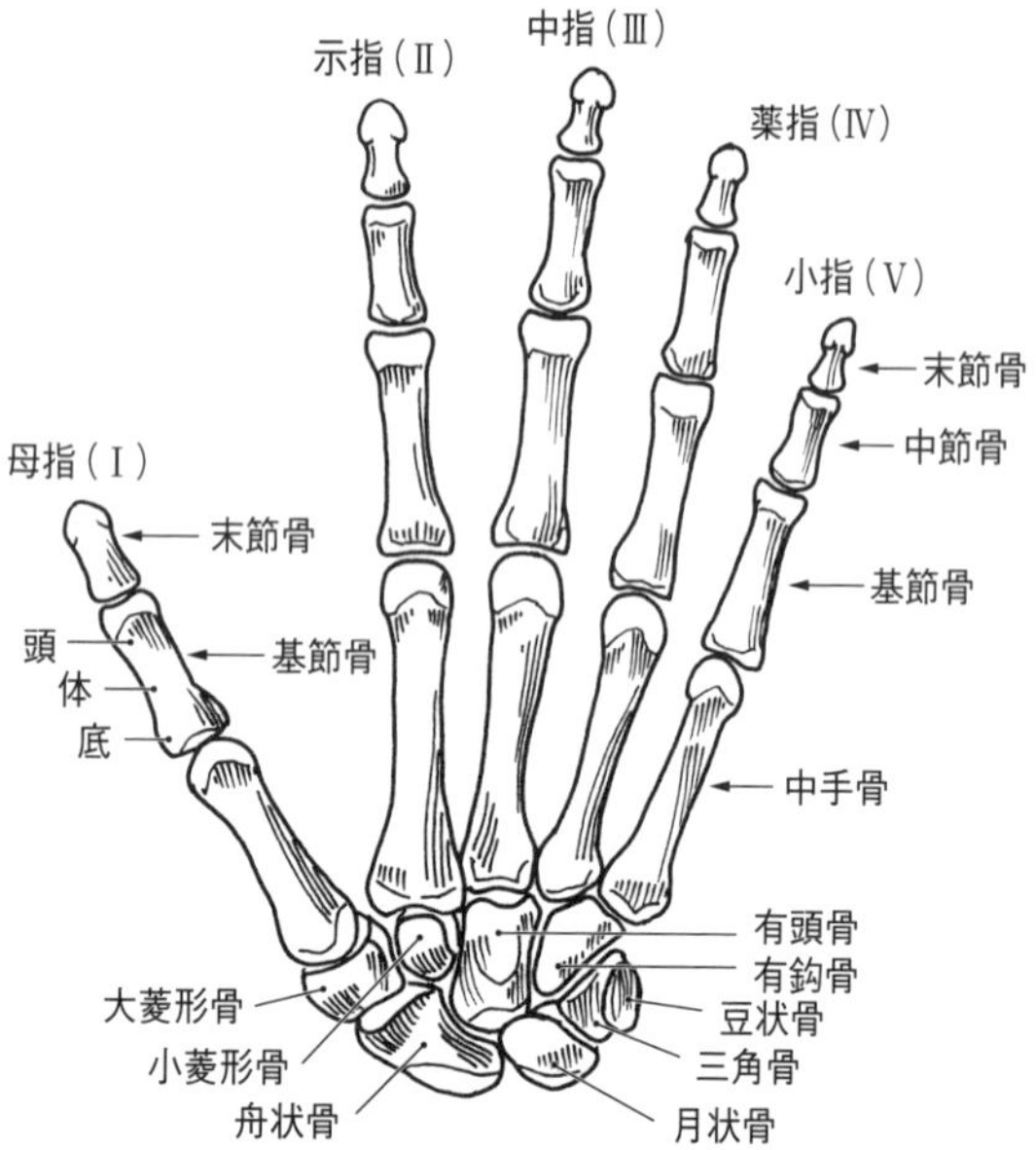

5-10 手の骨（左掌側）[44]改

三角骨は近位端に向かって楕円体状の隆起となり、**橈骨手根関節**を作ります。これは**楕円《だえん》関節**になっています。この関節は球関節のようには動きません。動く主軸は二つ、即ち手の屈曲《くっきょく》と伸展《しんてん》、外転と内転です。この関節は手根骨間の**手根間関節**や**手根中央関節**（近位列と遠位列間の複関節―三個以上の隣接する骨による関節―）と共に描《びょう》円《えん》運動もできます。このほか近位列の手根骨には、小さな**豆状《とうじょう》骨**があります。また遠位列の手根骨には、**大・小の菱形《りょうけい》骨**、**有頭《ゆうとう》骨**、**有鈎《ゆうこう》骨**があります。

手根骨は全体として手背の側に隆起し、手掌《しゅしょう》の側で窪んでいます。このために手掌側で溝を作ります。この溝はその表面を**屈筋《くっきん》支帯**と呼ばれる靱帯《じんたい》で覆われ、骨と支帯の間は**手根管**と呼ばれる管になります。そして、その中を**正中神経**と、**腱鞘《けんしょう》**に包まれた**浅及び深指《しんし》屈筋の腱**及び**長母指《ちょうぼし》屈筋の腱**が通ります。また**橈側手根《とうそくしゅこん》屈筋の腱と腱鞘**が手根管の橈側部で、この支帯の基部を貫きます。

（5）中手骨《ちゅうしゅこつ》と指骨《しこつ》 5-10

中手骨は手の大部分を作っている骨で、五本あります。第二中手骨が一番長く、第三、第四、第五、第一の順に短くなります。これらは、**指骨**と長さや太さは違いますが、基本的に同じ形をしています。即ち

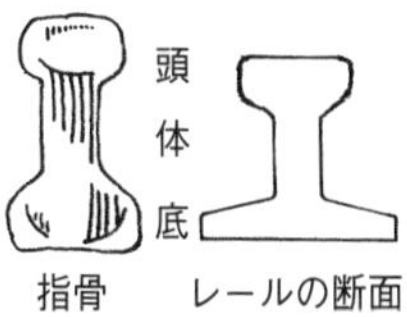

5-11 指骨とレール[46]

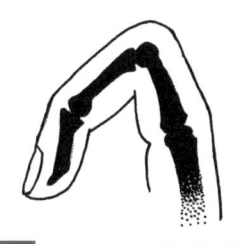

5-12 屈曲時の指節間関節[46]

これらは、極端な例《たと》えかも知れませんが、鉄道のレールの横断面のような形をしています（5-11）。基底部の太く広がっているところを**底**《てい》といい、遠位部のやや球状になっているところを**頭**《とう》といいます。その間の細く長くなっている部分を**体**《たい》といいます。

指骨は母指を除いて一つの指に三本ずつあります。即ち、近位側から**基節骨**《きせっこつ》、**中節骨**《ちゅうせっこつ》、**末節骨**《まっせっこつ》です。母指のみ中節骨を欠いていると考えられています。

また手や足には**種子骨**《しゅしこつ》と呼ばれる骨の存在することがあります。よく見られるのは、母指の中手指節関節や第一中足骨頭《ちゅうそくこっとう》の下面です。種子骨は、腱やそれにくっついている関節包の一部が摩擦に抵抗するために生じたものといわれます。手根骨の一つに数えられている豆状骨も**尺側手根屈筋腱**《しゃくそくしゅこんくっきんけん》の中の種子骨と考えられています。

指の関節は**中手指節関節**《ちゅうしゅしせつ》のほかに各指の指節間の関節があります。これを手の**指節間関節**と呼びます。これらはいずれも蝶番関節で、一八〇度以上は伸展しない一軸性の関節です。ついでながら手を握っていわゆる拳骨《げんこつ》を作った時、屈曲部に出てくる関節の隆起は、近位側からそれぞれ中手骨、基節骨、中節骨の頭です。指を伸ばすとこれらの関節頭が関節窩におさまります（5-12）。

第6章　骨　その四　下肢帯《かしたい》と下肢の骨

1 下肢帯 6-1、2

下肢の骨も上肢の骨と同様に**下肢帯**と**自由下肢骨**とに分かれます。下肢帯は**寛骨**《かんこつ》です。寛骨は上肢帯の骨と同じく体幹と自由下肢骨との間にあって、自由下肢骨を体幹に結合し、かつ**寛骨臼**《かんこつきゅう》を作って下肢の運動を円滑にする役割を持っています。また寛骨はほかの骨と共に**骨盤**を形成して、その中にある内臓を保護しています。骨盤（学名Pelvis）はギリシャ語のたらいあるいは鉢（pelis）に由来するとのことで、入り口が広く、出口が狭くなっています。この骨盤は、左右の寛骨と、それを結合して後部中央にある**仙骨**《せんこつ》、及び**尾骨**《びこつ》からなり立っています。寛骨は更に三つの骨からできています。即ち、**腸骨**《ちょうこつ》、**恥骨**《ちこつ》、**坐骨**《ざこつ》です。これらの骨は、幼少年期にはY字形をした軟骨で結合されていますが、一六、七歳になると完全に癒合して、一つの骨になります。

寛骨はユニークな形をした扁平な骨ですので、例えるものがうまく見つかりませんが、大きなお椀《わん》を両手で支える時のいっぱい広げた片手の状態と考えてよろしいかと思います。

ともかく鉢の壁を作っている骨ですので、内側が窪んで、外側が膨《ふく》らみ、上の方が広がっています。この大きな寛骨の上三分の二はより扁平で広がっており、左右のものが仙骨を介して合体し、**大骨盤**《だいこつばん》といわ

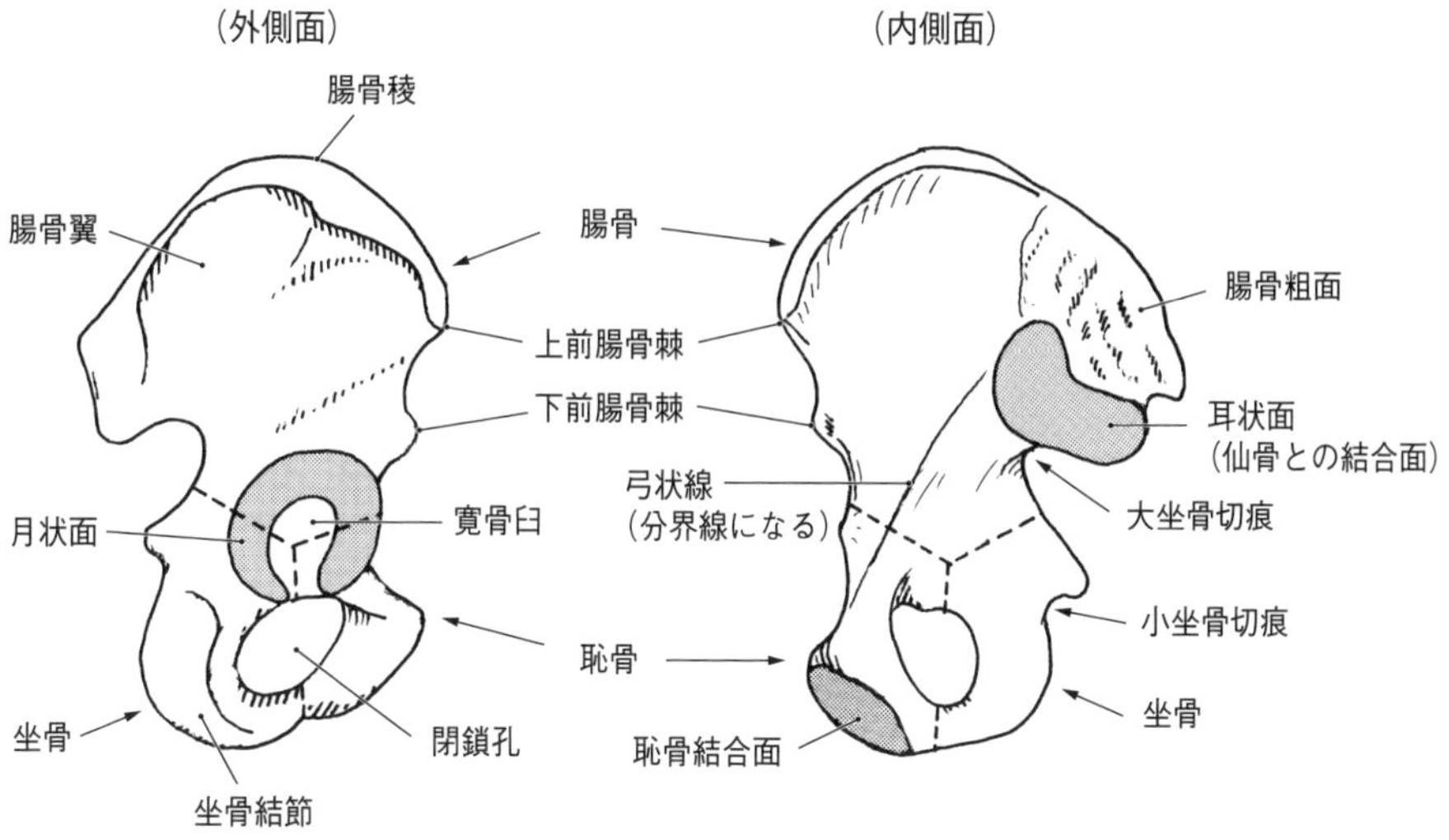

6-1 寛骨（右）[44改]

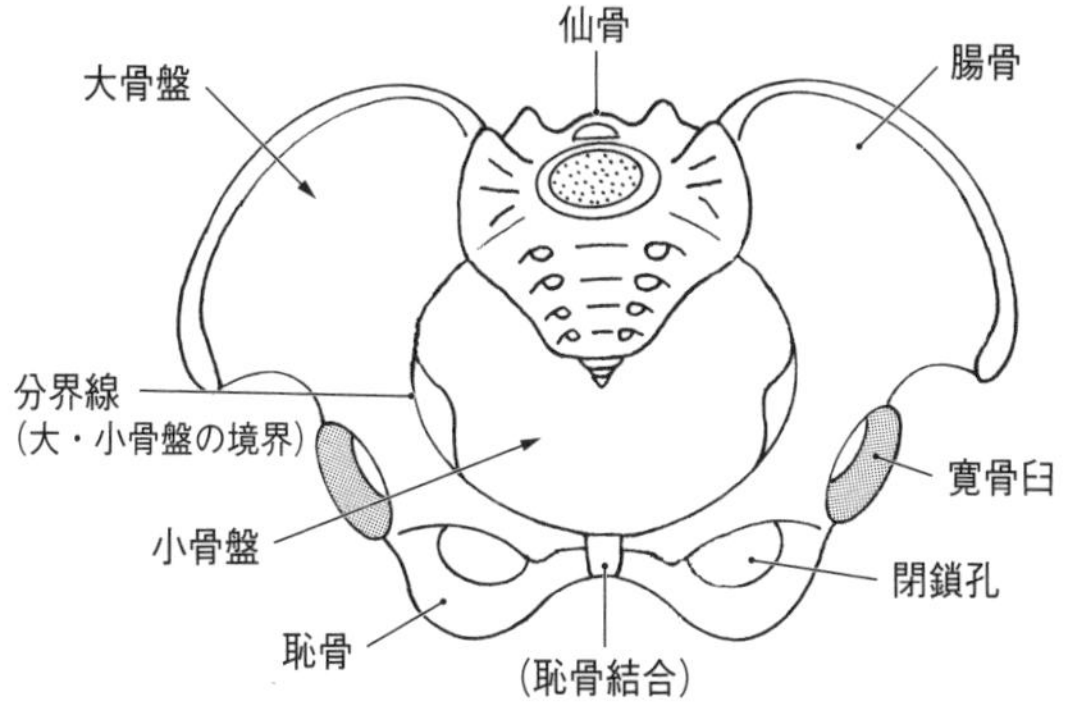

6-2 骨盤（前上部から見たもの）[44改]

れる大きな腔《くう》を作っています。昔の武将の兜を逆《さか》さにして錣《しころ》の部分で作られているところが大骨盤と考えてもよろしいかと思います。錣と同様、大骨盤でも前の方は開放されています。

大骨盤の中には主に腸が入っているためか、この部分の寛骨を作っている骨を**腸骨**といいます。これはドイツ語でもDarmbein（腸骨）といわれます。腸骨の上縁は手で皮膚の上から触れることができます。腰に手をあてたときに触る骨が腸骨の縁《ふち》（**腸骨稜**《ちょうこつりょう》）です。これはベルトをした時にそれを止めてくれるところです。また左右の腸骨はその後部で仙骨と結合しています。この結合は多くの靭帯《じんたい》で補強されています。腸骨より下で寛骨はややねじれ、前部で左右が結合します。そして下部中央に大きな孔が開いています。これを**閉鎖《へいさ》孔《こう》**といいます。この孔は閉鎖動静脈と閉鎖神経を通す**閉鎖管**といわれる部分を除いて**閉鎖膜**で閉鎖されていますので、このような一見矛盾《むじゅん》した名がついているのです。

　この前部にあるやや三角形、あるいは前方に先端のあるVの字のような格好の骨を**恥骨**といいます。Vの先端は前正中部で線維軟骨を介して結合しています。これを**恥骨結合**といい、妊婦ではこの結合が弱まるので、分娩時に産道が広がるといわれています。

　閉鎖孔の後部で寛骨の後下部を作っている骨は**坐骨**と呼ばれます。この骨もやや三角形、あるいは口の広いU字形をしています。このUの下部の先端は大きい結節になっており、**坐骨結節《けっせつ》**と呼ばれています。恥骨と坐骨は、仙骨や尾骨と共に**小骨盤《しょうこつばん》**を作っています。昔の兜に例えると、それを逆さにして鍬を除いた頭の入る部分のみにあたります。小骨盤はその中に膀胱《ぼうこう》、生殖器、消化管の下部などを入れています。

　ところで寛骨の三つの骨は、その接合部の外側面で大きな臼《きゅう(うす)》状《じょう》の窪《くぼ》みを作ります。これを寛骨臼といいます。これは大腿骨と接する関節窩《か》です。この寛骨臼はその名の如く臼状の深い関節窩であり、またこの関節を補強する仕組みもいろいろありますので、大腿骨頭はすっぽりとここにはまり込み**股《こ》関節《かんせつ》**を作ります。従って、この関節は肩関節のように簡単に脱臼《だっきゅう》することはありません。その代わり球関節とはいえ、股関節の運動は肩関節に比べて相当制限されます。また出生時に大腿骨頭が脱臼している場合があります。これを**先天性股関節脱臼**といいます。これは女児でたまに見られるといわれます。

2

下肢の骨

(1) 大腿骨《だいたいこつ》 6-3

大腿骨はすべての骨の中で最大の骨です。大腿骨の長さは脛骨《けいこつ》と同様に身長に比例するといわれます。戦後の日本人の身長は栄養が良くなったためか伸び続けているようですが、それには下肢の骨の長さが直接影響していると思われます。大腿骨はすらりと長い骨ですが、その第二、第三の特徴は、**大腿骨頭**の三分の二が球状になっていることと、この頭部とそれを支える頸部（**大腿骨頸**）が**骨体**と一二〇から一三〇度の角度（頸体角）をもって傾斜していることです。このためこの部分は骨粗しょう症になった時に力がかかると折れやすい場所です。我が国では人口の高齢化に伴って**大腿骨頸部骨折**の患者が増えつつあるといわれます。

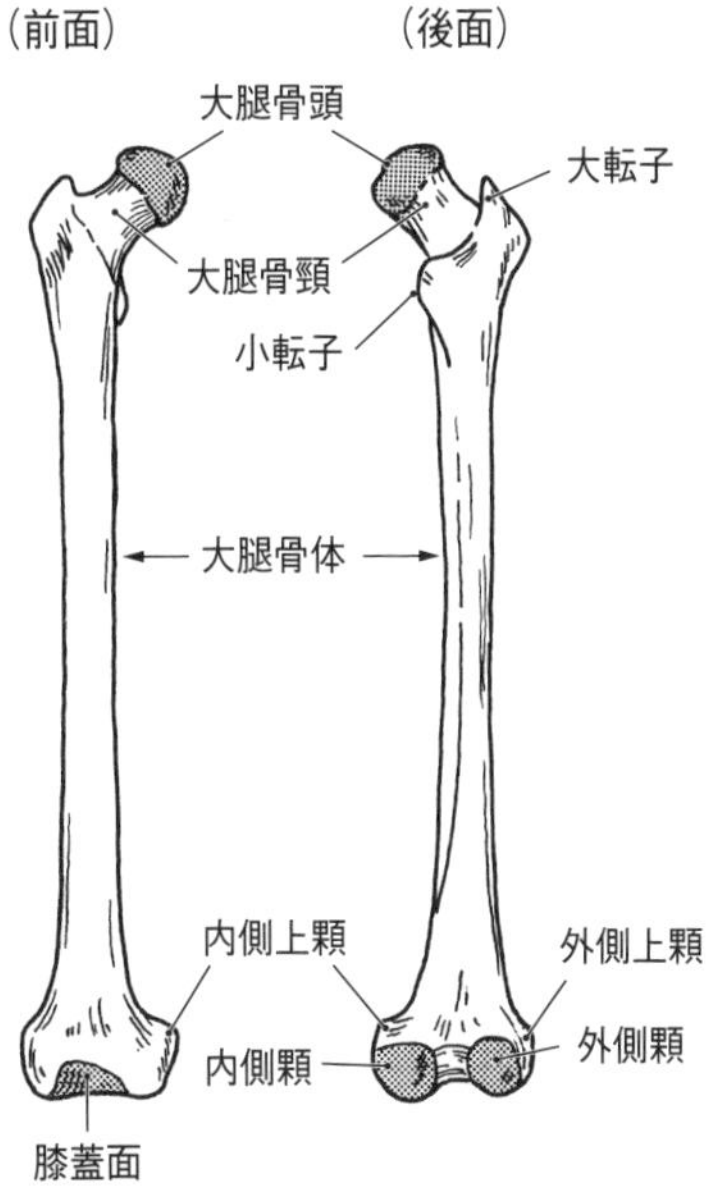

6-3 大腿骨（右）[44改]

大腿骨の下端後部には、内外に握り拳《こぶし》のような塊があって、独特の形状を示しています。このような塊を**内側**《ないそく》**顆**《か》及び**外側顆**《がいそくか》と呼んでいます。この二つの塊は前側では互いに一緒になり、**膝蓋面**《しつがいめん》を作っています。またこの部分は、脛骨と関節を作ります。

(2) 膝蓋骨《しつがいこつ》 6-4

一般に膝《ひざ》の皿と呼ばれている骨です。これは膝関節を伸ばす**大腿四頭筋《しとうきん》腱**の中に含まれる骨であり、最大の種子骨と考えられています。これを全体として見ますと、先端を下にした栗の実のような形をしています。

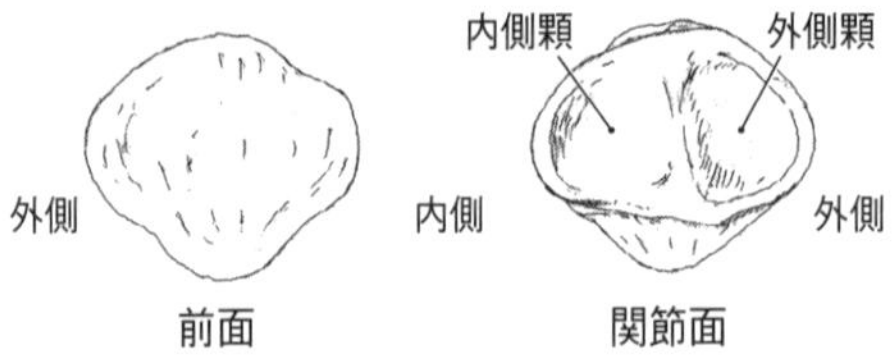

6-4 膝蓋骨(右)[46改]

(3) 脛骨《けいこつ》 6-5

脛骨は腓骨《ひこつ》と共に下腿《かたい》の骨です。**脛**《すね》には、真直《まっすぐ》という意味があるようです。

脛骨は腓骨に比して太くて頑丈な骨で、その**上関節面**は平らで内側のものと外側のものがあり、かつそれぞれの中央がやや窪んでいて、大腿骨の内側顆、外側顆に対向しています。そして脛骨でもこの張り出した部分を**内側顆**、**外側顆**と呼びます。また脛骨近位端の前面にはざらざらした面(**脛骨粗面**《けいこつそめん》)があり、大腿四頭筋腱の停止部になっています。膝蓋骨と脛骨粗面の間にあるこの腱を軽くハンマーで叩くと、大腿四頭筋が収縮し、下肢がぴょんと上がるいわゆる**膝蓋腱反射**《しつがいけんはんしゃ》が起るのはよく知られていることと思います。

脛骨の遠位端はまた少し大きくなって凹《おう》面を作っており、距骨《きょこつ》との間で関節を作ります。また内側の部分は膨《ふく》らんでおり、**内果**《ないか》(うちくるぶし)を作っています。内果の後部には溝(**内果溝**)があって、足底へいく**後脛骨筋**《こうけいこつきん》や**長**《ちょうし》 **指屈筋**《くっきん》の腱を通しています。

(4) 腓骨《ひこつ》 6-5

腓骨は下腿の外側部にあって、その近位端と遠位端で脛骨に接しています。しかし、**腓骨頭**と呼ばれる近位端は脛骨の外側面とのみ接しており、膝関節の構成には加わっておりません。

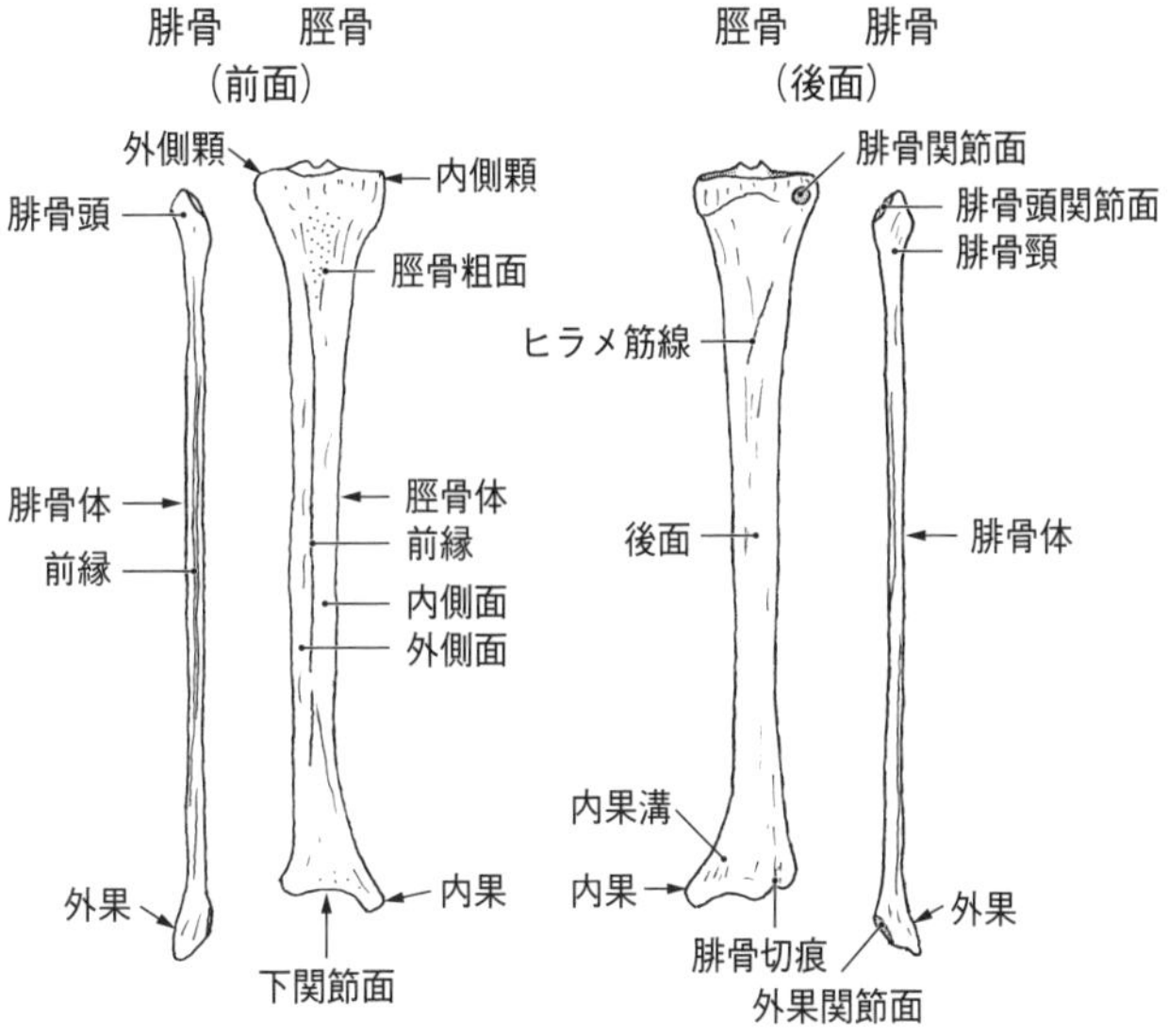

6-5 下腿の骨(脛骨と腓骨)(右)[44改]

腓骨は全体として脛骨に対してやや下方にずれて接しています。このため遠位端の膨らみである**外果**《がいか》(そとくるぶし)は内果よりも下位になっています。その外果の後縁には、足を外反させ底屈《ていくつ》(足首を足の裏の方へ曲げる動き)させる**長**《ちょう》及び**短腓骨筋腱**《たんぴこつきんけん》の通る浅い溝があります。またその内側面は**外**《がい》**果関節面**《かかんせつめん》と呼ばれ、距骨に接する関節面を持っています。

(5) 距骨《きょこつ》 6-6

距骨は**踵　骨**《しょうこつ》と下腿の骨である脛骨、腓骨の間にあって足首の運動を円滑にしている骨です。従って、この骨はいろいろな形をした関節面を持っています。ことにその上面と内側外側に広がる関節面は**距骨滑車**《きょこつかっしゃ》と呼ばれ脛骨や腓骨と**蝶番関節**の**距腿関節**《きょたい》を作っています。この骨の頭部は前部で**舟　状**《しゅうじょう》**骨**《こつ》と関節を作っています。

(6) 踵　骨《しょうこつ》 6-6

踵骨はその名の通り、踵《きびす(くびす)》あるいはかかとの骨です。即ち、この骨は後方に隆起(**踵　骨隆　起**《しょうこつりゅうき》)して、かかとを作っています。この骨はまた距骨、舟状骨と共に**近位足根骨**《きんいそくこんこつ》と呼ばれます。この骨は前後に長く、上に**距骨**を乗せ、前部外側ではやはり足根骨の一つである**立方骨**《りっぽうこつ》と関節を作っています。

(7) 舟状骨 6-6

舟状骨は、距骨、踵骨と共に近位足根骨に入れられていますが、距骨や踵骨と、**遠位**《えんい》**足根骨**《そくこんこつ》といわれる楔状《けつじょう》骨群《こつぐん》との間、即ち、足根骨間にある唯一の骨です。後面が凹《おう》で、前面が凸《とつ》になった扁平な小舟のような格好をしていますのでこの名がつけられたと思われます。

(8) 楔状《けつじょう》骨群 6-6

遠位足根骨に属する**楔状骨群**は三つの骨からできています。即ち、**内側**《ないそく》、**中間**《ちゅうかん》、**外側**《がいそく》**楔状骨**です。これらの骨はそれぞれ**第一**、**第二**、**第三中足骨**《ちゅうそくこつ》と遠位で接し、近位では舟状骨と接しています。

(9) 立方骨 6-6

立方骨は、遠位足根骨の中では一番外側にあります。そして近位では踵骨と、また遠位では**第四**、**第五中足骨**の底と関節を作っています。この骨は名前の通り立方体状で上面は平滑ですが、外側面から下面にかけて内方に向かう長腓骨筋の腱を通す溝(**長腓骨筋腱溝**《けんこう》)を作っています。

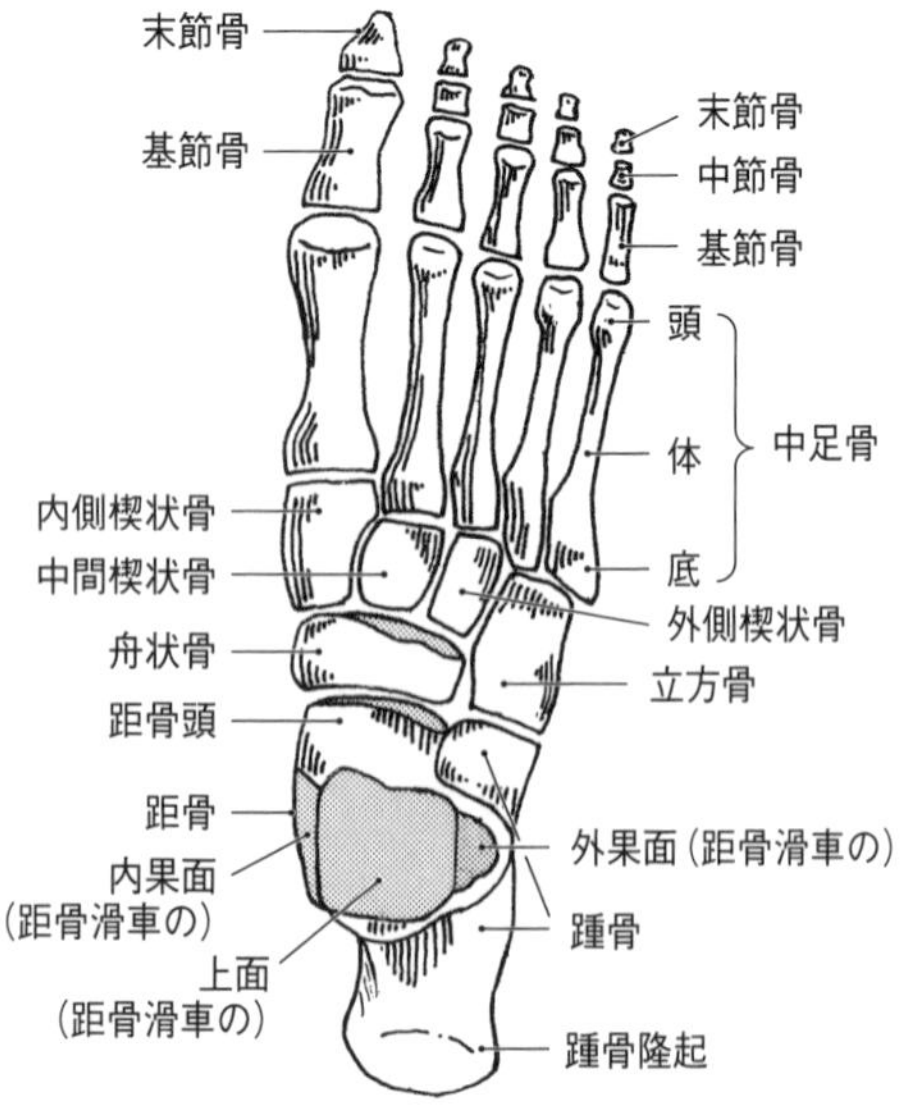

6-6 足の骨(右足背面)44改

（10）中足骨 6-6

足には手の中手骨と同様に五個の**中足骨**があって、近位では遠位足根骨に接し、それぞれ長く伸びて、遠位では趾《し》（指）骨《こつ》と関節を作っています。

（11）趾《し》（指）骨《こつ》 6-6

足の指と手の指とは骨の構成が同じです。即ち、**趾（指）骨**は**基《き》節骨《せつこつ》**、**中節骨《ちゅうせつこつ》**、**末節骨《まつせつこつ》**からできており、**母《ぼ》趾《し》（指）**には手と同様中節骨がありません。ただ手と違う点は、足の場合はこれらが長い中足骨とは対照的に、すべて寸詰まりの状態で短くなっていることです。

第7章　関節《かんせつ》

1 関節とは

関節とは不動関節も含めて広義では骨と骨との連結すべてを指します。しかし一般には運動性の大きい可動性の連結のみをいいます。即ち関節とは骨の連結のうち両骨間に関節包で包まれた関節腔を持つものです。関節包の内面は滑膜で被われていますので狭義の関節は滑膜性の連結とも呼ばれます。また関節は連結を補強する靱帯を持っています。

2 関節の構成 7-1、2

関節を構成する骨の相対する面を**関節面**といいます。通常これには凸面と凹面があり、凸面を**関節頭**、凹面を**関節窩**といいます。

関節の表面は**関節包**で包まれています。関節包には骨膜から続く内外の二層があり、内層を**滑膜**、外層を**線維膜**といいます。滑膜は**滑液**を分泌します。

関節の内外には特殊装置として次の構造物が見られます。

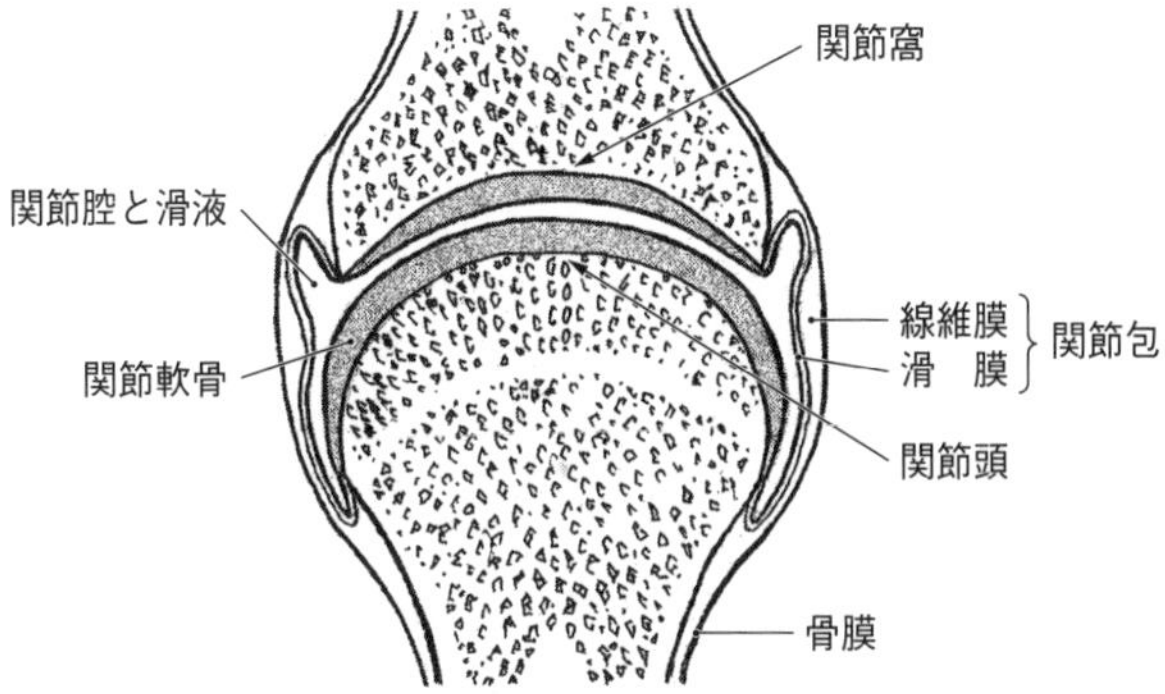

7-1 関節と関節包[38改]

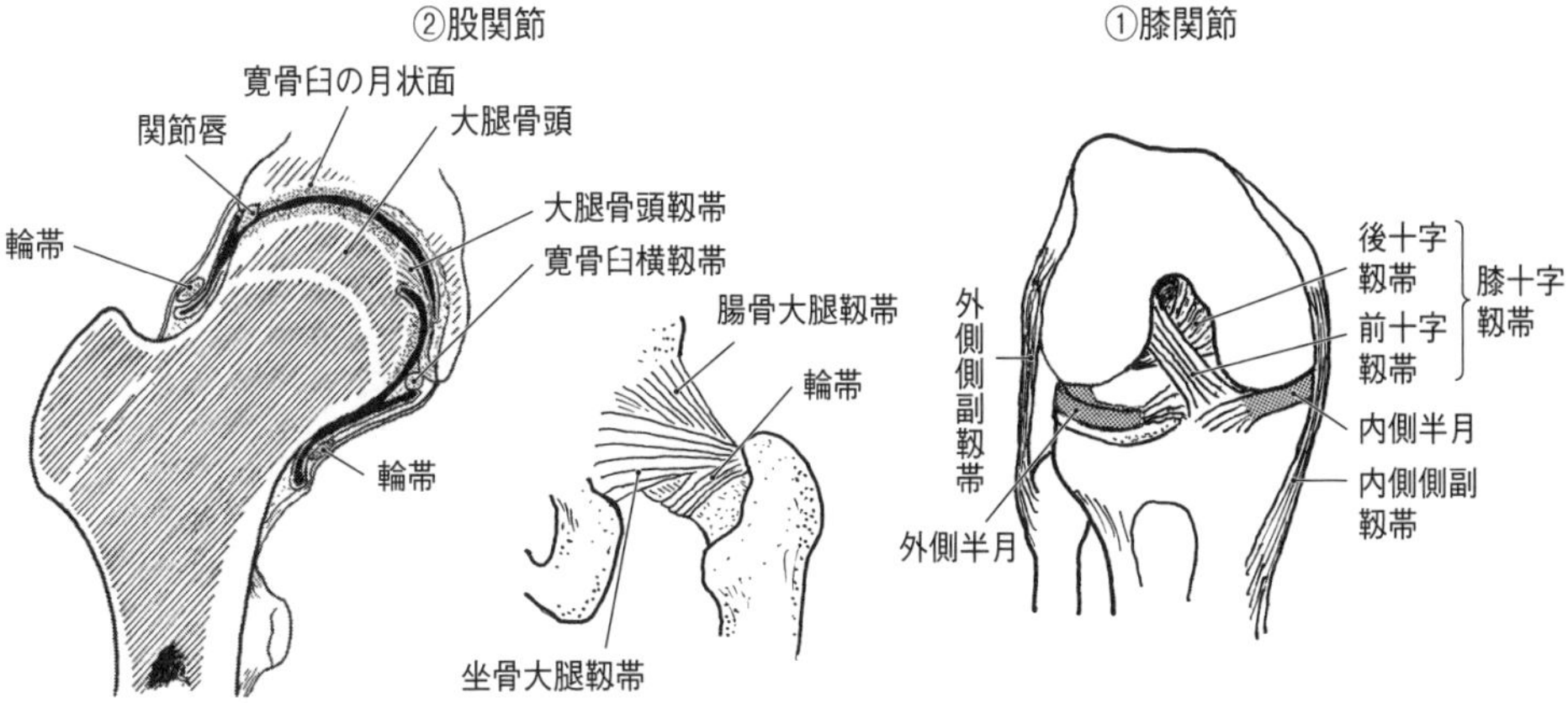

（断面図）　（股関節周囲の靱帯：後面）　（屈曲位：前面）

7-2 関節と靱帯[15改]

①**靱帯**《じんたい》 関節を作る骨間を結合する密性の結合組織で、関節包を補強し、関節の運動を制限します。

②**関節円板**または**関節半月** 関節面の間に関節包から突出した軟骨性の小板をいいます。この小板が関節腔を二分すると関節円板、環状または半月状の場合は関節半月といいます。

③**関節唇** 関節窩の縁にそって存在するものをいいます。

④**滑液包** 関節腔を包む滑膜性の袋で、内部に滑液を入れています。

3

関節の分類 7-3

関節はそれを作る骨の数、運動軸の数、関節面の形などで分類されています。

①関節を作る骨の数による分類

単関節 二個の骨からなるもの(肩関節、股関節、指節間関節など)

複関節 三個以上の骨からなるもの(肘関節、橈骨手根関節など)

②運動軸の数による分類

一軸性関節 肘関節の腕尺関節、指節間関節など

二軸性関節 橈骨手根関節、環椎後頭関節など

多軸性関節 肩関節、股関節

③関節面の形状による分類

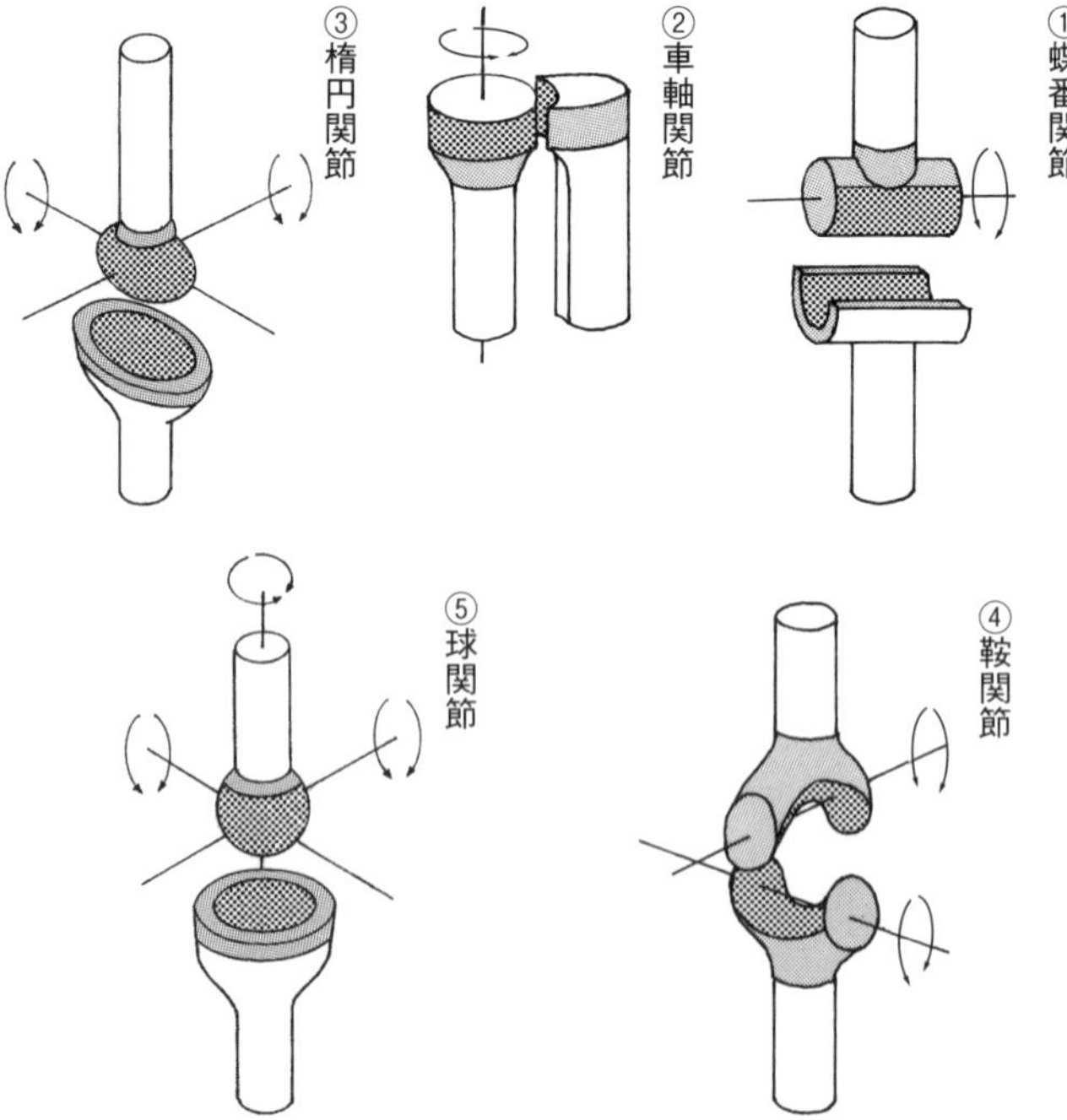

7-3 主な滑膜性関節と運動軸[24改]

球関節、臼状関節、楕円(顆状)関節、平面関節(例　椎間関節)など

4

関節の運動

①**屈曲と伸展**　二つの骨のなす角度を小さくするのが屈曲で、その反対が伸展
②**外転と内転**　体軸または体肢の軸から遠ざかるのが外転で、その反対が内転
③**回転(回旋)**　身体のある部分の長軸を運動軸として回転するもので、内旋と外旋がある
④**回内と回外**　手掌を伏せるように動かすのが回内で、その反対が回外

1

第8章 筋組織《きんそしき》

骨格筋《こっかくきん》 8-1-①

筋には三種類のものがあります。即ち、**骨格筋**、**心筋**《しんきん》、**平滑筋**《へいかつきん》です（8-1）。

まず筋組織の代表とも思われる骨格筋について説明したいと思います。骨格筋はすべて横紋筋《おうもんきん》です。しかし横紋筋がすべて骨格筋ではありません。筋組織の一種である心筋も横紋を持っているからです。

骨格筋は結合組織性の膜によっていろいろな大きさにまとめられています。即ち、**筋内膜**、**筋周膜**、**筋上膜**などです。**筋内膜**は一つの骨格筋細胞（筋線維）を包む疎性結合組織の薄い膜です。骨格筋細胞の起源は胎生期の筋芽細胞であり、これらが融合して多数の合胞体である管状の筋細胞になっています。管状の筋細胞はそれ以上分裂して増えることなく成熟し、ヒトの場合直径一〇〜一〇〇マイクロメートルで長さが一〇センチ（メートル）のことが多いものの時に三〇センチの細長い筋線維になります。このため筋線維は多くの核を持っています。この核は**筋鞘**《きんしょう》とも呼ばれる細胞膜のすぐ内側に並んでいます。

この筋線維のほとんどの部分は多数の**筋原線維**で占められています。筋原線維や核を入れている細胞質を**筋形質**といいます。筋原線維の一つの区切り（Z帯からZ帯まで）を**筋節**といいます。

また細胞膜の興奮を筋原線維に伝えるために、細胞膜の陥入である細い管が筋原線維の周囲に横方向か

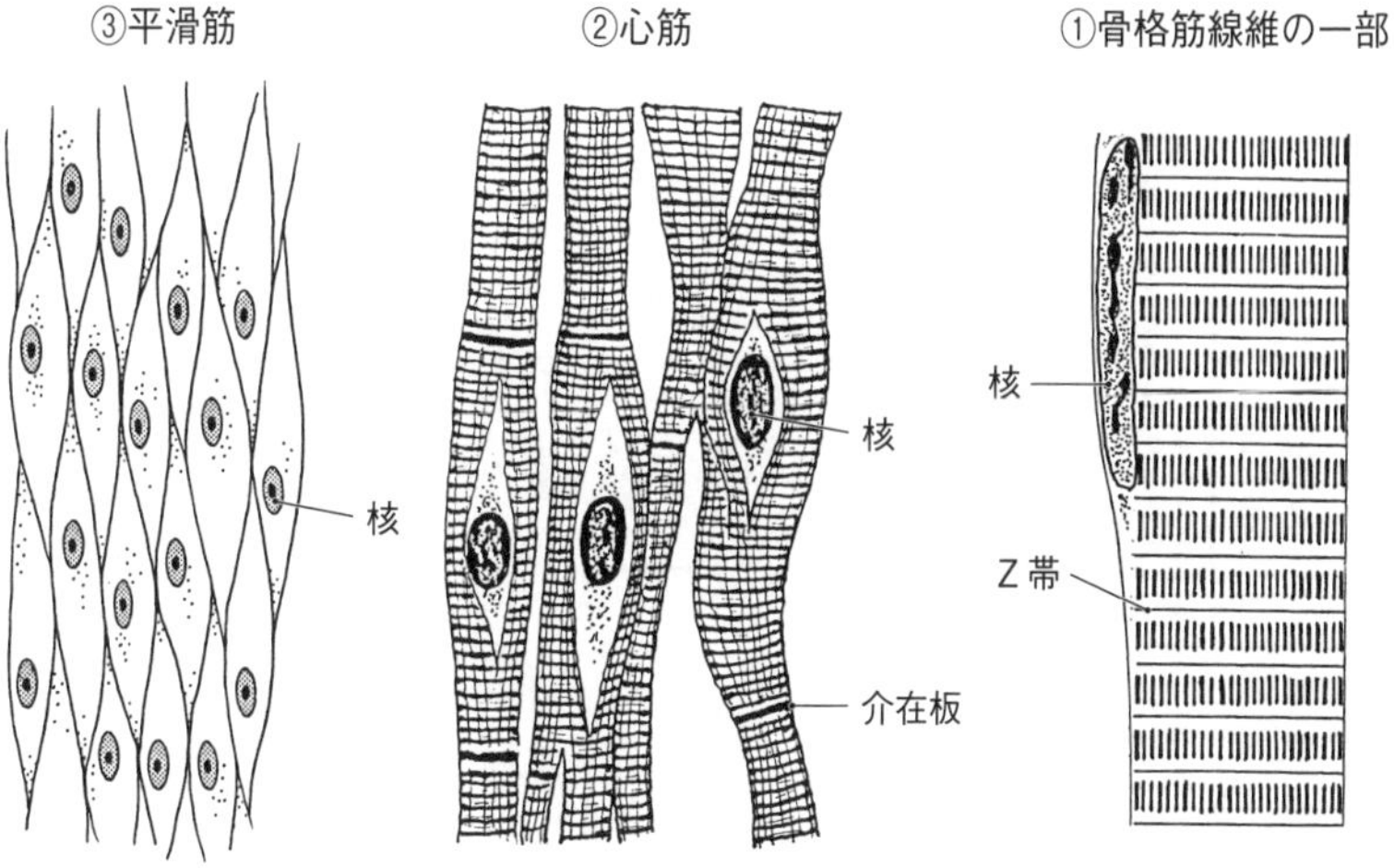

8-1 筋の三種(倍率:③ < ② < ①)①③46, ②39改

ら入り込み(**T系**)、これに接する滑面小胞体とそこから出る縦の管系(**L系**)を興奮させて滑面小胞体の蓄えている**カルシウムイオン**を必要に応じて放出させます。

さて収縮と弛緩の単位である筋原線維はどのような構造になっているのでしょうか。この筋原線維はたくさんの**アクチン細糸**と**ミオシン細糸**からなります。この二種類の細糸は、横断面で見ると太いミオシン細糸の周りを六本の細いアクチン細糸が取り囲んだ構造の繰り返しのようになっています。そしてこれらの細糸の間で伸展と短縮を繰り返しています(8-2、3)。

ミオシン細糸は二つの頭部と一本の尾部からなるミオシン分子の集合体です(8-4)。ミオシン細糸の頭部はアクチン分子に結合します。一方**アクチン細糸**は球状のアクチン分子の連なった二重ラセンで、カルシウムイオンの制御を行うトロポニン・トロポミオシン複合体に一定の間隔で囲まれています(8-5)。

これらミオシンとアクチンの細糸は、引違い戸のように接近して重なり合ったり、重なりを解いて離れたりしています。収縮する時はトロポニン・トロポミオシン複合体にカルシウムイオンが結合し、トロポニン・トロポミオシン複合体の位置が変化してアクチン上のミオシンとの結合部を露出させ、ミオシン頭部のアクチンとの結合

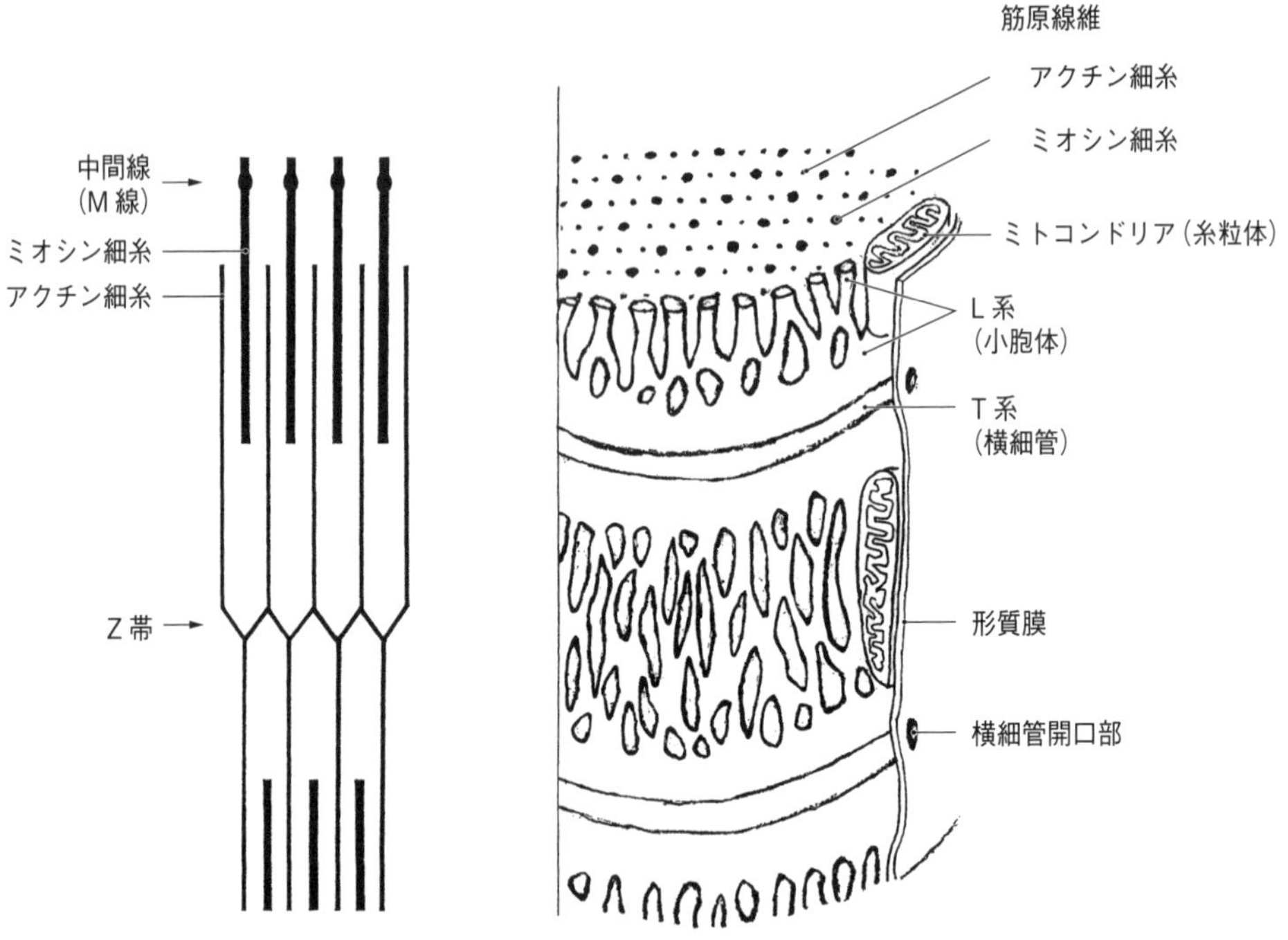

筋細糸
(右図の縦断)

筋原線維とその管系
(断面は水平断に近い状態で
描かれている)

8-2 骨格筋の微細構造(模式図)[35改]

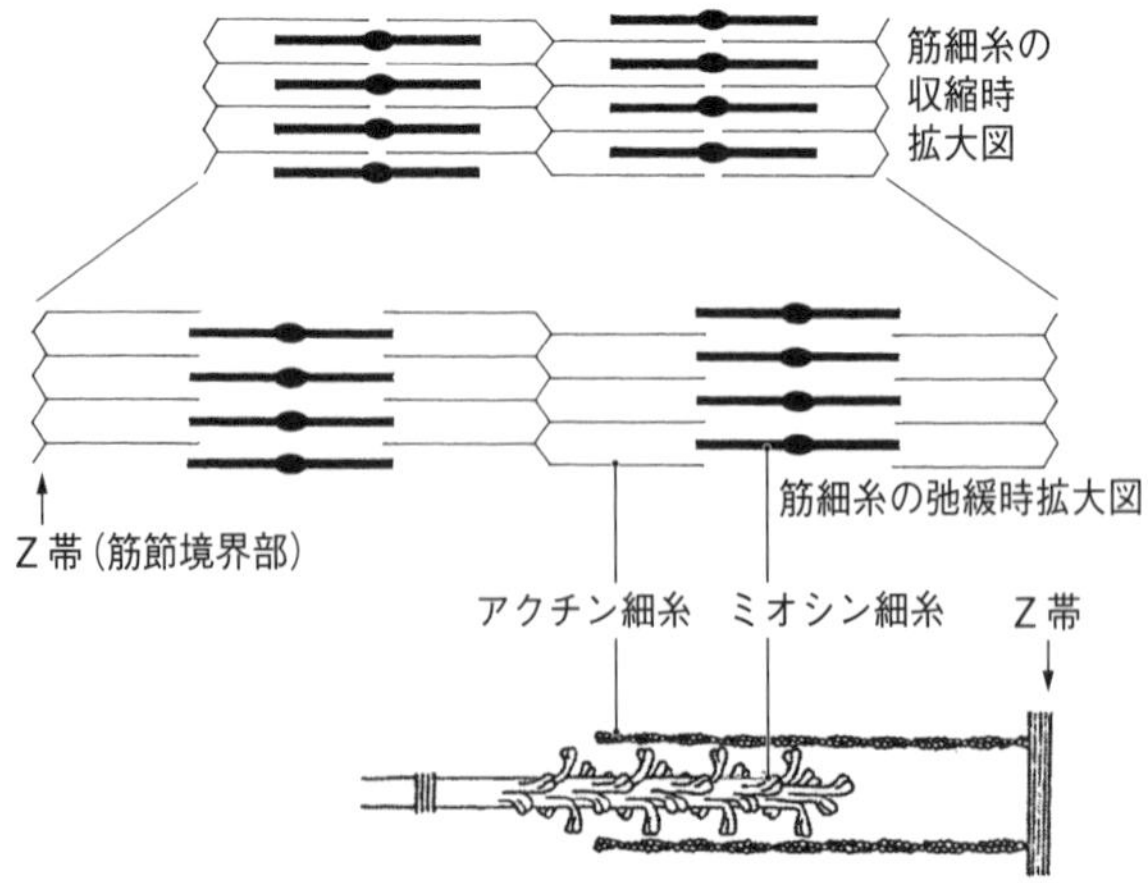

(ミオシン細糸の中央部はふくらませてある)

8-3 収縮時と弛緩時の筋細糸[59改]

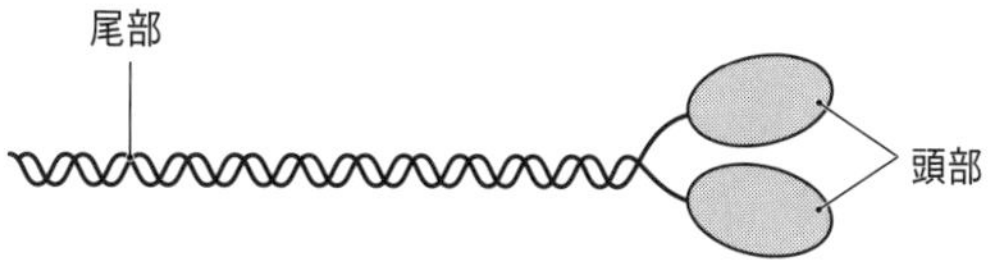

8-4 ミオシン分子の構造[21改]

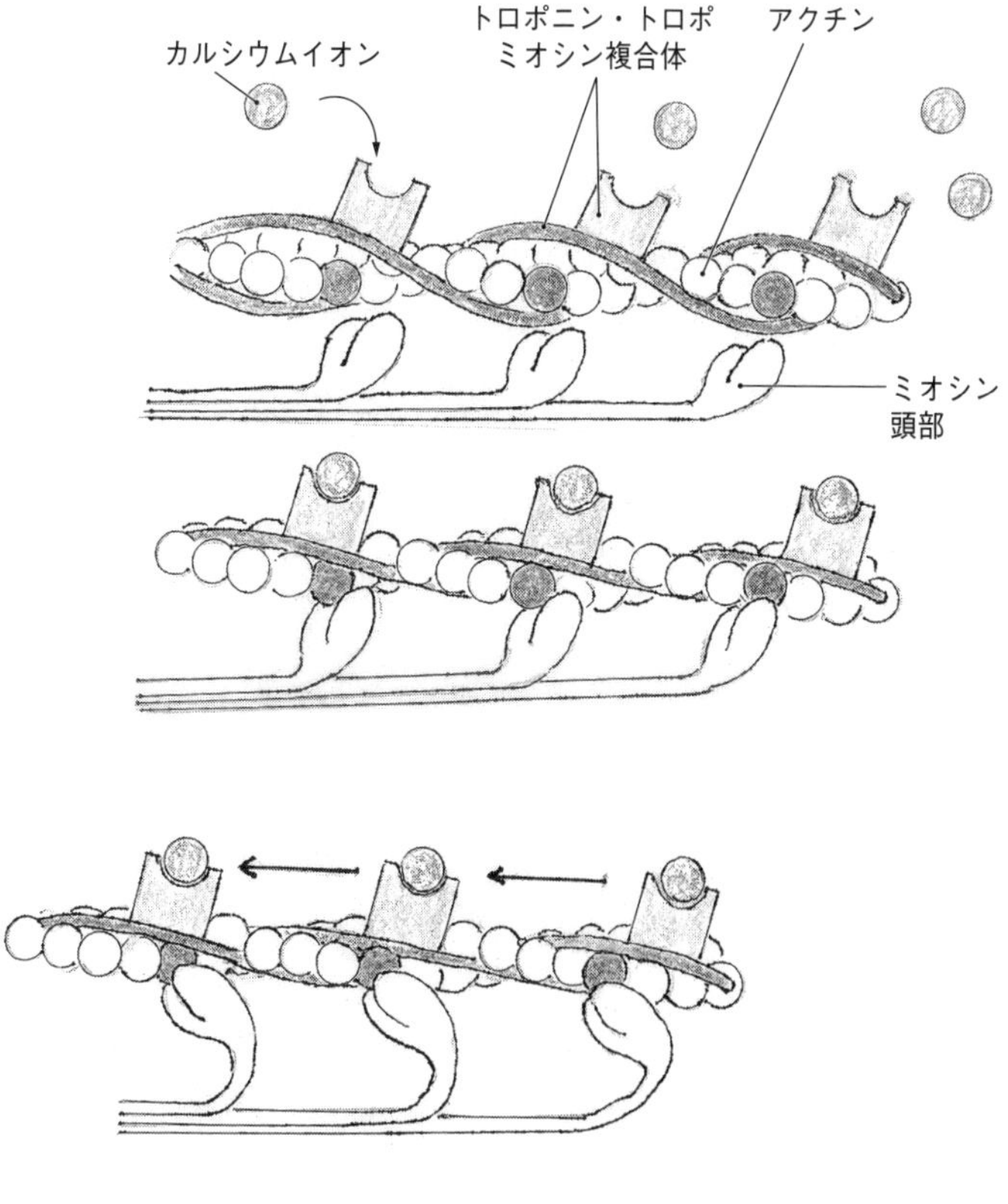

1) ミオシンはトロポニン・トロポミオシン複合体に妨げられ、アクチンと結合できない

2) カルシウムイオンがトロポニン・トロポミオシン複合体に結合すると妨げが外れ、ミオシンはアクチンと結合する

3) アクチンに結合したミオシンの頭部は、アクチン細糸を筋節の中央方向へ引く

8-5 筋の収縮説明図(一部のものは大きく描かれている)[52改]

を可能にします。アクチンと結合したミオシンの頭部は、ＡＴＰのエネルギーによって筋節中央部方向へアクチン細糸を引っ張ります。そしてこれら二種の細糸は引違い戸が開けられた時のように互いに重なり合う部分が多くなって筋の長さを短縮させます（8-5）。弛緩した時はこの反対で、ミオシン細糸の頭部が離れて、引違い戸を閉めた時のようにアクチン細糸が元の位置に戻り、重なった部分が少なくなって長くなります。

　このような筋の収縮と弛緩の構造を明らかにしたのは、血縁関係のない二人のハックスレーといわれます。

　さて骨格筋は肉眼的に見るといろいろな形をしています。このような形を説明するために、まず筋の基本的な名称を、最も典型的な**紡錘《ぼうすい》状筋**を例にとって説明したいと思います。紡錘状というのは、機《はた》を織る時の横糸を通す紡錘に似ているということです。このような筋は関節を跨《また》いで二つの骨に着いています。この筋が始まる方を**起始《きし》**といい、終る方を**停止《ていし》**といいます。起始は普通固定されて動かない側であり、停止はより動く側です。また筋肉が骨に起始や停止する部分は緻密《ちみつ》な長軸方向の結合組織の束になっており、**腱《けん》**と呼ばれます。この腱は通常起始と停止、すなわち筋の両端にありますが、時に筋の中間部に存在したり（**中間腱**）、あるいは筋を横切る形（**腱画《けんかく》**）で複数のものがあったりします。これはその筋の働きや形状によります。また一つの筋で、その中央部を**筋腹《きんぷく》**といい、起始に近い部分を**筋頭《きんとう》**、停止に近い部分を**筋尾《きんび》**といいます。

心筋 8-1-②

心筋は心臓を作っている筋肉です。この筋は横紋を持っていますので、その意味では横紋筋ですが、骨格筋との間に三つの大きな違いを持っています。その一つは、他の横紋筋のように合胞体を作っていないということです。つまり単独の細胞が筋線維を作り、それぞれの細胞が**介在板**《かいざいばん》という結合構造によって互いに手をつなぎ合い、網の目を作って連絡を取り合っているということです。その二つは、随意《ずいい》筋でないということです。その三つ目は、その活動が特殊な心筋組織で始まり、ほとんどの部分において刺激伝導系と呼ばれる心筋組織によって末端まで興奮が伝えられるということです。

心筋線維《しんきんせんい》の構成は骨格筋と基本的に同じです。即ち、ミオシン細糸とアクチン細糸の整然とした配列と、その滑り運動によって収縮と弛緩を繰り返しています。しかし筋線維の単位となるものは一個の細胞です。心筋細胞は特殊化した**介在板**という構造で接合しています。介在板は階段状で、筋線維に直交する方向の横断部と平行する方向の縦断部があります。横断部は心筋の主要な接着域であり、縦断部にはギャップ結合があって心筋の同期収縮を可能にしています。

心筋の持っている**刺激伝導系**《しげきでんどうけい》とはどんなものでしょうか。刺激伝導系の細胞には筋原線維が少なくて、筋形質が多く、その中には比較的多量のグリコーゲンがあるといわれます。この**特殊心筋**はまず**洞**《どう》**結節**（**洞**《どう》**房**《ぼう》**結節**ともいう）として上大静脈の開口部と心房との間に存在し、この結節の細胞がペースメーカーになって、その興奮が心房を経て心房と心室の間にある**房室**《ぼうしつ》**結節**に伝えられます。そして、興奮は房室結節から左右心室の間にある**ヒス束**というやはり特殊心筋の束に伝えられ、これがすぐに**左右の脚**《きゃく》（束）に分かれて、最終的にプルキンエの線維と呼ばれる心室の心筋に伝えられます。洞結節は発見者の名をとって**キー**

ス・フラックの**結節**、房室結節も発見者の名をとって**田原《たわら》結節**とも呼ばれます。ヒスやプルキンエも発見者の名前です。

3

平滑筋 8-1-③

平滑筋は骨格筋や心筋のように横紋を持っていません。平滑筋は独自の収縮単位で伸縮を繰り返しているようですが、アクチン細糸とミオシン細糸によってそれがなされていることに変りはありません。また平滑筋は互いに細隙結合で連なっていることが多く、同期的に収縮できるようになっています。

平滑筋はどのような部位で見られるのでしょうか。これらは内臓の壁や血管の壁、皮膚の立毛《りつもう》筋や汗腺《かんせん》、眼球の虹彩《こうさい》や毛様体《もうようたい》、などに存在します。平滑筋は自律神経に支配されており、通常一つの器官は交感神経と副交感神経の**二重支配**を受けています。平滑筋には自律神経の**単独支配**を受けているものもあります。即ち、立毛筋、汗腺、皮膚の血管などは交感神経のみの支配を、また眼球の毛様体筋の場合は副交感神経のみの支配を受けています。

第9章　主要な骨《こつ》格《かく》筋《きん》

頭頸部《とうけいぶ》の筋　9-1、2

ここで骨格筋としてどんなものがあるのか、代表的なもの、あるいは皮膚の上から輪郭として見えるものについて頭頸《とうけい》部から説明します。

皮膚のすぐ下にあって、その動きが見えるものは頭部では**側頭筋**《そくとうきん》です。この筋の腱は頬骨《きょうこつ》弓の下部で集中しており、ものを噛《か》む時に頬骨弓のあたりで動いているのが見えます。この筋は側頭骨から扇状に始まって、その要《かなめ》にあたる腱が下顎骨の筋突起に着いているからです。なお頬骨から始まって下顎骨に着いている筋も、咀嚼《そしゃく》運動の時に下顎後部で見ることができます。これは**咬筋**《こうきん》です。

更に笑窪《えくぼ》は、**笑筋**《しょうきん》という筋が耳下腺《じかせん》、咬筋の筋膜及び付近の皮膚から始まって口角の皮膚に着いており、その収縮が頬の皮膚を窪ませるためにできるとされています。

また頸部の両側において、やや厚くて細長い筋が前頸部下方から後頸部上方へ斜めに走っています。これは**胸鎖**《きょうさ》**乳突筋**《にゅうとつきん》というもので、胸骨と鎖骨から始まって、耳の後にある側頭骨の乳様《にゅうよう》突起に着くのでこの名があります。この筋は両方が収縮すると**オトガイ**（**頤**）を上げます。また片方のみが収縮しますと頭を対側《たいそく》に回しますが、この時オトガイが対側に向かって上り、頭は同側《どうそく》に傾きます。また強い呼吸の時、

2

体幹《たいかん》の筋

9-1、2

胸郭を上げて吸息を助けます。

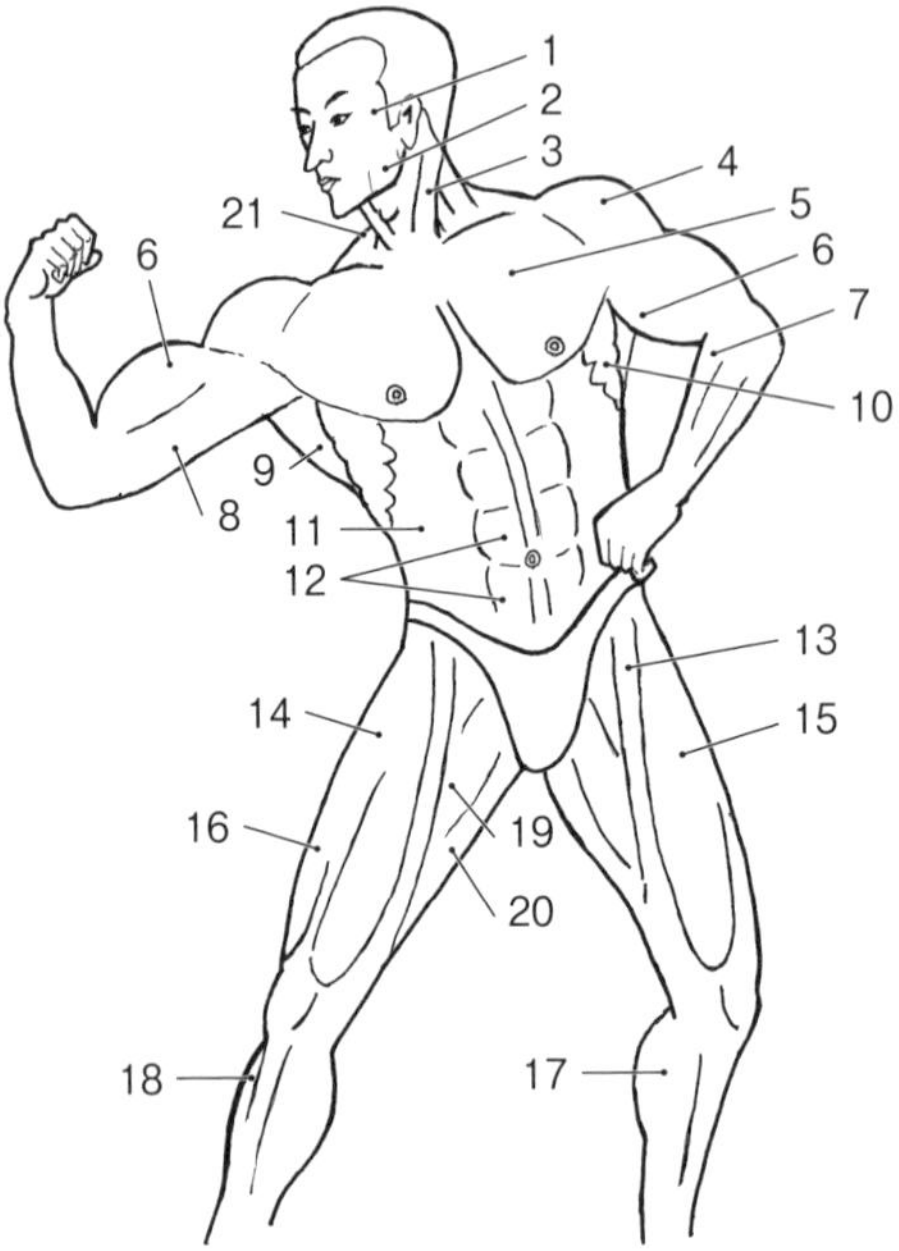

1 側頭筋
2 咬筋
3 胸鎖乳突筋
4 三角筋
5 大胸筋
6 上腕二頭筋
7 腕橈骨筋・長橈側手根伸筋
8 上腕三頭筋
9 広背筋
10 前鋸筋
11 外腹斜筋
12 腹直筋
13 縫工筋
14 大腿直筋
15 内側広筋
16 外側広筋
17 下腿三頭筋
18 前脛骨筋
19 長内転筋
20 薄筋
21 僧帽筋

9-1 体表前面で輪郭として観察できる筋[46]

胸部でよく分かるのは**大胸筋**《だいきょうきん》です。この筋は鎖骨、胸骨、肋軟骨、腹直筋鞘《ふくちょくきんしょう》などから始まって、上腕骨に着く筋で、上腕を**内転**、**内旋**させるのが主な働きです。従って、よく腕を使う人、お相撲さんや拳闘の選手などで発達しています。時々胸板《むないた》が厚いなどという表現がなされますが、これは大胸筋がよく発達して、胸が厚く盛り上がっているような状態と思われます。

また腹部で特徴的な筋は、正中線の両側にある**腹直筋**《ふくちょくきん》です。この筋は恥骨から起り第五〜第七肋軟骨及び剣状突起に着いていますが、**腱画**《けんかく》(中間腱)を三個か四個持っていますので、ボディビルをしている筋肉質の人などでよく見られるように、収縮すると筋膜が四つか五つに分かれて短縮して、ぼこぼこと膨らみます。この筋が収縮しますと、胸部を引き下げ、骨盤を引き上げて、体幹を前屈させます。

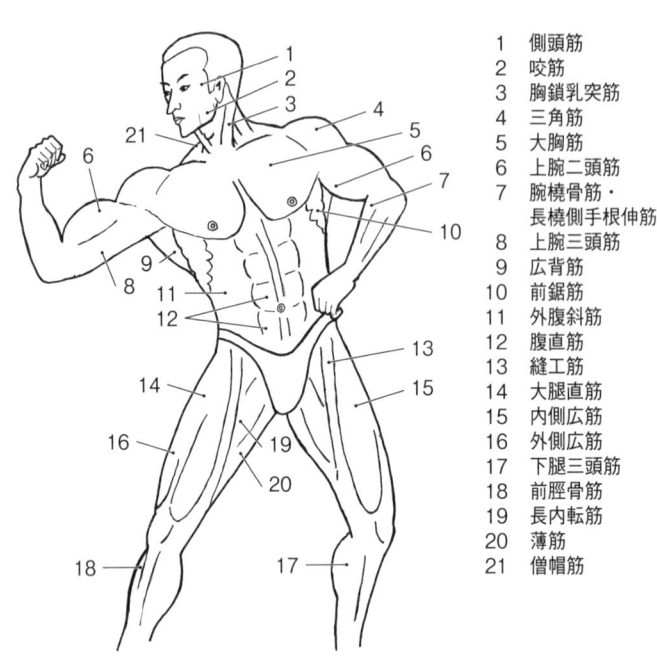

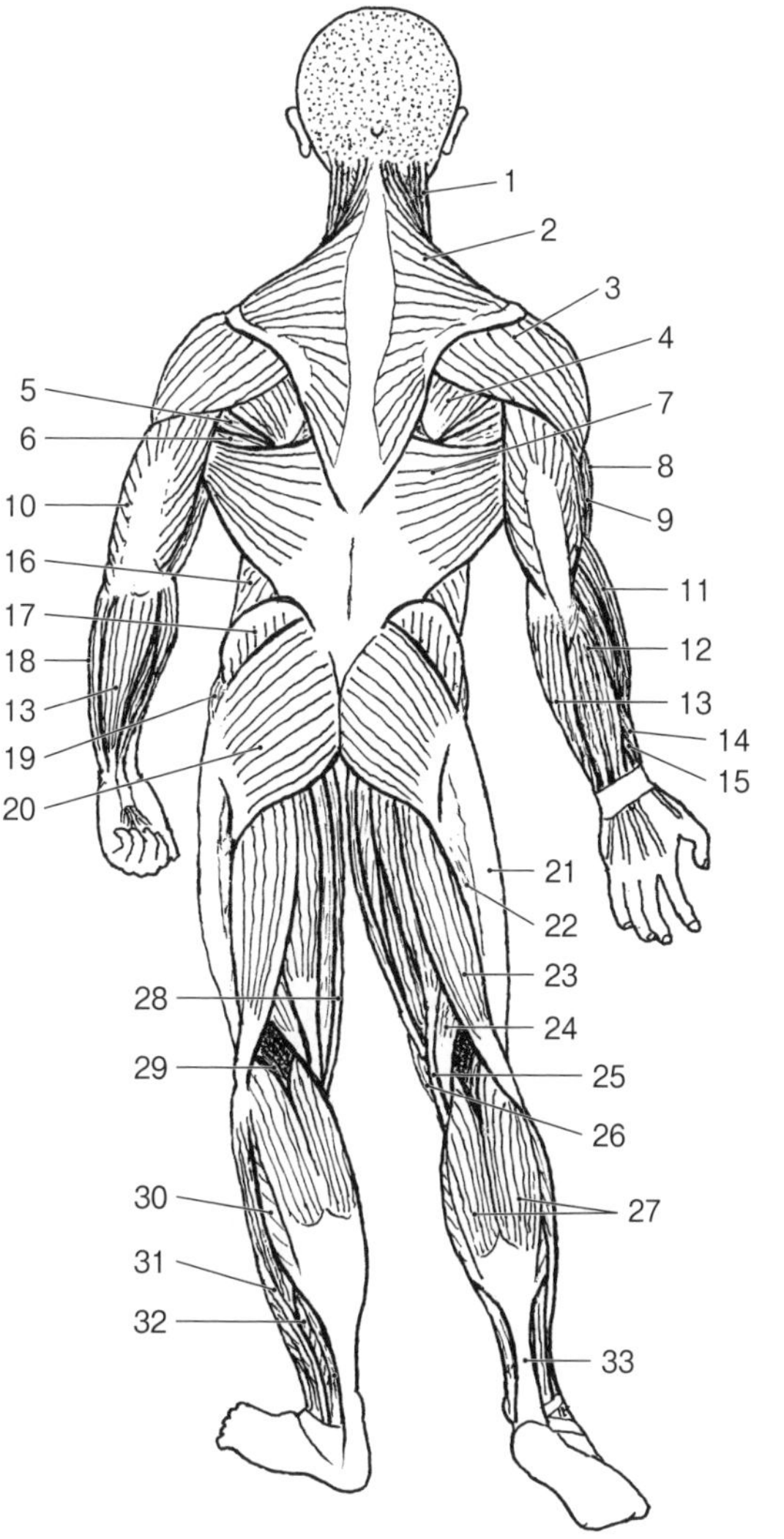

1 胸鎖乳突筋
2 僧帽筋
3 三角筋
4 棘下筋
5 小円筋
6 大円筋
7 広背筋
8 上腕二頭筋
9 上腕筋
10 上腕三頭筋
11 腕橈骨筋
12 総指伸筋
13 尺側手根屈筋
14 長母指外転筋
15 短母指伸筋
16 外腹斜筋
17 中殿筋
18 尺側手根伸筋
19 大腿筋膜張筋
20 大殿筋
21 腸脛靱帯
22 外側広筋
23 大腿二頭筋
24 半膜様筋
25 半腱様筋
26 縫工筋
27 腓腹筋
28 薄筋
29 足底筋
30 ヒラメ筋
31 長腓骨筋
32 短腓骨筋
33 踵骨（アキレス）腱

9-2 表層の筋（身体後面）38改

背部に回りますと、**僧帽筋**《そうぼうきん》が特徴的です。この筋は丁度カトリックの修道僧の着ている僧衣の頭巾《ずきん》(Kapuze)の形をしていますので、ドイツでKapuzenmuskelと呼ばれているようです。現在ラテン語の学名として使われているMusculus trapeziusのtrapeziusは、ギリシャ語の食台trapezaに由来し、本来僧帽の意味はなく、日本名はドイツ名の訳のようです。この筋は、**後頭骨上項線**《こうとうこつじょうこうせん》、**外後頭隆起**《がいこうとうりゅうき》、**項靱帯**、**第七頸椎**以下全**胸椎**の**棘突起**《きょくとつき》と**棘上**《きょくじょう》**靱帯**から起り、両側の**肩甲棘**《けんこうきょく》や**肩峰**《けんぽう》、**鎖骨の外側部**などに着いている、左右全体で菱形の大きな筋です。これは**上部**、**中部**、**下部**に分かれ、それぞれの部分が肩甲骨と鎖骨の肩峰端を上内方《じょうないほう》に上げる、肩甲骨を内側に引く、また肩甲骨を内下方《ないかほう》に引きその下角《かかく》を外側に回す、という働きをしています。

また僧帽筋の下方で少しそれに重なりながら胸椎の下半分、全腰椎の棘《きょく》突起、仙骨、腸骨から始まって上腕骨に着く、三角形の大きな筋があります。これは**広背筋**《こうはいきん》で、上腕を内転(多少内旋《ないせん》)させ、かつ後内方へ引きます。

3 上肢《じょうし》の筋 9-1、2

肩から上腕にかけて見える筋は**三角筋**《さんかくきん》です。これは肩章《けんしょう》のように肩で盛り上がっている筋肉で、鎖骨や肩甲骨から始まって、上腕骨に停止しています。この筋は、上腕を**外転**させたり、前部が上腕を前方に上げて**内旋**させたり、後部が上腕を後方に上げて**外旋**させたりします。この筋は、投げ技の得意なお相撲さんなどで肩の盛り上がりとして見ることができます。

次によく知られている筋として**上腕二頭筋**《じょうわんにとうきん》があります。これはいわゆる力こぶを作る筋肉で、主として肘関節に働き前腕を**屈曲**させ、**回外**させます。また、これ以外に長頭は肘関節を**屈曲**させ、肩関節を**回外**させ、少し外転させます。更に短頭は肘関節を**屈曲**、**回外**させ、肩関節で上腕を前方に上げます。上腕の後部、即ち伸側には**上腕三頭筋**《じょうわんさんとうきん》があって、肩甲骨や、上腕骨から起って肘頭《ちゅうとう》に停止し**肘関節**《ちゅうかんせつ》を**伸展**させます。屈側には上腕から発して尺骨鈎状《こうじょう》突起や尺骨粗面に停止する**上腕筋**《じょうわんきん》があります。更に前腕には肘関節を**屈曲**させ前腕を過度の**回内**、**回外位から中間位に戻す**ように働く**腕橈骨筋**《わんとうこつきん》、また肘関節を**回内**し**屈曲**させる**円回内筋**《えんかいないきん》などがあります。

4

下肢《かし》の筋 9-1、2

ヒトは二足歩行をしますので下肢がよく発達しており、筋も上肢のものより大きくなっています。それだけに皮膚の上からよく見えます。まず大腿の前部には**大腿四頭筋**《だいたいしとうきん》という筋があります。これは寛骨及び大腿骨の四つの部位から始まって、その停止の腱が膝蓋靱帯《しつがいじんたい》になり、脛骨粗面《けいこつそめん》に停止しています。この筋の四つ目の**中間広筋**《ちゅうかんこうきん》は、皮膚の上からはその輪郭が見えません。また中央にある**大腿直筋**もあまり目立ちませんが、その両側にある**内側広筋**と**外側広筋**は運動の選手などでよく発達していますので、輪郭として見ることができます。即ち、前から見て真中のあまり盛り上がっていない部分が大腿直筋で、その両側で膝の近くで丸く隆起しているのが内側広筋と外側広筋です。大腿四頭筋は膝関節を伸ばします。

また大腿前部には、皮膚の上からでもよく見れば上外側から下内側にかけて、斜めに走る細長い**縫工筋**《ほうこうきん》があります。これは**上前腸骨棘**《じょうぜんちょうこつきょく》から**脛骨粗面内側**にかけて大腿四頭筋の前内側を走っています。これが収縮すると大腿を前に上げ(同時に外旋、外転)、下腿を曲げます。また大腿四頭筋と協力して、膝を伸ばした位置に固定します。

下腿の内側では皮下に脛骨がありますが、その外側には**前脛骨筋**《ぜんけいこつきん》があります。この筋は足を**背屈**《はいくつ》させますので、よく走ったり、長く歩いたりすると痛みを感じることがあります。何方《どなた》もそのような経験をお持ちではないでしょうか。

下肢の後上部、つまり殿部には**大殿筋**《だいでんきん》があります。これはお尻の柔らかい丸みを作っている筋で、腸骨、仙骨から起ってやや下外方に向かい、大腿骨に着いています。従って、股関節で**大腿**《だいたい》を後方に伸ばし外旋させたり、外転させたり(ことに上部の筋)する筋です。また**中殿筋**《ちゅうでんきん》と**小殿筋**《しょうでんきん》は大腿を外転させます。

大腿の後部では、**膝窩**《しっか》(ひかがみ)方向に筋が内外に分かれて走っています。この中で内側にあるものが**半腱様筋**《はんけんようきん》、**半膜様筋**《はんまくようきん》、**薄筋**《はくきん》、前部からくる**縫工筋**などです。これらの筋の腱は脛骨の内側顆に着く半膜様筋を除いて、まとまって脛骨の内側に停止します。また外側には**大腿二頭筋**《だいたいにとうきん》があって、やはりその腱が紐《ひも》のようになって腓骨頭に停止しています。これらの筋は英語でハムと呼ばれ、その腱はハムストリング(hamstring)と呼ばれているようです。

下腿後部で皮膚の上からよく見える筋は**腓腹筋**《ひふくきん》です。これは大腿骨の**内側上顆**《ないそくじょうか》、**外側上顆**《がいそくじょうか》から始まって、その深部にある腓骨や脛骨の**ヒラメ筋線**から起る**ヒラメ筋**と共に**下腿三頭筋**《かたいさんとうきん》を作り、その腱は**踵骨腱**《しょうこつけん》(別名**アキレス腱**)となって踵骨に停止します。なおこの腱をアキレス腱というのは、ギリシャ神話の不死身の勇士アキレス(Achilles)がこの腱に矢を受けて倒れたということから来ているようです。下腿三頭筋は全体で足を**底屈**させます。また腓腹筋は膝関節を屈曲させます。腓腹筋やアキレス腱は下腿後部でその輪郭を見たり触れたりすることができます。

また腓腹筋の深部には大腿骨の外側上顆及び**膝関節包**から起って腓腹筋と同じ経過をとり、下腿三頭筋の動きを助ける足底《そくてい》筋があります。

5 そのほかの筋

そのほか皮下にその輪郭を見ることはできませんが、大切な随意筋として**外眼筋**《がいがんきん》、**呼吸筋**、**括約**《かつやく》**筋**などがあります。

外眼筋は眼窩《がんか》の奥で視神経を取り巻く**総腱輪**《そうけんりん》から(**下斜筋**《かしゃきん》以外の筋)、あるいは眼窩前下内側の骨性**鼻涙管**《こつせいびるいかん》の外側から(下斜筋)始まって、眼球に着いてこれを動かす六つの筋です。即ち**上斜筋**《じょうしゃきん》、**上直筋**《じょうちょくきん》、**内側直筋**《ないそくちょくきん》、**外側直筋**《がいそくちょくきん》、**下直筋**《かちょくきん》、**下斜筋**《かしゃきん》です。このうち上斜筋と外側直筋を支配する神経はそれぞれ**滑車神経**と**外転神経**で、独立の神経核から出る神経によって、そのほかの筋は**動眼神経核**から出る**動眼神経**によって、支配されています。また上斜筋や上直筋の上部の**視神経管**の近くで起り、**上眼瞼**《じょうがんけん》の皮膚及び**瞼板**《けんばん》に着く**上眼瞼挙筋**《きょきん》が、外眼筋に属さない動眼神経支配の筋として存在します(9-3)。

更に呼吸筋として主なものに、肋骨の間に張っている**外肋間筋**《がいろっかんきん》、**内肋間筋**《ないろっかんきん》、それに**胸腔**と**腹腔**を隔てている**横隔膜**《おうかくまく》などがあります。前二者はそれぞれ肋骨を引き上げたり、引き下げたりして胸腔の

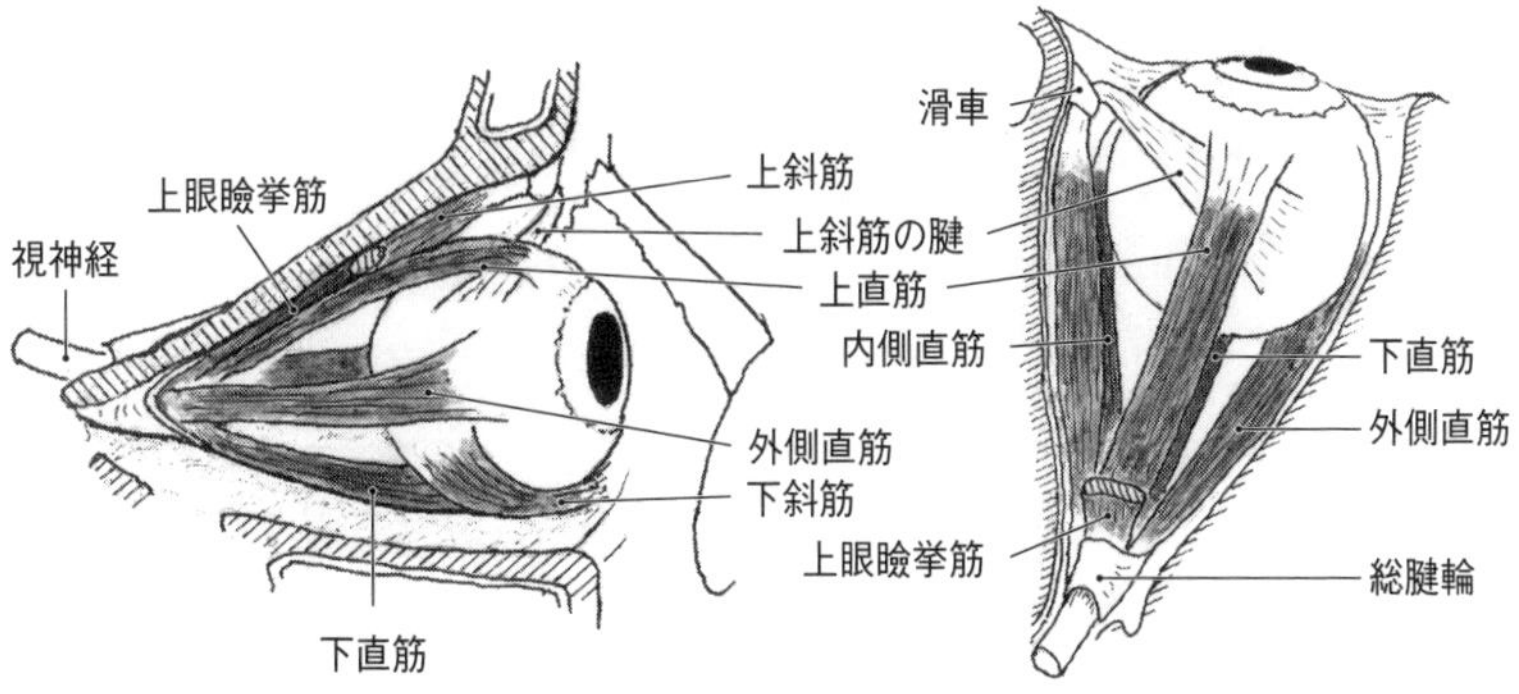

(外側から見たところ)　(上方から見たところ)

9-3 外眼筋(右側)15改

容積を増減します。また横隔膜は筋からなるドーム状の構造物で、弛緩《しかん》すると胸腔に向かって盛り上がり、緊張すると収縮してドームを腹腔側に下げ、やはり胸腔の容積を増減させて呼気《こき》と吸気《きゅうき》に働いています。呼吸は意識して行うこともできますが、普段は意識しなくても**呼吸中枢**の調節によってこれらの筋肉は自律的に働いています。更に頭部あるいは頸部と胸部の間にわたって存在する**胸鎖乳突筋**や**斜角筋群**、**小胸筋**なども、それぞれ胸郭《きょうかく》や肋骨を挙上《きょじょう》して、胸郭を広げ吸息《きゅうそく》を助けます。また背部の筋（**上・下後鋸筋**《こうきょきん》）

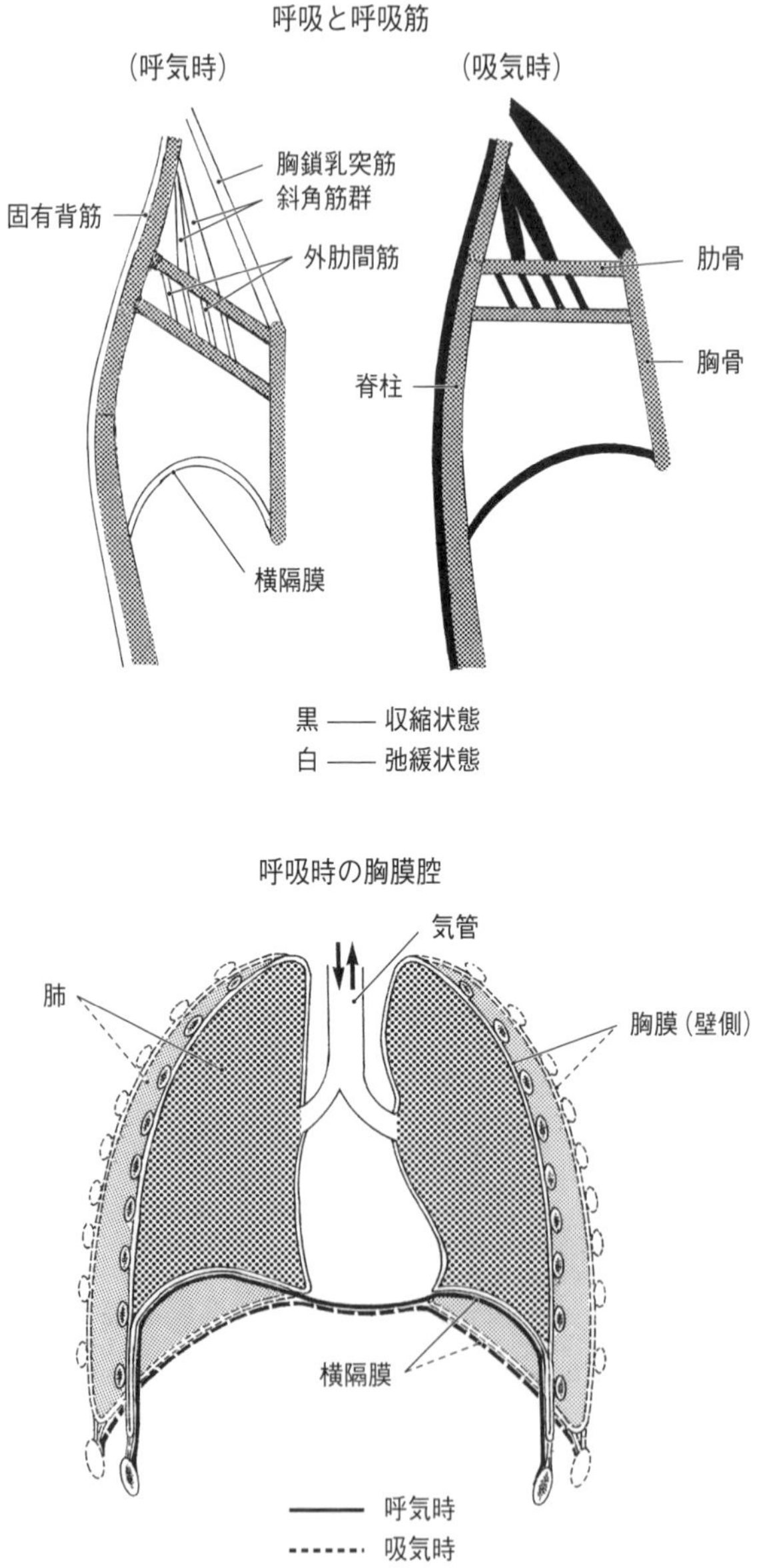

9-4 呼吸時の呼吸筋と胸膜腔[24]改

や腹部の筋（**内・外腹斜筋**、**腹横筋**）も呼吸を助けます（9-4）。

胸郭の後方と脊柱の周辺には背部の筋としてまとめられる多くの筋群があります。これらは**浅層の筋**（**僧帽《そうぼう》筋**と**広背《こうはい》筋**、**菱形《りょうけい》筋**と**肩甲挙《けんこうきょ》筋**）、と**中層の筋**（**上・下後鋸筋**）、及び**深層の固有背筋**と呼ばれる筋群です。ことに固有背筋は脊髄神経の後枝《こうし》を受け、頭部の支持や運動、脊柱の運動や姿勢の維持に関与しています。

なお**随意筋**に属する括約筋として**外肛門括約筋《がいこうもんかつやくきん》**と**外尿道括約筋《がいにょうどうかつやくきん》**があります。

更に骨格筋でありながら随意的に働かない筋として伝音系の感度の調節をしている**耳《じ》小骨《しょうこつ》筋**があります。

第10章　血液《けつえき》

1

血液とは

血液とは、血管の中を流れている液体で、その中にたくさんの血球《けっきゅう》やタンパクなどを含んでいます。この主な役割は、肺から酸素を取り入れて、それを末梢の組織に運んで、組織で行われている代謝活動に供給し、その結果生じた二酸化炭素（炭酸ガス）をまた肺へ運んで来ることです。これを受けて肺は呼吸運動を行い、呼気として二酸化炭素を含んだ肺の空気を外界へ吐き出し、吸気としてまた酸素を含んだ新しい空気を吸い込みます。しかし血液は、腸から取り込まれた栄養素を身体へ送ったり、肝臓へ送ったり、外来の異物や有害物質に対して防衛的な役割を果したり、組織の塩分や水分を調節したり、ホルモンを運んで情報を伝達したり、あるいは老廃物を運んで腎臓から排泄するなど、生体を常に最適の状態で活動させるためのいろいろな役割も果しています。

血液は、我々の身体の中に約五リットルあります。血液を構成している成分を液体成分と血球成分に分けますと、その容積の半分以上を占めるのが液体成分で、これを**血漿**《けっしょう》（**プラスマ**）と呼びます。

2

血漿と血清《けっせい》

まず**血漿**について説明しますと、このうちの九割以上は水です。残りの一割以下は、少量の電解質（ナトリウム、カリウム、カルシウム、マグネシウム、塩素、炭酸水素などのイオン）、比較的多くのタンパク（アルブミン、グロブリン、フィブリノーゲン）とわずかな脂質、ごくわずかな糖質（〇・一％）や老廃物で占められています。このタンパクのうち血漿タンパクである**アルブミン**は最も多く、主に血液の浸透圧を保つ働きをしていると考えられています。**グロブリン**は浸透圧の維持や免疫に働いています。また**フィブリノーゲン**（線維素原）は、出血した時に**フィブリン**（線維素）となって血液を凝固させ、傷口を塞いで、それ以上の出血を防止します。

血液を採取して試験管などに入れ、放置しますと、血球成分が凝固して沈み、その上に澄んだ淡黄色の液体成分の層ができます。この液体成分を**血清**（シーラム）と呼び、凝固して沈んでいる固形成分を**血餅**《けっぺい》と呼びます。つまり、血清は血漿から更に凝固にかかわる因子を除いたものなのです。

3

血球 10

次に**血球成分**です。これは大きく分けて赤血球《せっけっきゅう》、白血球《はっけっきゅう》、血小板《けっしょうばん》の三種になります。

（1）赤血球

赤血球は血球の最も大きな成分で、その数は一マイクロリットル（一立方ミリメートル）の中に、男性で約五〇〇万個、女性で約四五〇万個あるのが正常です。赤血球はもともと細胞の一種でありますが、成熟すれば核を失い、同時に細胞としての一般的な機能も失うと考えられます。そして核のあった細胞の中心部が陥没して、中心の窪んだ円盤状になります。赤血球は**ヘモグロビン**というタンパクを含んでいます。そしてこれによって、もっぱら肺で酸素を取って(酸化ヘモグロビン)、この酸素を組織に運びます。この血球の寿命は約一二〇日といわれています。

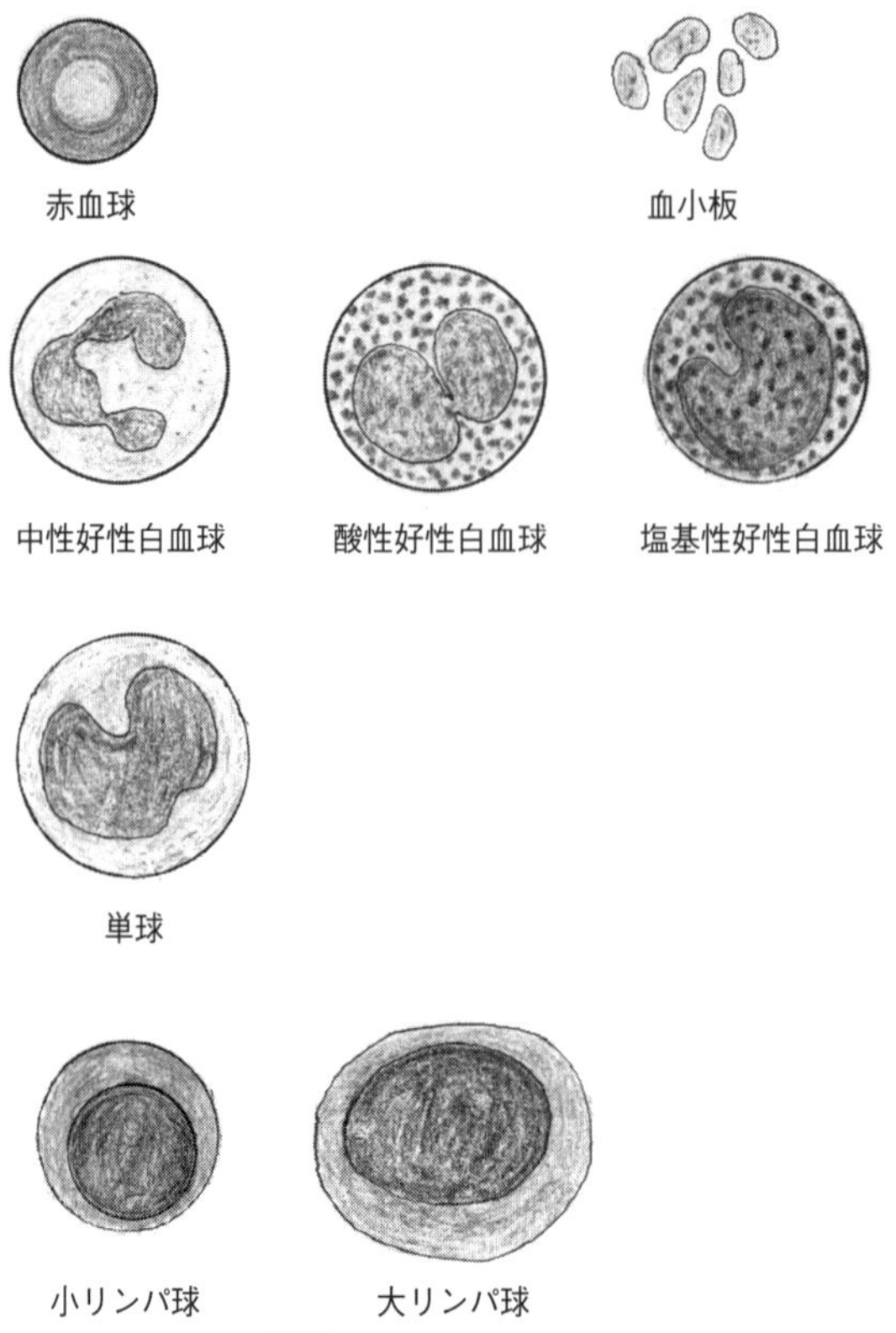

10 血球の形状[15改]

(2) 白血球

白血球は赤血球に対して色を持っていない細胞につけられた名前ですが、顆粒を持った白血球(**顆《か》粒球《りゅうきゅう》**)の場合、持っている顆粒の色素への染まり方によって分類がなされています。即ち、**酸性好性《さんせいこうせい》白血球**(**好酸球**)、**塩基《えんき》性好性《せいこうせい》白血球**(**好《こう》塩基《えんき》球《きゅう》**)、**中性好性《ちゅうせいこうせい》白血球**(**好中球**)です。またこのほかに、まとめて**無《む》顆《か》粒球《りゅうきゅう》**と呼ばれる、顆粒球ぐらいの大きさの**単《たん》球《きゅう》**と**大小のリンパ球**(小リンパ球は多数で顆粒球より小さい)があり、白血球は顆粒球にこの二種の無顆粒球を加えて、全部で大きく三種に分けられています。

これらの白血球は一口でいいますと、すべて身体を防衛する免疫反応に関与していますが、その中でもそれぞれが少しずつ違った役割を担っています。即ち、**好中球**は自分の身体の中にない、細菌をはじめとする種々の異種タンパクを取り込んで消化します。また**好酸球**は寄生虫に感染したりアレルギーがあったりすると増加します。そして特定の寄生虫を傷害したりもします。一方、**好塩基《こうえんき》球《きゅう》**はヒスタミンを放出してアレルギー反応に関与することが知られています。

更に**単球**は、出血などが起った時、組織の中へ出て行って、赤血球や不必要になったものを取り込んで消化します。このような状態の単球を特に**貪食《どんしょく》 細胞**または**大食《たいしょく》 細胞**と呼んでいます。また組織内に定着している大食細胞を**組織球《そしききゅう》**と呼ぶことがあります。

白血球の総数は普通、血液一マイクロリットル中に五〇〇〇～八〇〇〇です。そして、これらそれぞれの白血球の全体に占める割合は、好中球が六五～七〇％、好酸球が二～三％、好塩基球が約〇・五％、単球が約五％、リンパ球が約二五％となっています。

（3）血小板

血球成分には、もう一つ大切なものがあります。これは**血小板**または**栓球《せんきゅう》**と呼ばれるもので、**巨核球**と呼ばれる大きな細胞の細胞質が分割されてできたものです。従って細胞の断片ともいうべきもので、形は円盤状ですが、条件によって変化します。また機械的、科学的な刺激を受けると突起を出します。血小板の数は血液一マイクロリットル（μL）中一五万～四〇万個といわれます。

第11章　心《しん》臓《ぞう》

1

心臓とは

心臓は心が宿る所と考えられたためか心の臓器という名前がつけられています。そもそも心という漢字は心臓の象形文字であるといわれています。英語でもheartは心に関する多様な意味で用いられているようです。日本では、気の強い人を心臓が強い、気の弱い人を蚤《のみ》の心臓の持主、などと表現します。

心臓は血液を全身に送り、またこれを回収する役割をしている大切な臓器で、脈管系あるいは循環系の中心になっているものです。少し前までは心臓の停止は死の三条件の大切な一つでしたが、今は脳死ということがいわれるようになって、心臓が動いていても脳の機能が停止していると、場合によっては、死と判定されることが起り得るようになっています。また心(こころ)という精神的な働きは、脳で行われるということが一般に知られるようになっています。それでも心臓が生命の維持に密接に関与している大切な臓器であることに変りはありません。

心臓は興奮してその動きが強く頻回になりますと、どきどきして誰にでもその位置が分かるように、通常胸郭の中央やや左寄りにあります。しかし稀に心臓の位置が逆転している人があり、その場合は右側にあるということになります。その大きさはこぶし大で、右手で握りこぶしを作ってそれをみずおちのやや左上に置きますと、心臓の大体の大きさと位置を示すことになります。外国の人達が国旗掲揚の時などに帽子を胸に当てたり、右手の掌《たなごころ》を左胸に置いたりしますが、あれはほぼ心臓の上へ帽子や手を置いていることになります。

心臓の構造は比較的簡単です。即ち、**右側の心房と心室**、**左側の心房と心室**の四つの部屋からできているのみです。それぞれの側において血液は心房から心室に向かって流れます。この場合心房と心室の間には**房室弁**《べん》があって血液が逆流しないようになっています。

これをもう少し詳しく説明しますと、右心房に集められた静脈血は、右心室に入って、肺に送られ、肺で酸素を得た血液は動脈血となって左心房に帰り、そこから左心室に入って、全身に送られます。

このように四つの部屋は、**体循環**（**大循環**）と**肺循環**（**小循環**）の要《かなめ》になって働いています（11-1、2）。

心臓の原基は胎生一六日目ぐらいに出現して二二日目から二三日目に拍動を始めるといわれます。しかし胎児は母親の子宮の中で**羊膜**に包まれ、**羊水**《ようすい》の中に浸っていますので、呼吸はできません。このため胎児への赤血球による酸素の補給は胎盤《たいばん》を経て母親から行われます。つまり胎児において肺循環は働いておりません。胎児の肺循環は、産み出されて息を吸い、「おぎゃあ」と第一声をあげた時から活動を始めます。胎児においては**胎児循環**と呼ばれる特殊な循環機構が働いていますが、出生と共に胎児循環を支える独自の近道は臍《さい》動静脈と共にすべて閉鎖されます。

心臓の説明にあたって取り上げなければならないのは、特殊心筋《とくしゅしんきん》、弁と心膜、及び冠状動脈《かんじょうどうみゃく》でないかと思われます。

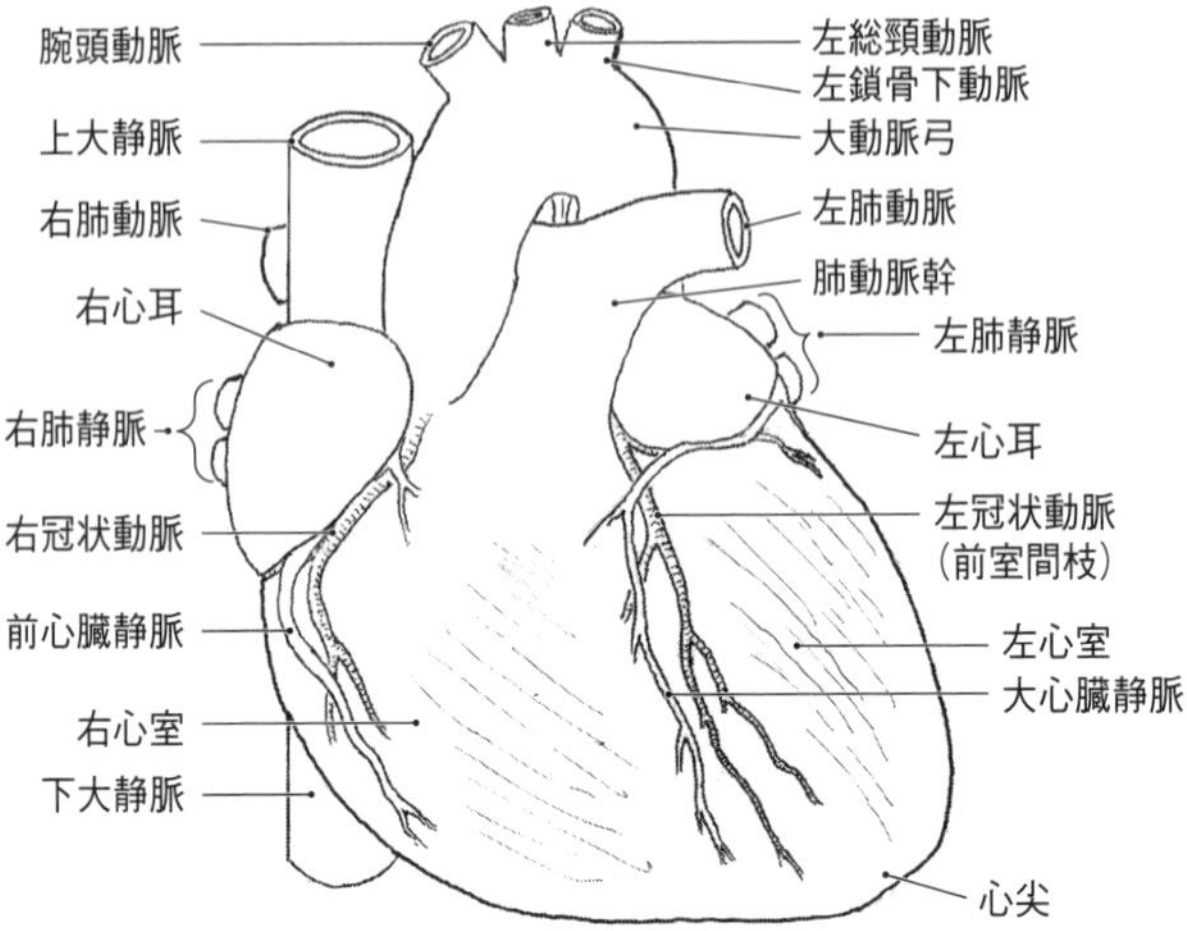

11-1 心臓の外観

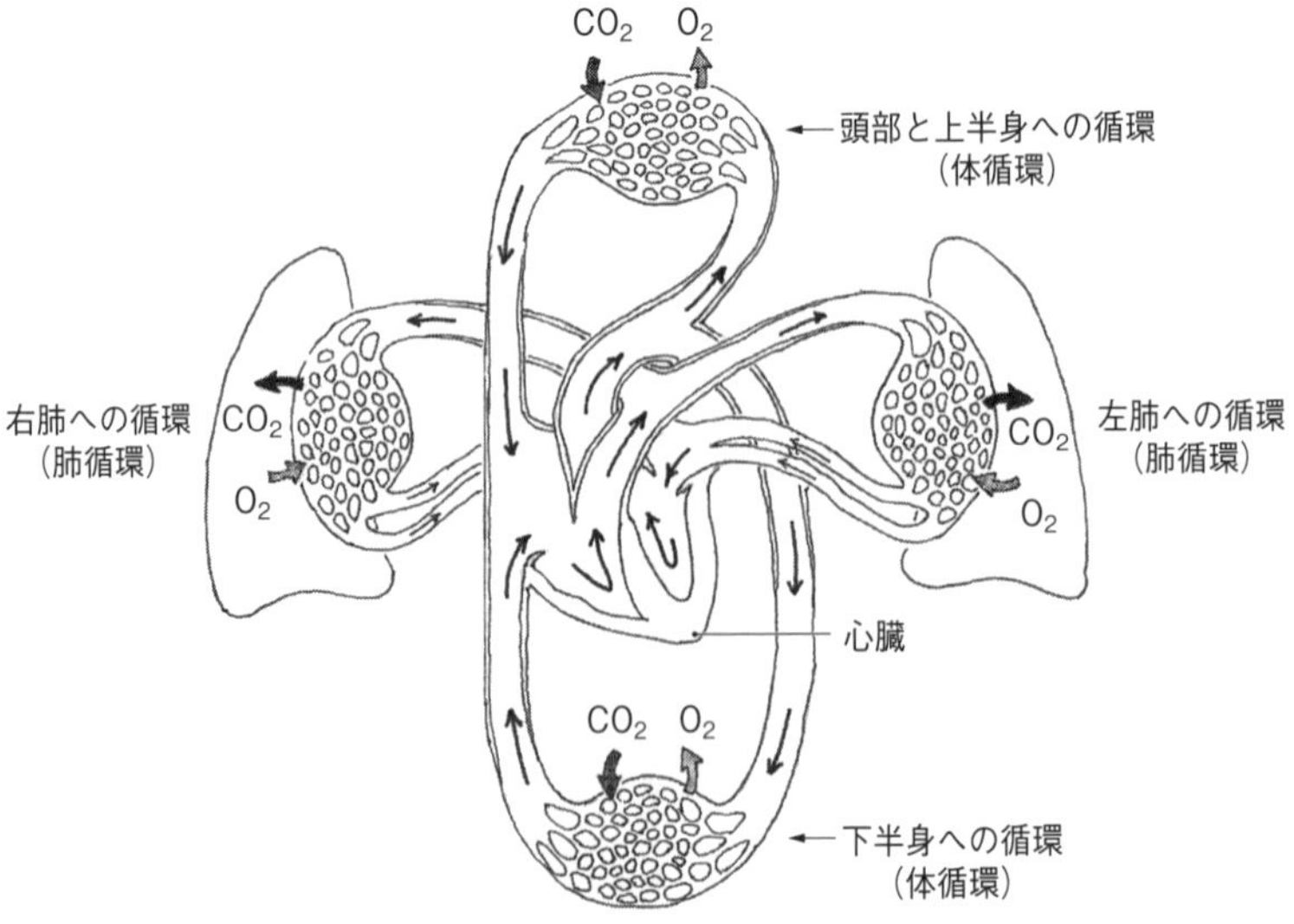

11-2 血液の流れ[28改]

2

特殊心筋《とくしゅしんきん》

まず最初に**特殊心筋組織**について説明します。これは**刺激伝導系**とも呼ばれ、二つの結節と第二の結節に続いて左右の心室の筋に分布する枝分かれした特殊な筋組織からなります。第一の結節は右心房へ入る上大静脈の入り口（大静脈洞《どう》）の近くの心房の壁にある**洞結節**（**洞房《どうぼう》結節**）、あるいは発見者の名をとって**キース・フラックの結節**と呼ばれるもので、ペースメーカーの役割を果しています。

第二の結節は**房室結節**あるいは**田原《たわら》結節**と呼ばれるもので、心房中隔と心室中隔の境界部の右心房寄りにあります。

房室結節からは**ヒス束**という特殊心筋の束が出て心室に至ります。ヒス束は更に右心室に行く**右脚**と左心室へ行く**左脚**に分かれます。これらの脚はそれぞれ多くの枝を出して、**プルキンエ線維**となり、興奮を心室の心筋に伝えます（11-3）。この興奮は細隙結合によって心筋を同調的に収縮させます。

3

心臓の弁《べん》と膜《まく》

心臓にはその内側に**弁**があります。心房と心室の間には**房室弁**があります。また両方の心室から出る動脈には、それぞれ**大**

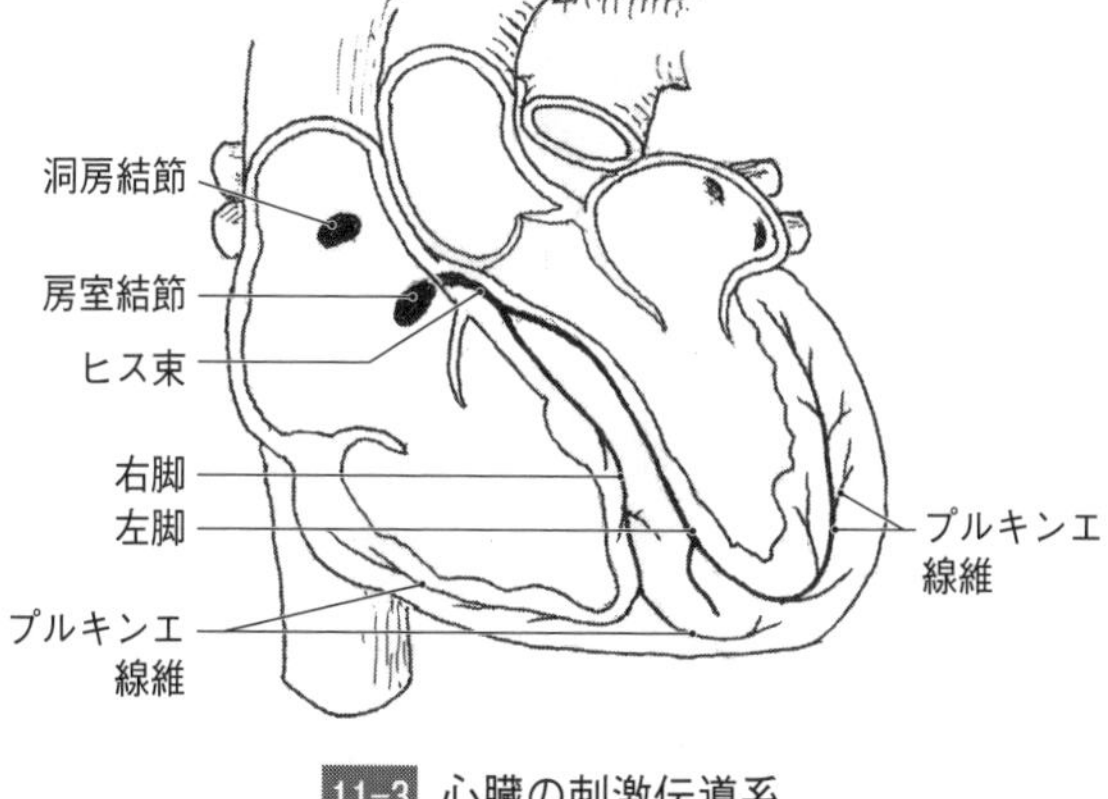

11-3 心臓の刺激伝導系

動脈弁と**肺動脈弁**があります。更に痕跡《こんせき》的あるいは不完全なものながら心臓に結合する**下大静脈弁**が、冠状静脈には**冠状静脈弁**がありますが、右の房室弁は三つに分かれていて**三尖《せん》弁**と呼ばれます。左の房室弁は二つに分かれていて**二尖弁**あるいは**僧帽弁**と呼ばれます。また動脈弁はすべて三つに分かれていて、**半月弁**とも呼ばれます(11-4)。

また房室弁の自由縁には複数の**腱索《けんさく》**と呼ばれる強い結合組織の紐が着いていて、これらの弁と心室内の**乳頭筋群**とを結合しています。このようにして弁の翻転《ほんてん》が防止されています。

ちなみに**心臓弁膜症**といわれる状態は、これらの弁のどれかが十分に開かなくなったり、あるいは完全に閉まらなくなったりする状態です。十分開かない場合を**狭窄《きょうさく》症**、完全に閉じない場合を**閉鎖不全症**といいます。

心臓を包む膜を**心膜**といいます。心膜には線維性心膜と漿膜性心膜の二つがあります。**線維性心膜**は密性の結合組織からなるもので、心臓を保護し、心臓を縦隔内に固定しています。**漿膜性心膜**は心臓の周囲にある薄い二重の膜です。臓側板(心外膜)と外側の壁側板との間には少量の漿液を入れた**心膜腔**があります(11-5)。**心膜液**は心膜の細胞から出されるもので、心臓の動きを円滑にしています。

心臓の内面を覆っている膜は**心内膜**と呼ばれます。心内膜は単層の内皮細胞と薄い結合組織の層からなります。この内膜は心臓の弁をも覆い、大血管の内張りである内皮と連続しています。

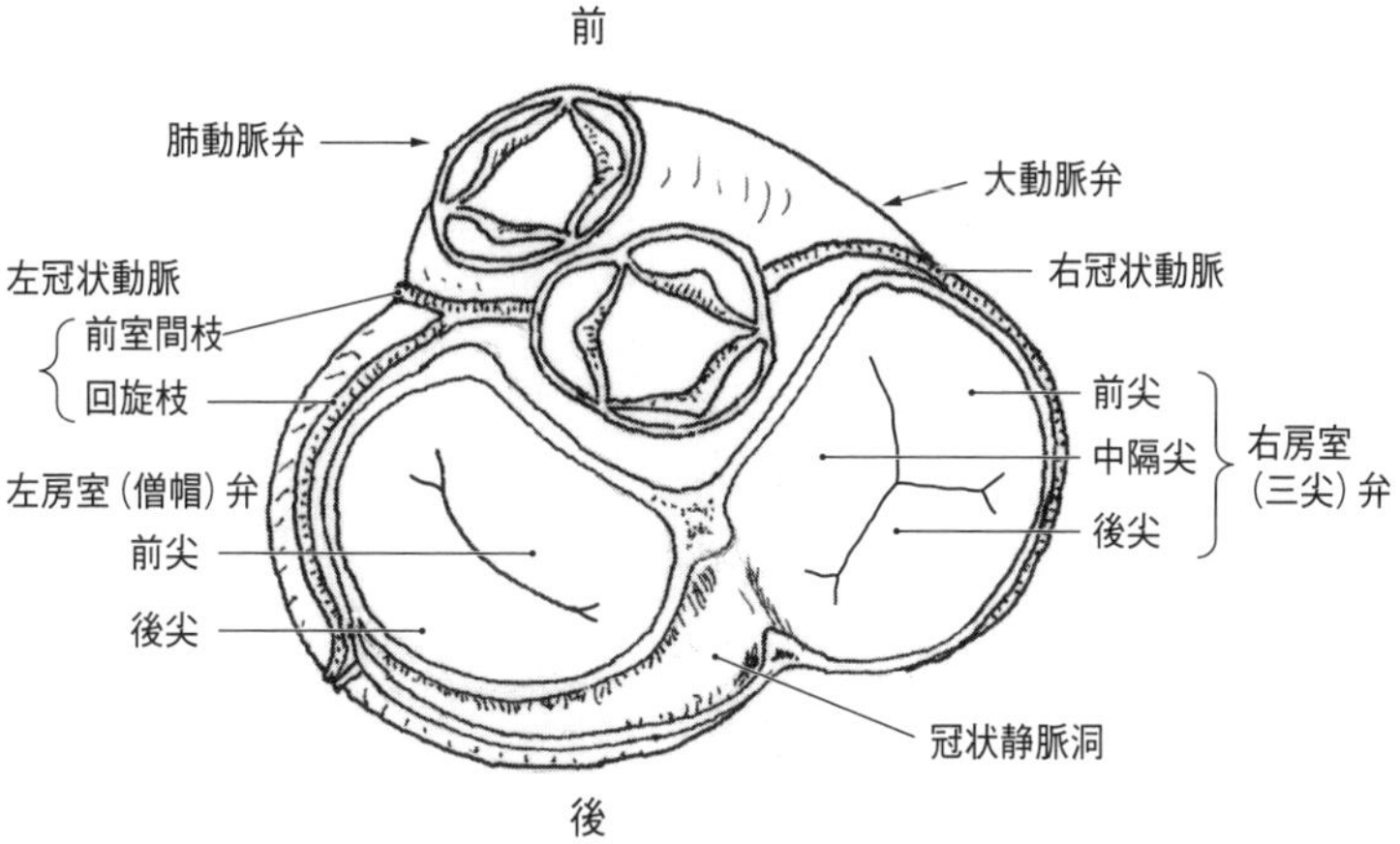

11-4 動脈弁開口時の弁平面[23改]

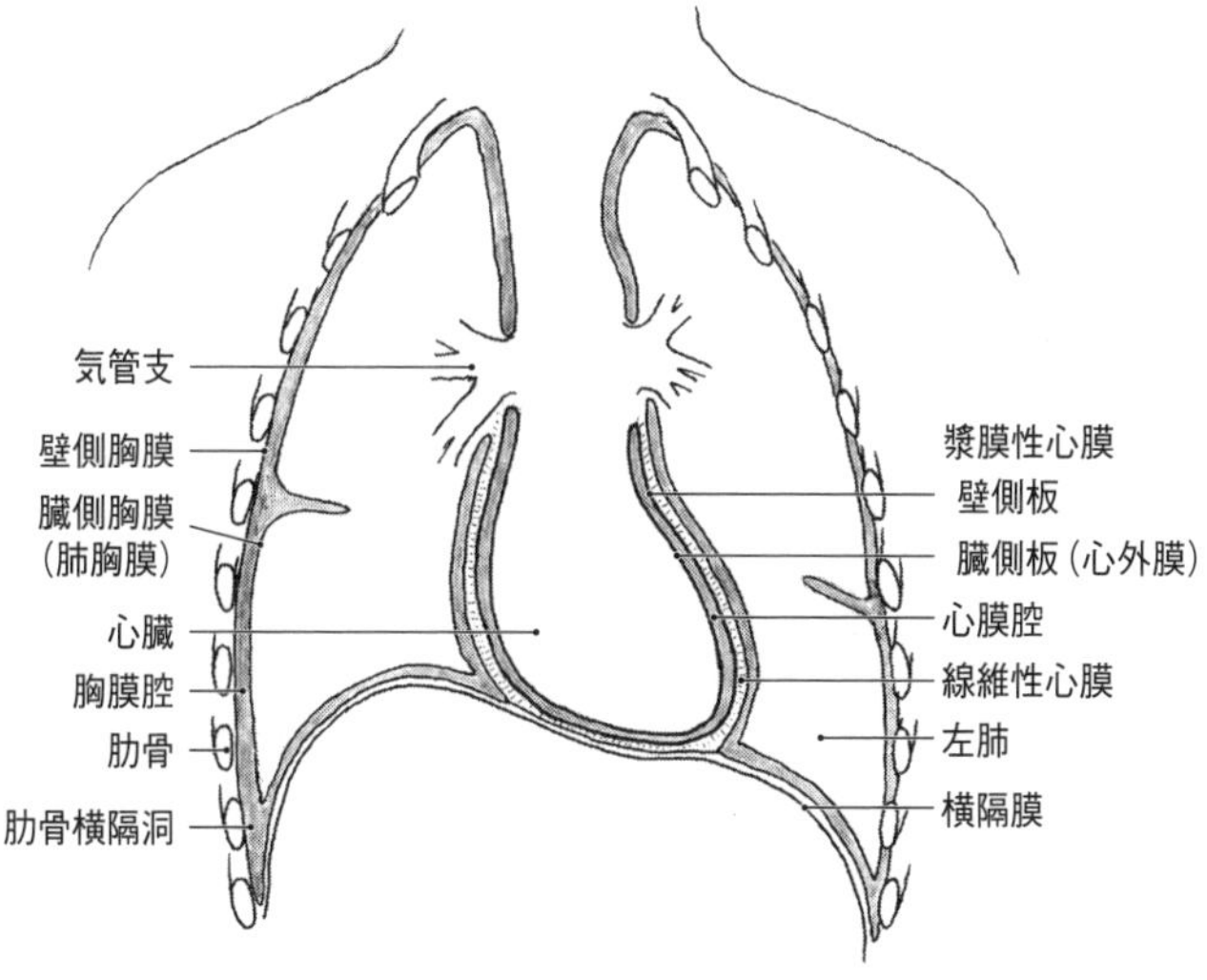

11-5 心膜腔及び胸膜腔（模式図）[55改]

4

冠状《かんじょう》動静脈

心臓はそれ自身を栄養する**栄養血管**を持っています。この主役となるものが**冠状動脈**です。普通の動脈でも太いものは栄養血管を持っていますが、心臓にはよく発達した心筋があり、かつそれ自体が間断《かんだん》なく働いていますので、発達した栄養血管を伴っています。

まず冠状動脈ですが、これは左右二本あって、何《いず》れも大動脈の起始部前方から出ています。**左冠状動脈**は大動脈から出るとすぐ二本の枝に分かれます。一本は心臓の前壁の左心室と右心室の間の室間溝《しつかんこう》を下行《かこう》しますので**前室間枝**《しつかんし》または**左前下行枝**と呼ばれます。もう一本の枝は分かれると冠状溝の中を左に回旋して心臓の後壁に向かいます。従ってこれを**回旋枝**といいます。**右冠状動脈**は大動脈から出ると右に回旋して冠状溝の中をやはり後壁に向かい、後壁の左心室と右心室の間の室間溝を下行しますので**後室間枝**と呼ばれます。これらの比較的大きな枝は、その経過の途中で多くの小さな枝を出して、それぞれの部分の心筋を栄養しています。

心臓壁の静脈血は最終的に心臓後部の冠状溝にある**冠状静脈洞**《どう》に集められて右心房に入ります（11-4）。

第12章　血管《けっかん》

(1) 血管とは

血管とは動脈《どうみゃく》、毛細血管《もうさいけっかん》、静脈《じょうみゃく》のことをいいます。これに心臓を加えて**心臓血管系**といいます。またリンパ管系を加えて**心脈管系**または**循環系**《じゅんかんけい》といいます。

動脈は心臓から送り出される血液を末梢《まっしょう》に運びます。動脈は次第に分枝《ぶんし》して細くなり、細動脈から毛細血管になります。静脈は毛細血管に続く細静脈が集まってできるもので、次第に合流して太くなり、心臓に戻ります。

このように血管は心臓に近い方は太く、末梢では細くなりますが、毛細血管と呼ばれる部分を除くと、その壁は**内膜**《ないまく》、**中膜**《ちゅうまく》、**外膜**《がいまく》の三層構造になっています（12-1、2）。

(2) 動脈

動脈は**細動脈**、**小動脈**、**筋型動脈**、**弾性型動脈**に分けられており、この順に直径が大きくなっています。そしてすべての動脈で**内膜**、**中膜**、**外膜**が区別されるようになります。**内膜**は内皮細胞層とそれをとりまく結合組織からなり、**中膜**は輪走する平滑筋とラセン状に走る弾性線維、**外膜**は主として縦走する膠原線維と弾性線維からなります。またこれらの膜の境界には弾性線維層が発達します。即ち内弾性板と外弾性板です。ただ細動脈の内弾性板は非常に薄く、小動脈ではっきりしたものが見られるようになるようです。また筋型の動脈は中等大の動脈で、中膜に筋層が発達しています。弾性型の動脈には、心臓から筋型の動脈にいたるまでの**大動脈**、**腕頭動脈**、**鎖骨下動脈**、**総頸動脈**及び**総腸骨動脈起始部**や**肺動脈**が属するといわれます。

(3) 静脈

静脈ではその内腔が伴行する動脈より広くなっていますが、壁が薄くなり、弾性成分が少なくなっています。静脈も動脈同様に内膜、中膜、外膜の三層からなりますが、一般に筋線維と弾性線維が少なく、膠原線維が多くなっています。また中等大の静脈、特に四肢の静脈にはところどころに**弁**が存在します。

(4) 毛細血管

動脈と静脈は毛細血管となって移行します。

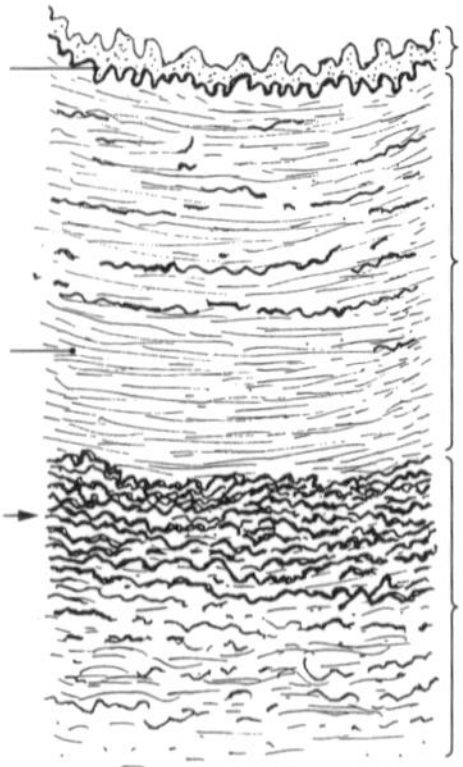

（太く示されているのは弾性線維。筋型の大腿動脈では弾性型の動脈に比べて中膜でこの線維が少なくなっている）（弾性線維染色）

12-1 大腿動脈[39改]

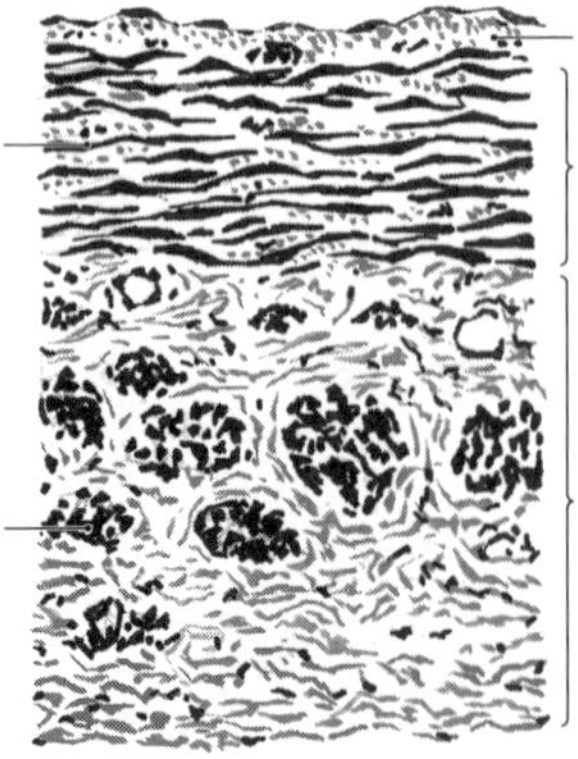

12-2 大腿静脈[5改]（拡大率は右図の二倍）

毛細血管は、その壁が非常に薄く扁平な内皮細胞とその基底膜でできているのみで平滑筋を欠いています。

毛細血管の存在する部分は全身の組織にわたっており、大変広い面積を占めています。そして、その周囲の組織と血液との間で、物質交換が行われます。

第13章　主要な動脈《どうみゃく》

1

大循環と小循環

血管系は簡単にいうならば二つの環状の閉鎖的な管系の結合したもので、この中を血液が流れています。この二つの大きな流れを交叉《こうさ》させ駆動しているのが心臓といえます。第一の循環は心臓から出た一本の動脈を次々と枝分かれさせて、最終的には細い多数の毛細血管とし、その中の血液によって全身の組織に酸素や栄養物質などを供給し、そこからまた血液によって全身の組織の老廃物質や二酸化炭素などを静脈に集め、最終的に上大静脈と下大静脈から心臓に回収します。これを**大循環**と呼んでいます。

この大循環あるいは**体循環**に対して**小循環**あるいは**肺循環**と呼ばれるものが存在します。これはその名のように心臓と肺とを結びつけているもので、大循環のポンプが左心室になっているのに対して、右心室をポンプとして、右心房に集めた血液を右心室から肺に送り、そこで大循環で集めた二酸化炭素を出して、新しく酸素を取り入れ、その血液を左心房に送ります。このように大循環と小循環の二つの環が心臓で結合しリンパ管系を加えて心脈管系を構成しています。

動脈はラテン語で arteria と呼ばれます。これはもともとギリシャ語の aer（空気）と tereein（保持する）という語から作られたもので、空気を入れている管という意味のようです。死後動脈内の血液が静脈の方へ行ってしまって動脈内が空になっているので、このように名づけられたようです。また**静脈**はラテン語で vena といいます。この語はもともと血管を意味します。William Harvey（一五七八～一六五七）という人が血液の循環をはっきりさせるまでは、血管はすべて Vena と呼ばれていたといわれます。

2

大動脈《だいどうみゃく》とその枝《えだ》

動脈はまず**大動脈**として左心室の上方から出て、直ちに心臓自体を栄養する左右の**冠状《かんじょう》動脈**を分枝した後、**上行《じょうこう》大動脈となって**左心室からの血液の大部分を上方に送り出します。しかしこの大動脈は、すぐにステッキの握りから先の部分のように弓状に左後下方に曲がり、**下行《かこう》大動脈**となります。だがこの**大動脈弓《きゅう》**からは頭頸部《とうけいぶ》及び上肢に向かう三本の大きな動脈が出ます。即ち、**腕頭《わんとう》動脈**、左の頭頸部へ行く**総頸《そうけい》動脈**、及び左の上肢などへ行く**鎖骨下《さこつか》動脈**です。腕頭動脈もすぐに分かれて右総頸動脈と右鎖骨下《さこつか》動脈になります。鎖骨下動脈は**腋窩《えきか》動脈**、更に**上腕《じょうわん》動脈**と名前を変えて、肩や腋窩の周辺に枝を出した後、

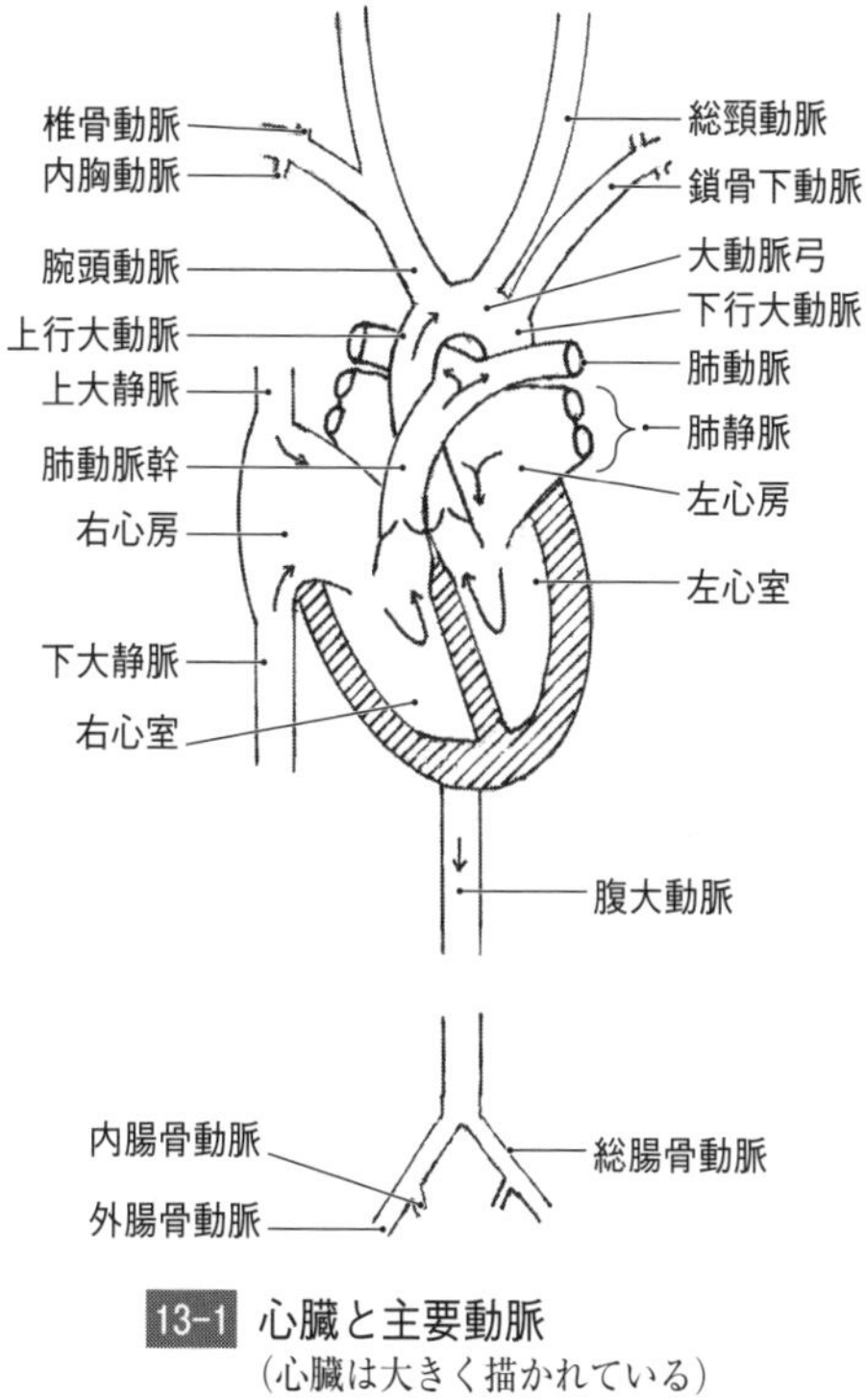

13-1 心臓と主要動脈
（心臓は大きく描かれている）

上肢の各部に分布します。また大動脈弓には血圧の変化を感受する圧受容器《あつじゅようき》があるとされています。

さて大動脈弓で三つの枝を出した後、下行大動脈は胸腔内では**胸**《きょう》**大動脈**、腹腔内では**腹**《ふく》**大動脈**という名前になります。そしてそれぞれ胸部と腹部に分布する動脈を分枝します。また腹大動脈は第四腰椎下《ようついか》端《たん》部《ぶ》で左右に分かれてそれぞれ左右の**総腸骨**《そうちょうこつ》**動脈**となり、仙腸《せんちょう》関節の辺《あた》りで更にそれぞれが**内腸骨**《ないちょうこつ》**動脈**と**外腸骨**《がいちょうこつ》**動脈**に分かれて前者は骨盤内の臓器や骨盤壁、殿部《でんぶ》などに分布し、後者は**大腿**《だいたい》**動脈**となって下肢へ向かいます（13-1）。

3

主要動脈とその枝《えだ》

（1） 総頸動脈

これは頭部と頸部に分布する動脈です。この動脈は右側では腕頭動脈から分かれ、左側では大動脈弓から分かれます。そして間もなく**内頸**《ないけい》**動脈**と**外頸**《がいけい》**動脈**に分かれます。内頸動脈は脳と脈絡叢《みゃくらくそう》、眼窩《か》や視覚器などに分布する動脈です。外頸動脈は主に前頸部、顔面、頭蓋の表面などに分布する動脈です。

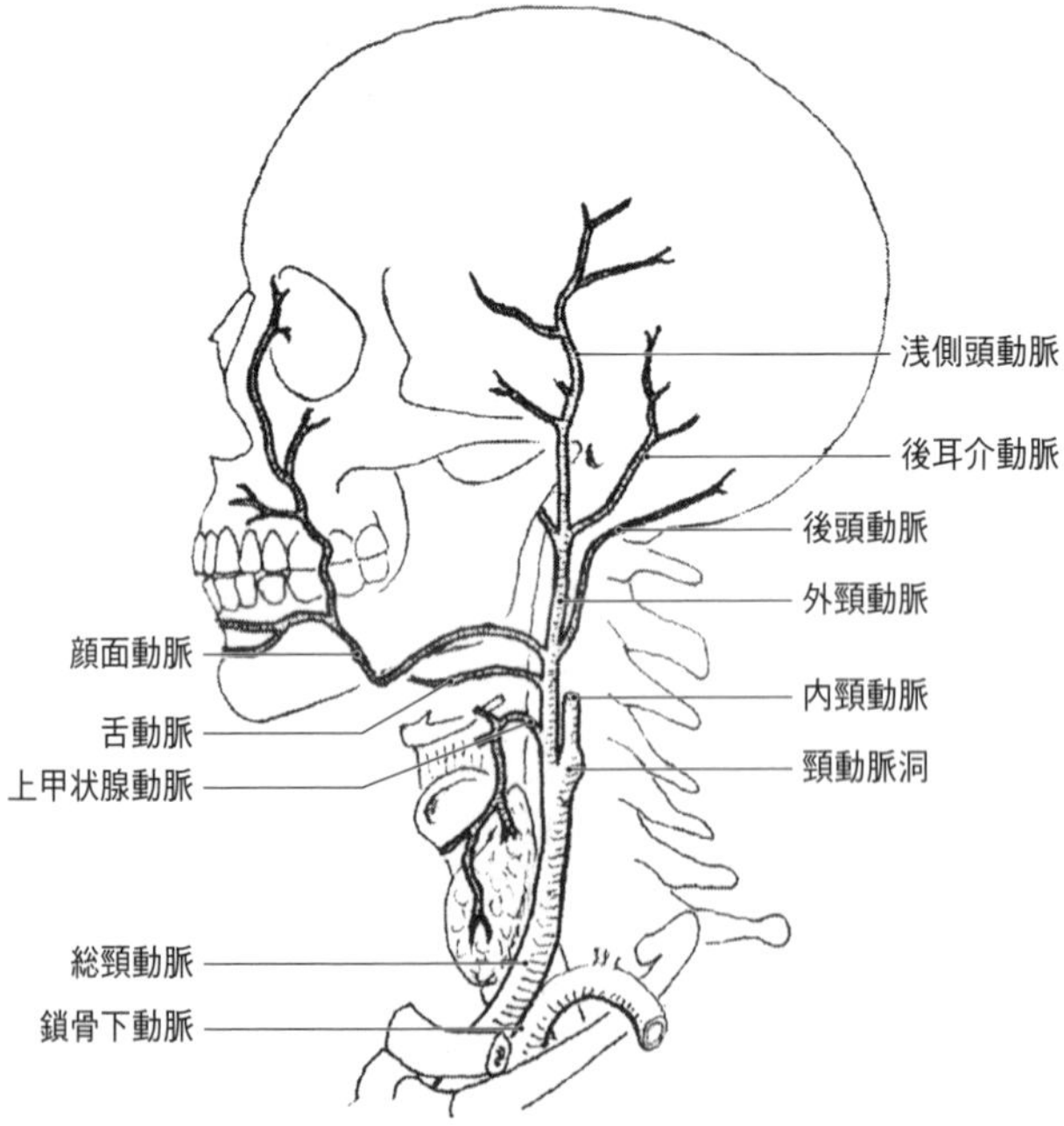

13-2 外頸動脈の分枝[23改]

また総頸動脈の分岐部には**頸動脈小体**《しょうたい》が存在します。また分岐直後の内頸動脈側はやや膨らんでおり、これを**頸動脈洞**《どう》といいます。頸動脈小体には酸素分圧の低下を感じる**化学受容器**があり、頸動脈洞には動脈圧を感じる**圧受容器**があります（13-2）。

(2) 鎖骨下動脈

① 椎骨《ついこつ》動脈

鎖骨下動脈から分かれて、脳に向かうものに**椎骨動脈**があります。これは総頸動脈ほど太い動脈ではありませんが、深く脊柱に向かって走行し、第六頸椎《けいつい》から頸椎の**横突孔**に入って上行し、脊髄と髄膜などに分布する枝を出した後、橋の下縁で左右が合して**脳底動脈**になります。そして脊髄や小脳、脳幹に分布する枝を両側に出しながら更に前方で再び左右に分かれて**後大脳動脈**となり、それぞれ左右の内頸動脈と交通枝（**後交通動脈**）によって結合し、更にまた**中大脳動脈**となる内頸動脈の出す**前大脳動脈**、及び両側のそれを結合する**前交通動脈**などと共に、**ウイリスの動脈輪**とも呼ばれる**大脳動脈輪**《りん》を作ります（13-3）。

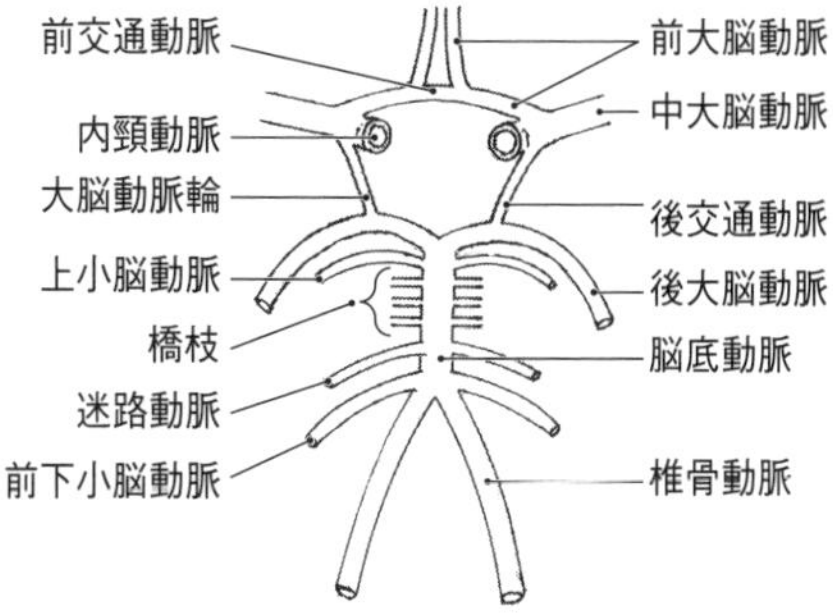

13-3 大脳動脈輪と脳底動脈[53改]

② 内胸《ないきょう》動脈

椎骨動脈は鎖骨下動脈のすぐ内側で分枝して後上方に向かいますが、これとは逆にそれよりやや外側で分枝して前下方に向かう動脈があります。これが**内胸動脈**で、胸腔前壁の深部を下行して、胸壁に枝を出します。そして第六肋骨の辺りで**筋横隔**《きんおうかく》**動脈**と**上腹壁**《ふくへき》**動脈**とに分かれ、前者は胸腔外側壁下部及び横隔膜に分布し、後者は腹壁を上行してきた**下腹壁動脈**と交通します。また内胸動脈及び筋横隔動脈は外側へも**前肋間枝**を出し、胸大動脈から出た**肋間**《ろくかん》**動脈**に結合します。

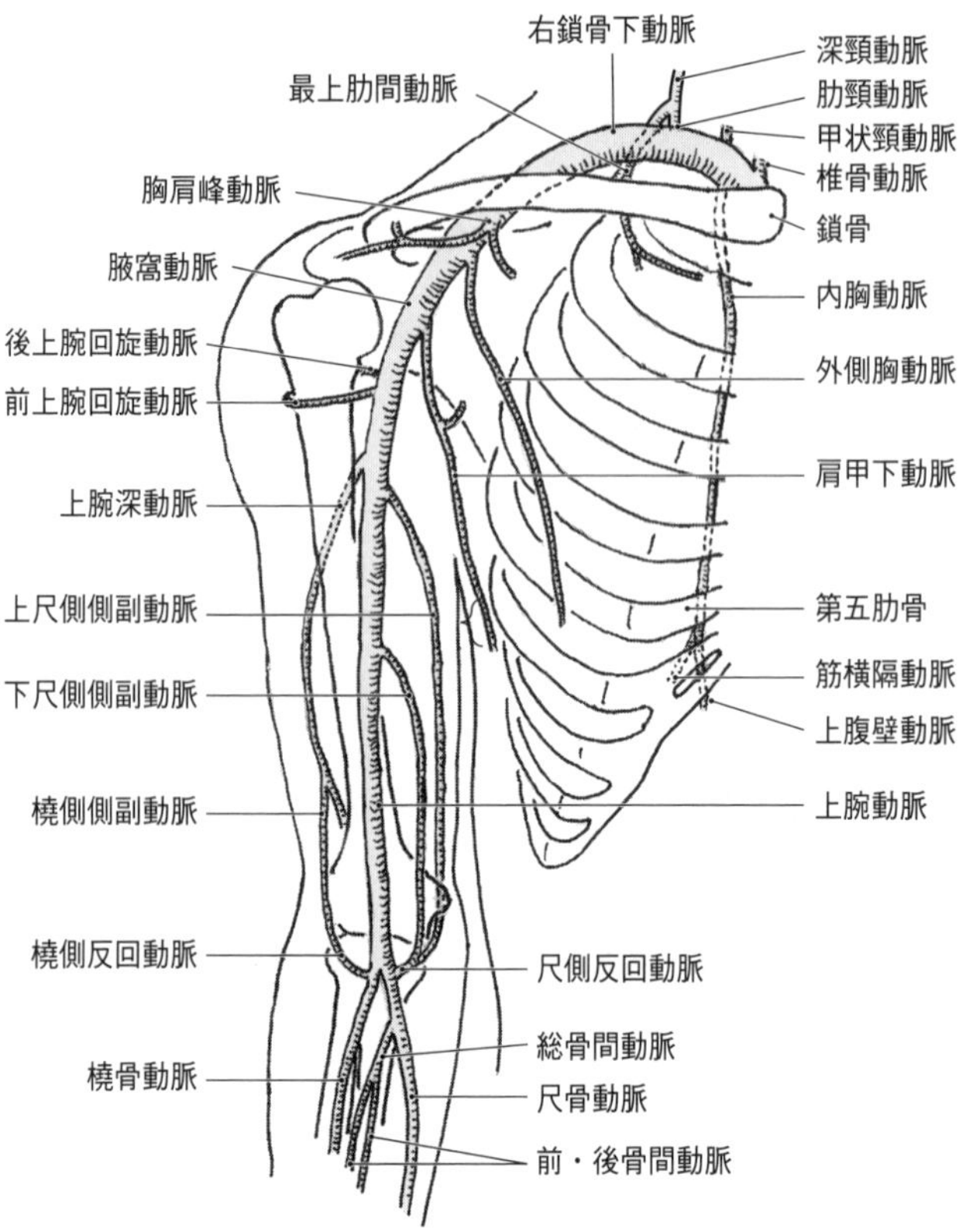

13-4 前胸部と上肢の動脈[47]改

(3) 腋窩《えきか》動脈

鎖骨下動脈は上腕に向かって走行し、腋窩部で腋窩動脈という名前になります。ここからは、**胸肩峰《きょうけんぽう》動脈**、**外側胸動脈**、**肩甲下《けんこうか》動脈**などがこの順に出ます。

(4) 上腕動脈

腋窩動脈は上腕に入ると上腕動脈という名前になります。この動脈は**前・後上腕回旋動脈**、**上腕深動脈**、**上・下尺側側副《しゃくそくそくふく》動脈**などを出して三角筋や上腕の筋などに分布した後、下行して前腕に入る直前で前腕の外側を走る橈骨《とうこつ》動脈とその内側を走る尺骨《しゃっこつ》動脈とに分かれます。上腕動脈は、上腕に圧迫帯を巻いてその側圧を血圧として測る動脈として、よく知られていると思います（13-4）。

① 橈骨《とうこつ》動脈

橈骨動脈は手首の母指側で脈をとるのに使

いますのでよく知られていると思います。この動脈は、**肘《ちゅう》関節**の屈側で上腕動脈の分岐したものの一つで、尺骨動脈と分かれた後、橈側を下行して前腕橈側の筋や皮膚に分布し、手根部《しゅこん》に至って**掌側《しょうそく》**及び**背側《はいそく》**の**手根枝《しゅこんし》**を出すと共に手掌《しゅしょう》に至って**浅掌枝《せんしょうし》**となり、**浅掌動脈弓《きゅう》**の形成に参加します。

しかし橈骨動脈の主幹ともいうべきものは**母指主《ぼししゅ》動脈**となって母指両側縁、示指の橈(母指)側縁に枝を与えると共に**深掌《しんしょう》動脈弓**を作り、その末端は尺骨動脈の深掌枝と結合しています。またこの動脈弓は**掌《しょう》側中手《そくちゅうしゅ》動脈**を出して手掌深部に血液を供給します(13-5)。

橈骨動脈の背側手根枝は、尺骨動脈の同名枝、及びやはり尺骨動脈の枝である**後骨間《こうこつかん》動脈**と共に**背側手根動脈網《もう》**を作ります。またこの背側手根動脈網からは四本の**背側中手《はいそくちゅうしゅ》動脈**が出ます。この背側中手動脈は、さらにそれぞれ第二~第五指の背側指動脈になります。これらとは別に**第一背側中手動脈**は通常橈骨動脈の本幹から出て母指と示指の対向縁と母指の橈側縁に分布します。ただ母指の橈側縁に分布するものは、橈骨動脈から単独に出ることもあるようです。また小指の尺側縁に分布するものは尺骨動脈の背側手根枝から出るとされています(13-6)。

② 尺骨動脈

尺骨動脈は、橈骨動脈と分かれた後、尺側を走行して**前**及び**後骨間動脈**を出し、手根部に至って掌側及び背側の**手根枝**を出すと共に細い**深掌枝**を出して本幹は**浅掌動脈弓**になります。この動脈弓の末端は**橈骨動脈浅掌枝**と結合します。またこの浅掌動脈弓からは小指の尺側縁へ分布する一本の**小指尺《しょうししゃくそく》側動脈**に加えて三本の**総掌側指動脈**が出ます。これらの三本は、それぞれが二本に分かれて**固有掌側指動脈《こゆうしょうそくし》**となり、母指主動脈の分布する母指両側縁と示指橈側縁を除く第二~第五指の掌側の対向縁を経て指先に至《いた》ります(13-4、5)。

このように指の動脈は何《いず》れもその両側縁を通っています。従って指先を少し切って出血が止まらない時などは、この部分を圧迫すると一時的に止血することができます。

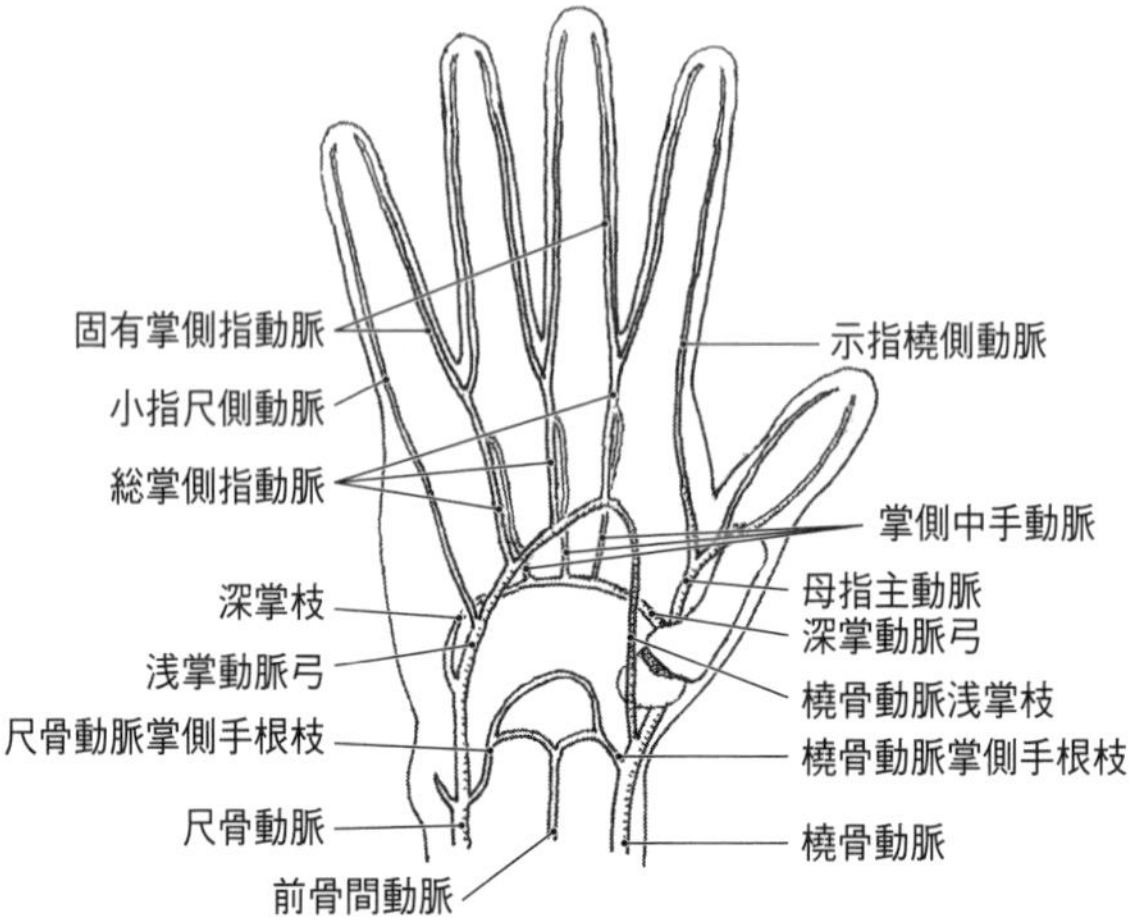

13-5 手掌（右）の動脈[12改]

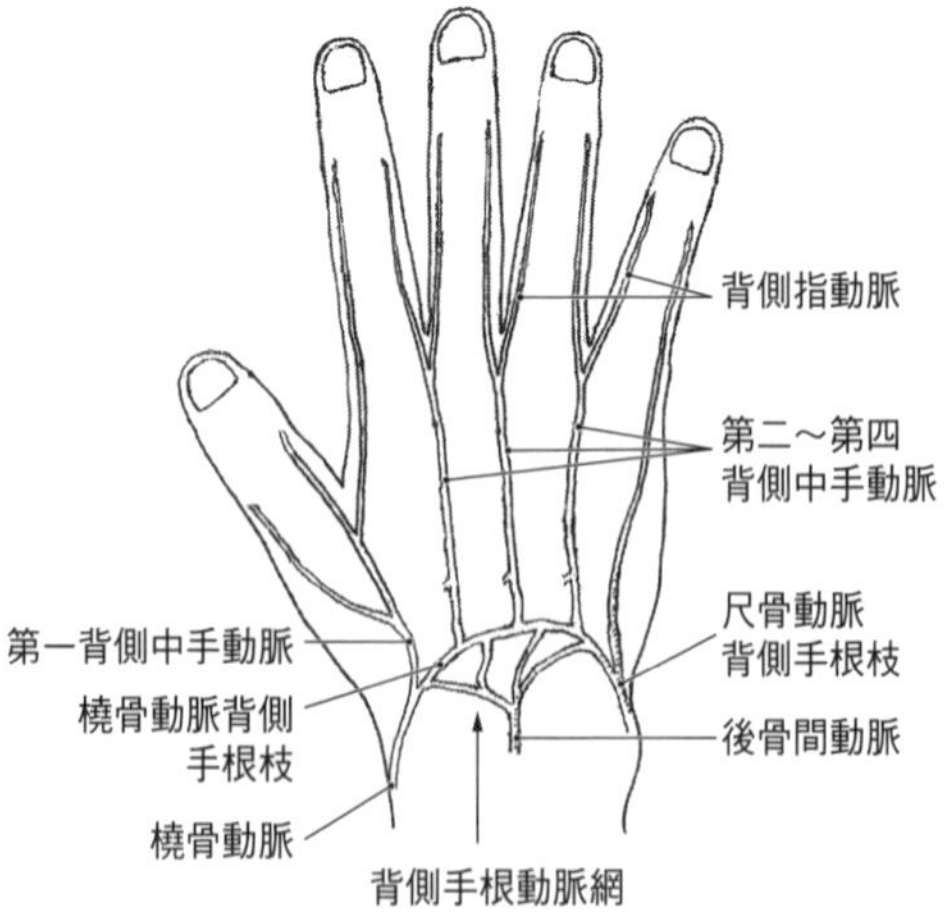

13-6 手背（右）の動脈[12改]

(5) 胸《きょう》大動脈

① 肋間《ろっかん》動脈

胸腔での胸大動脈は、肋骨間に第三から第一一の九対の肋間動脈と第一二肋骨の下に第一二番目の肋間動脈に相当する**肋下《ろくか》動脈**を出します。これらの動脈は、胸壁に沿って後外側から前外側へ弧《こ》を描いて走行し、その末端はそれぞれの側で内胸動脈の前肋間枝と交通します。また第一、第二の肋間動脈は**最上肋間動脈**として鎖骨下動脈の枝である**肋頸《ろくけい》動脈**から出たものが二つに分かれたものです(13-4)。

② 気《き》管支《かんし》動脈と食道《しょくどう》動脈

肋間動脈の他に胸大動脈からは、気管支や食道に分布する**気管支動脈**や**食道動脈**も出ます。

(6) 腹《ふく》大動脈

① 腹腔《ふくくう》動脈

腹大動脈は横隔膜下面へ一対の**下横隔動脈**を出し、更に胸壁の肋間動脈に相当する**腰《よう》動脈**を、第一から第四腰椎の下部にあたる部分からその両外側へ四対出していますが、それ以外の大切な動脈もいくつか出しています。その第一はやや上部から前方に出る**腹腔動脈**です。これは分枝した直後更に三つの枝に分かれます。即ち、**左胃動脈**、**脾《ひ》動脈**、**総肝動脈**です。左胃動脈は胃の小弯《しょうわん》に沿って走行しその壁に分布します。脾動脈は、胃の後を通って脾臓のある左方へ向かいますが、その途中で膵《すい》臓に多くの枝を出します。また更に脾臓に枝を出した後反転して右の方向へ走って**左胃大網動脈**となって胃の**大弯《だいわん》**や**大網《だいもう》**に分布し、**右胃大網動脈**と交通します。また総肝動脈は、更に**右胃動脈**、**固有肝動脈**、**胃十二指腸動脈**の三つに分かれます。このうち右胃動脈は幽門《ゆうもん》側から噴門《ふんもん》に向かって胃の小弯に分布し、その末端は左胃動脈と交通します。また胃十二指腸動脈は、十二指腸、胃の大弯、大網（右胃大網動脈となる）などに分布します（13-7、8）。

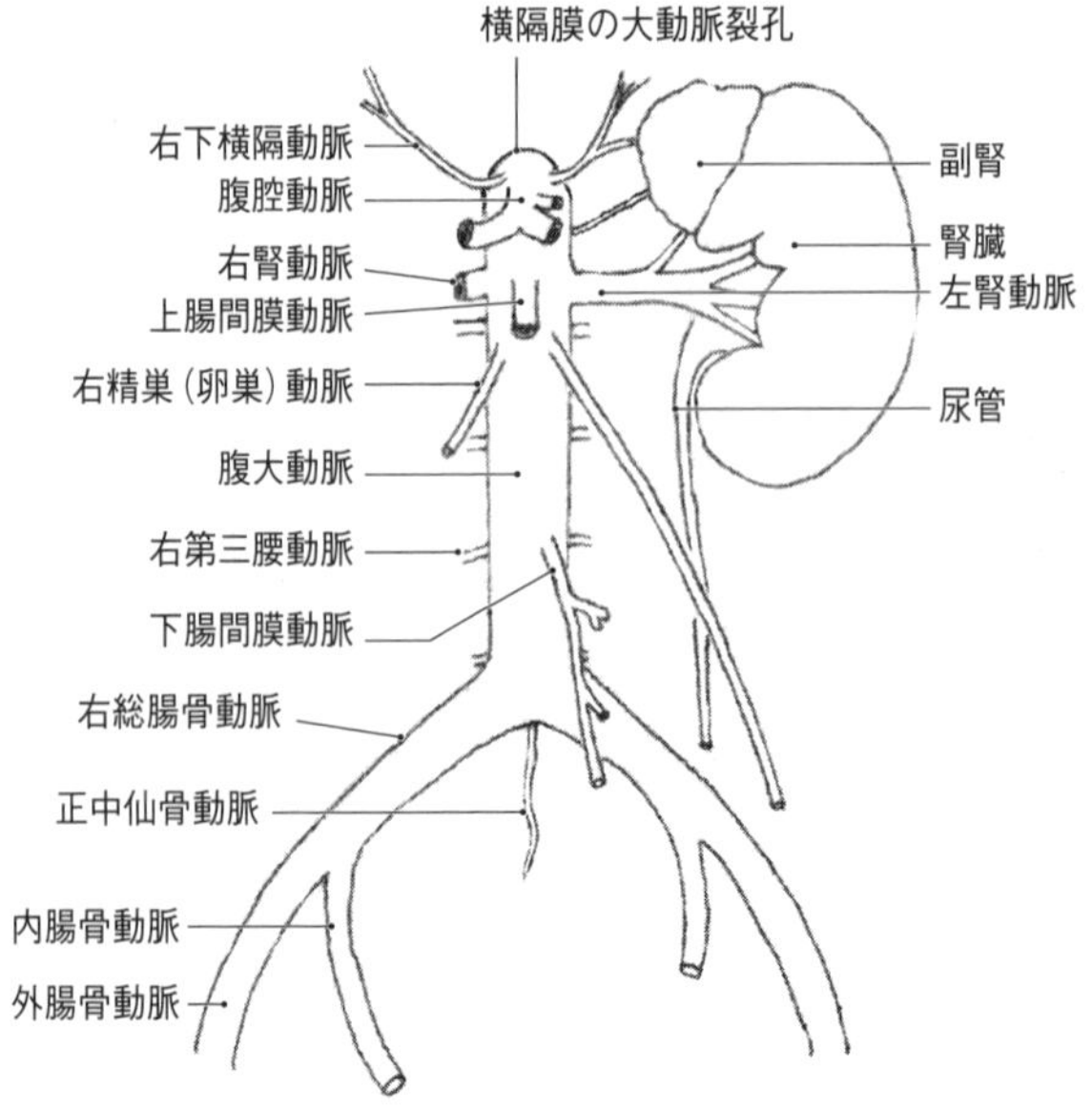

13-7 腹大動脈[12]改

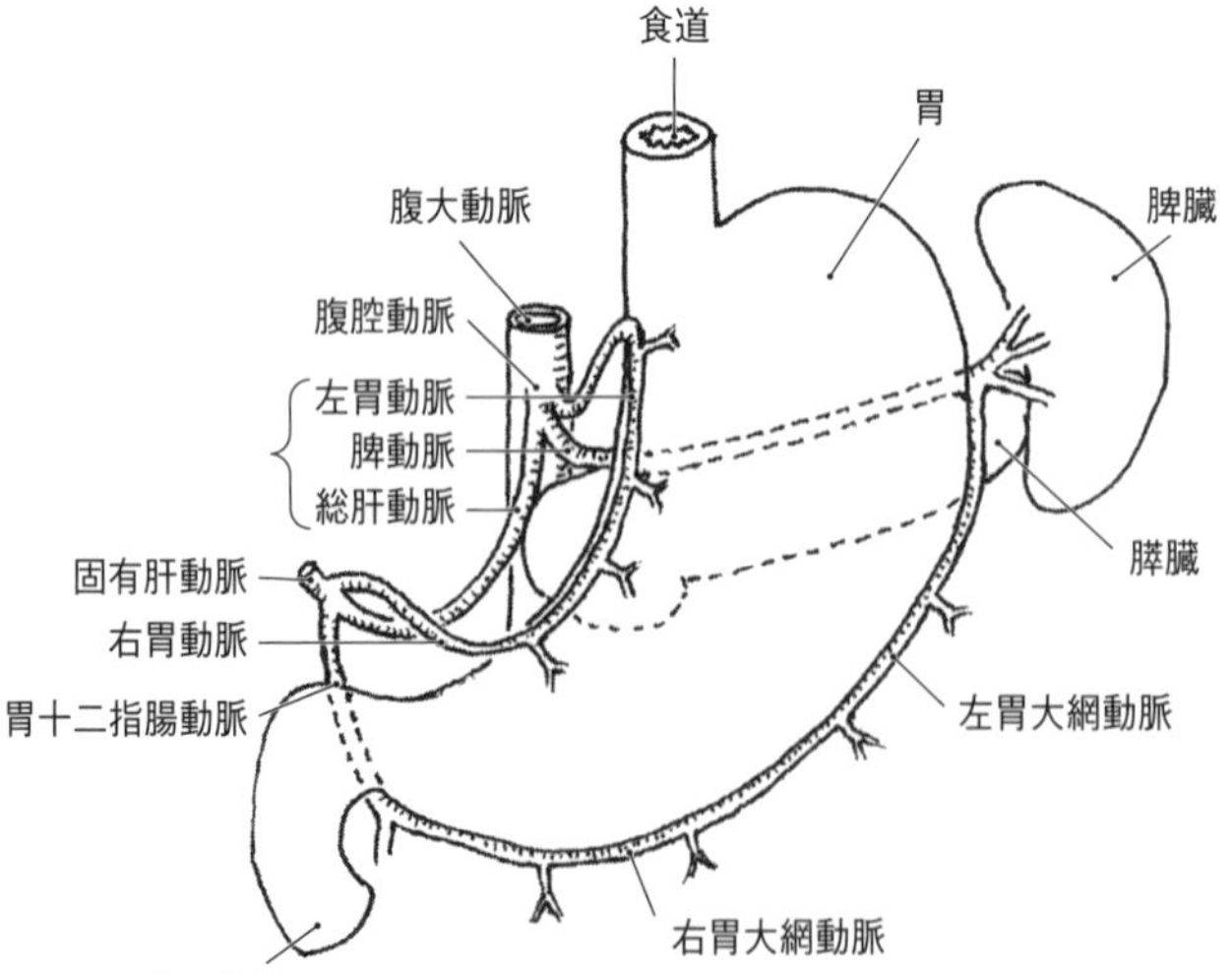

13-8 腹腔動脈[55]改

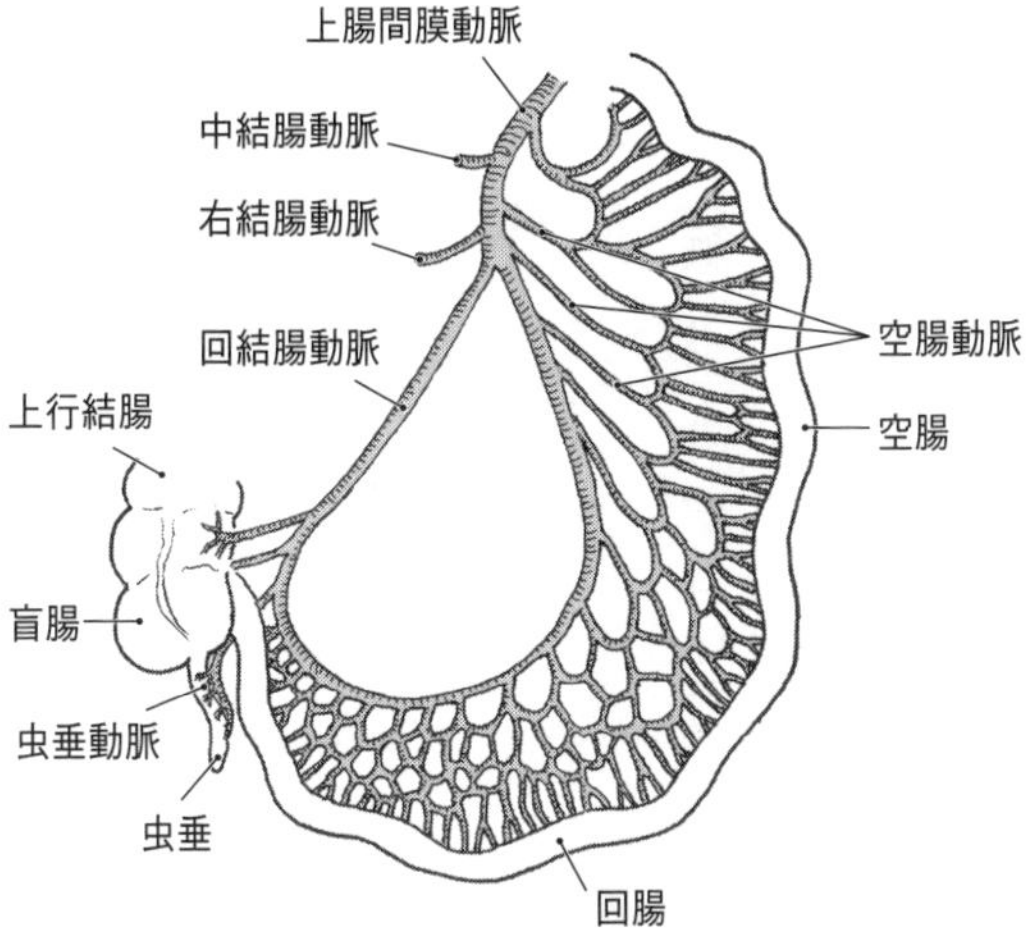

（小腸をのばして腸間膜を広げた模式図）

13-9 上腸間膜動脈の小腸及び盲腸への分布[55改]

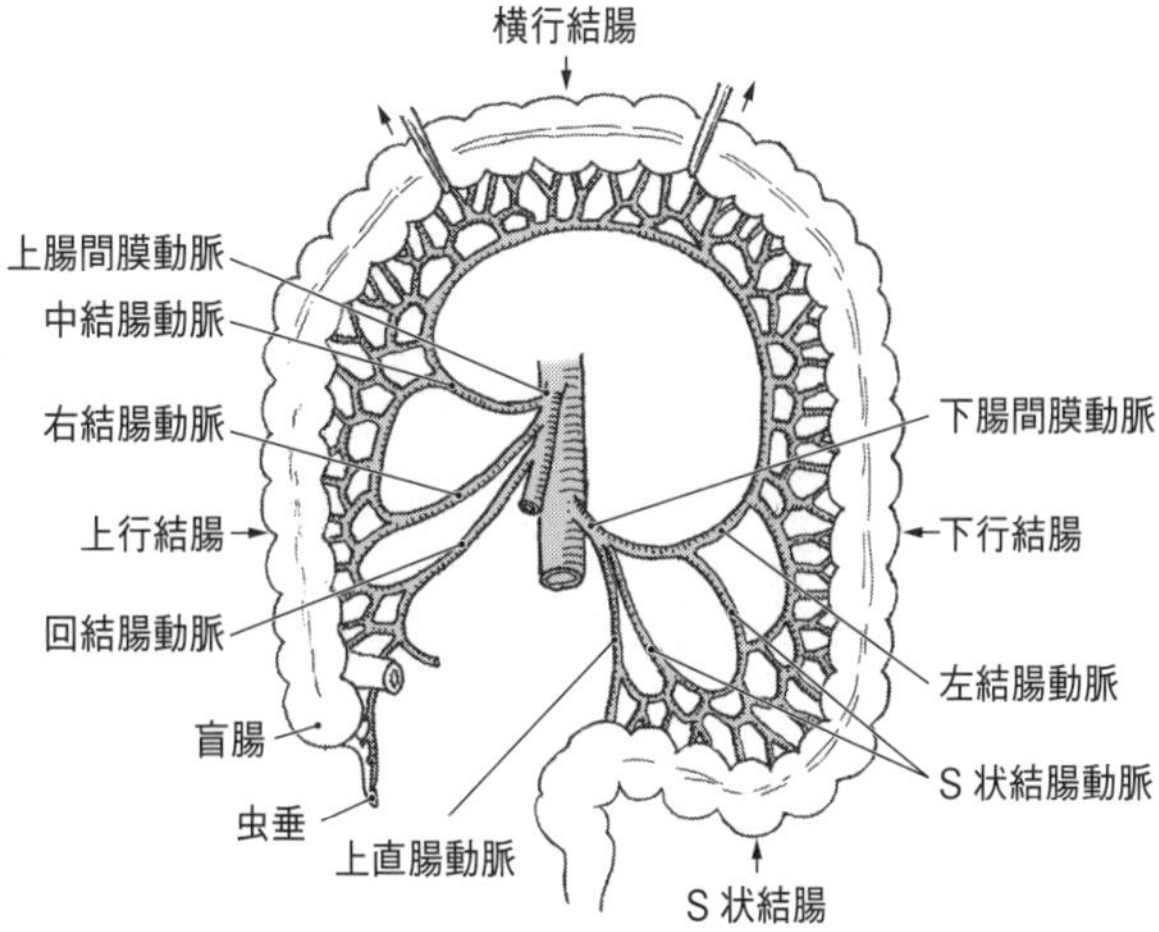

（横行結腸を持ち上げて腸間膜を広げた模式図）

13-10 上腸間膜動脈及び下腸間膜動脈の大腸への分布[55改]

② 上腸間膜《じょうちょうかんまく》動脈

上腸間膜動脈は、腹腔動脈のすぐ下で、腹大動脈から前方に出る大きな動脈で、小腸間膜の二葉の間の上部四分の三くらいの部分に、多くの枝を広げています。これらの枝の末端部は、互いに多くの吻合《ふんごう》を作りながら、最終的に小腸のほぼ全部から横行結腸《おうこうけっちょう》に及ぶ腸管に分布します。またこの動脈からは虫垂《ちゅうすい》に分布する**虫垂動脈**も出ています（13-9）。

③ 下《か》腸間膜《ちょうかんまく》動脈

下腸間膜動脈は、上腸間膜動脈よりもやや細い動脈で、上腸間膜動脈から少し離れてその下部から前方に出て、左下方に向かい、結腸間膜に入って**左結腸動脈**、**S状結腸動脈**、**上直腸動脈**に分かれます（13-9、10）。

④ 腎《じん》動脈と精巣《せいそう》(卵巣《らんそう》)動脈

腹大動脈の側方から出る大きな一対の動脈に**腎動脈**があります。そのやや下方にも側方から出る細い一対の**精巣**または**卵巣動脈**があります。ただ精巣動脈や卵巣動脈の場合は変則的で、一側が腎動脈から出たり、両方のものが共通の幹で腹大動脈から出て二つに分かれたりする場合があるといわれます（13-7）。

（7） 総腸骨動脈

腹大動脈は、第四腰椎の高さで**左右の総腸骨動脈**に分かれます。そしてこの総腸骨動脈はすぐに**内腸骨動脈**と**外腸骨動脈**に分かれます。

① 内腸骨動脈

内腸骨動脈は骨盤腔内で更に**腸腰《ちょうよう》動脈**、**外側仙骨《がいそくせんこつ》動脈**、**上殿《じょうでん》動脈**、**下殿《かでん》動脈**、**内陰部《ないいんぶ》動脈**、**閉鎖動脈**、**下膀胱《かぼうこう》動脈**、**中直腸《ちゅうちょくちょう》動脈**などに枝分かれします。腸腰動脈は枝分かれ直後に出る動脈で第五腰椎の下部まで上行し、骨盤壁、腸骨筋、腰筋などに分布します。**閉鎖動脈**は閉鎖管を通って大腿の上内側部へ出て大腿の内転筋群の上部や股関節などに分布します。

これらの動脈に加えて胎生期の**臍《さい》動脈**も内腸骨動脈から出ます。臍動脈は胎生《たいせい》期には大切な動脈ですが、出生後体内にある部分は**臍動脈索《さいどうみゃくさく》**となります。臍動脈と同じ幹から出るものに**上膀胱《じょうぼうこう》動脈**と**精管動脈**または**子宮動脈**があります（13-11）。

② **外腸骨動脈**

外腸骨動脈は総腸骨動脈の主幹ともいうべき太いものです。この動脈は内腸骨動脈と分かれた後、前下方へ走行して**鼠径靱帯**《そけいじんたい》にいたり、そのあたりから腹壁を上行する**下腹壁動脈**と鼠径靱帯の後側を外上方に向かう**深腸骨回旋**《しんちょうこつかいせん》**動脈**を出し、その後、鼠径靱帯と恥骨《ちこつ》と腸恥《ちょうち》筋膜弓《きんまくきゅう》との間にできる**血管裂孔**《けっかんれっこう》を通って大腿の前上内側部へ出て、大腿動脈になります（13-12）。

(8) 大腿動脈

① **大腿深**《だいたいしん》**動脈**

大腿動脈は、血管裂孔《れっこう》を出ると**浅**《せん》**腹壁動脈**、**浅腸骨回旋動脈**、**外陰部**《がいいんぶ》**動脈**などの浅枝《せんし》を出した後、鼠径靱帯と縫工筋《ほうこうきん》と長内転筋《ちょうないてんきん》に囲まれた**大腿三角**と呼ばれる三角形の真中の辺りで**大腿深動脈**を出します。大腿深動脈は更にその左右から**内側**及び**外側**の**大腿回旋動脈**を出します。大腿深動脈は主に大腿の筋や骨、股関節などに分布します（13-12）。

② **膝窩**《しっか》**動脈と前脛骨**《ぜんけいこつ》**動脈**

大腿動脈は縫工筋の下方で、その下（裏）にある**内転筋管**と呼ばれる筋膜の間を通って**内転筋腱裂孔**と呼ばれる大内転筋の腱と大腿骨の間の隙間から膝窩《しっか》に出て、**膝窩動脈**になります。ここで膝窩動脈は膝部や膝窩を栄養する多くの枝を出しますが、**ヒラメ筋［の］腱弓**《けんきゅう》（ヒラメ筋両頭の起始部になる腓骨頭と脛骨ヒラメ筋線の間に張る腱弓）の下側で**前脛骨動脈**と**後脛骨動脈**に分かれます（13-13）。

前脛骨動脈は、脛骨と腓骨の間に張る**下腿骨間膜**の上部からその前部へ出て、**前外果・前内果動脈**を出

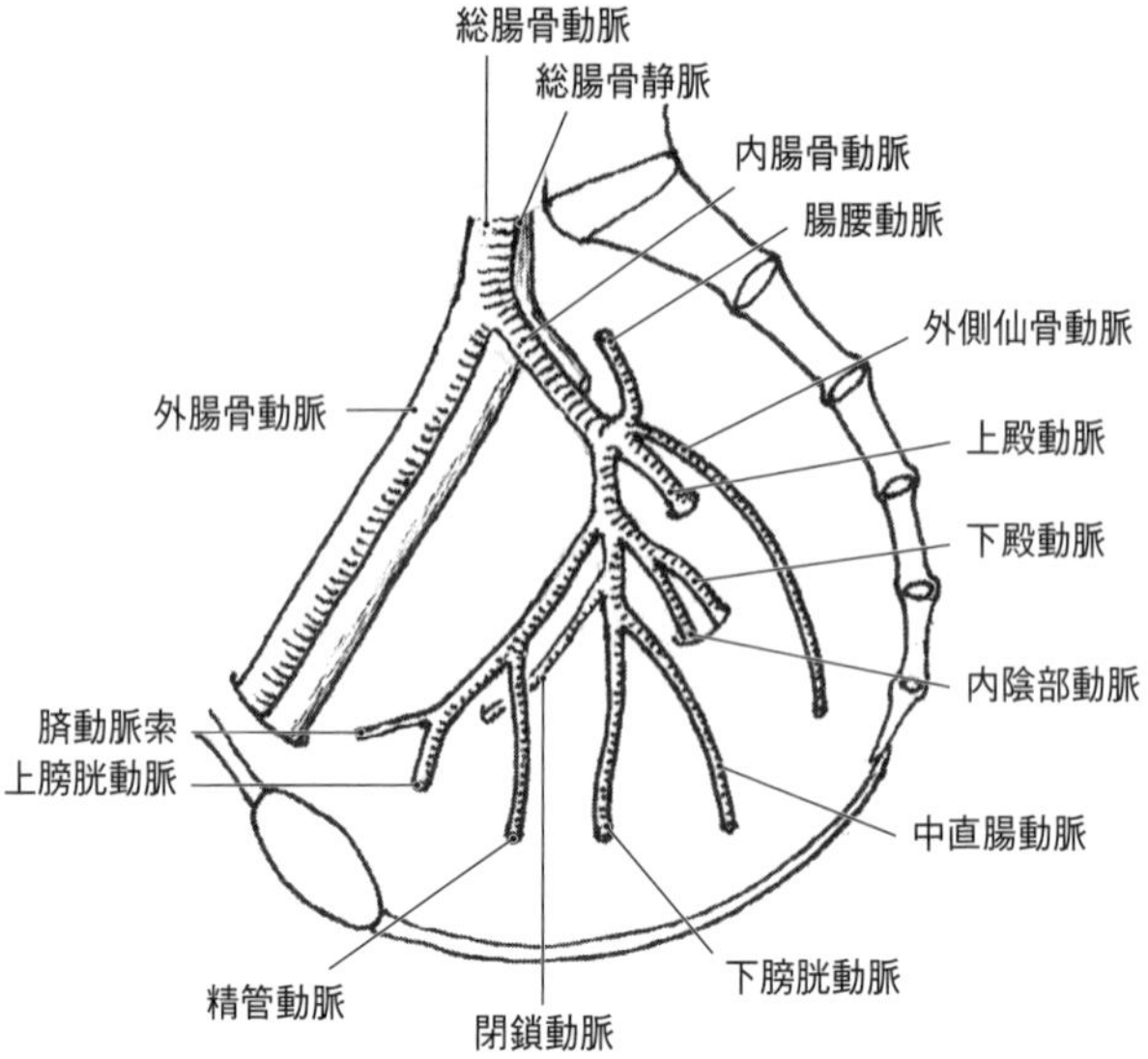

13-11 内腸骨動脈とその枝(正中矢状断面右側)[55改]

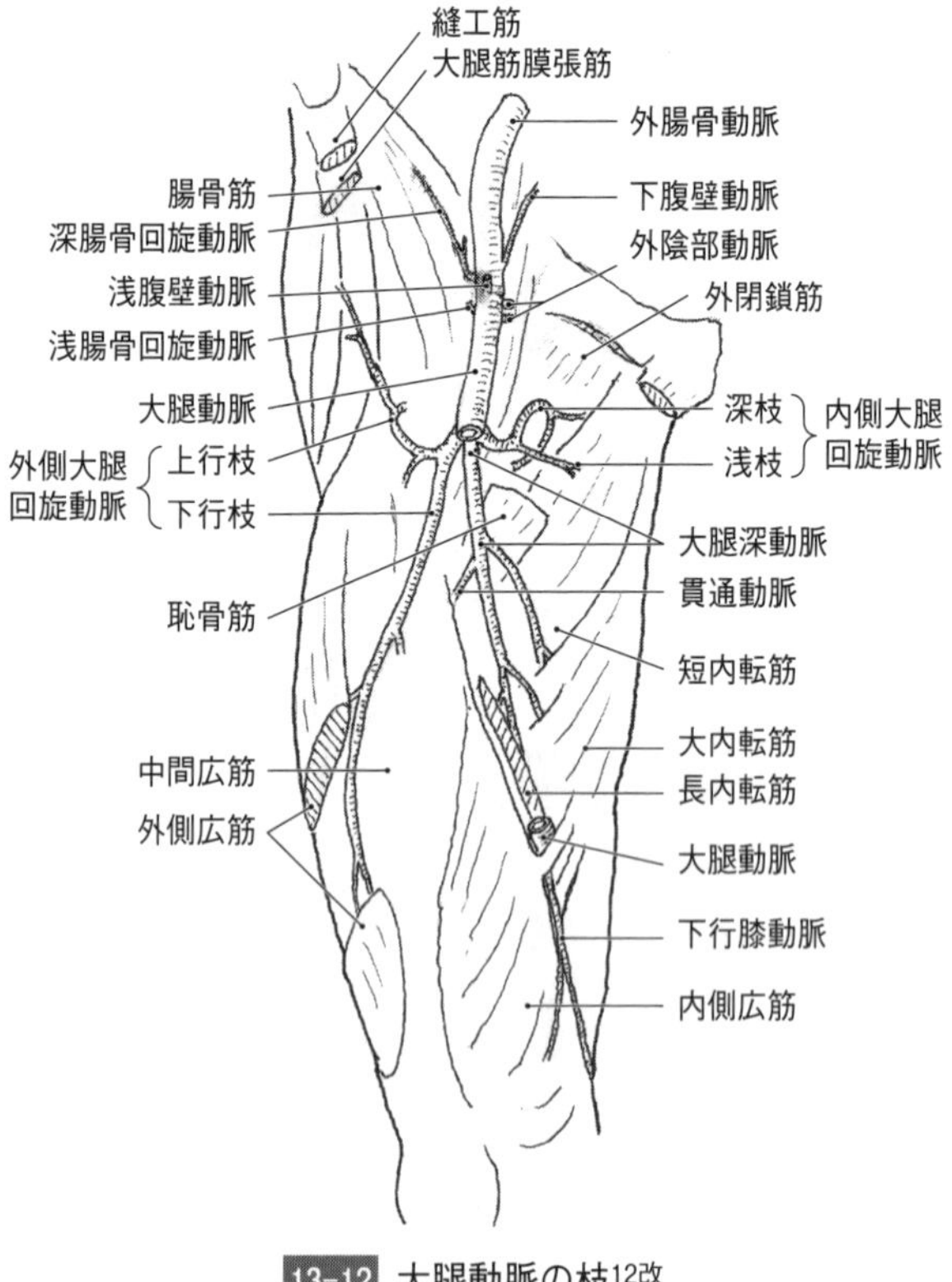

13-12 大腿動脈の枝[12改]

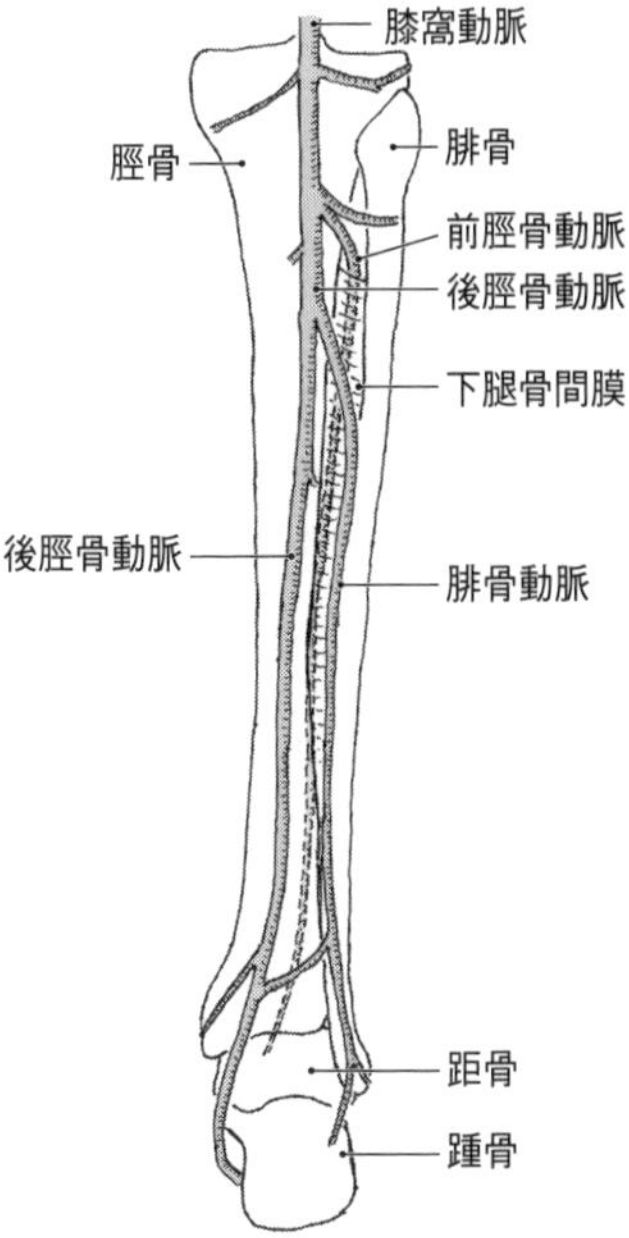

13-13 膝窩動脈とその枝分かれ（右下腿後部）55改

した後、**足背《そくはい》動脈**となり、**外側**及び**内側**へそれぞれ**足根《そくこん》動脈**を出します。そして第一中足骨と第二中足骨との間隙の部分で足背の**弓状《きゅうじょう》動脈**になって外側方向に曲がるものと**第一背側中足《はいそくちゅうそく》動脈**及び**深足底《しんそくてい》動脈**（**深足底枝**）になるものとに分かれます（13-14）。

第一背側中足動脈は母趾《ぼし》（指）の内側基部に分布する枝を出した後に母趾（指）と第二趾（指）の対向縁に分布します。弓状動脈から出る**第二**から**第四**の三本の背側中足動脈は、それぞれが二本に分岐して第二～第五趾（指）の対向縁背側に分布します。また小趾（指）の外側へ行く動脈も弓状動脈から出ます。足趾（指）の背側に分布するこれらの動脈を**背側趾（指）動脈**といいます。

各背側中足動脈は、その後部（近位側）においてのみならず前部（遠位側）においても**底側中足動脈**と貫通枝によって交通しています（13-14、15）。

③ 後脛骨動脈と腓骨《ひこつ》動脈

後脛骨動脈は、膝窩の周辺の筋に枝を出した後、前脛骨動脈と分かれ、少し下行して外側方向に**腓骨動脈**を出します。そしてこれらの動脈はそれぞれ脛骨と腓骨の後部を下行して、後脛骨動脈は足底に達して**内側**及び**外側足底動脈**になり、腓骨動脈は腓骨の外果及び踵骨の外側の辺りで終ります（13-13、15）。

外側足底動脈は、中足骨底の辺りから内側に曲がって足背からの深足底動脈（深足底枝）と交通して**足底動脈弓**を作ります。この足底動脈弓から小趾（指）を含む足底の最外側に分布する動脈と、四本の**底側中足動脈**が出ます。これらはすべて固有底側趾（指）動脈になります。

内側足底動脈はやや真直ぐに走行して二枝に分かれ、母趾（指）の内側縁に分布する動脈及び母趾（指）と第二趾（指）の対向縁に分布する動脈に合流します（13-15）。

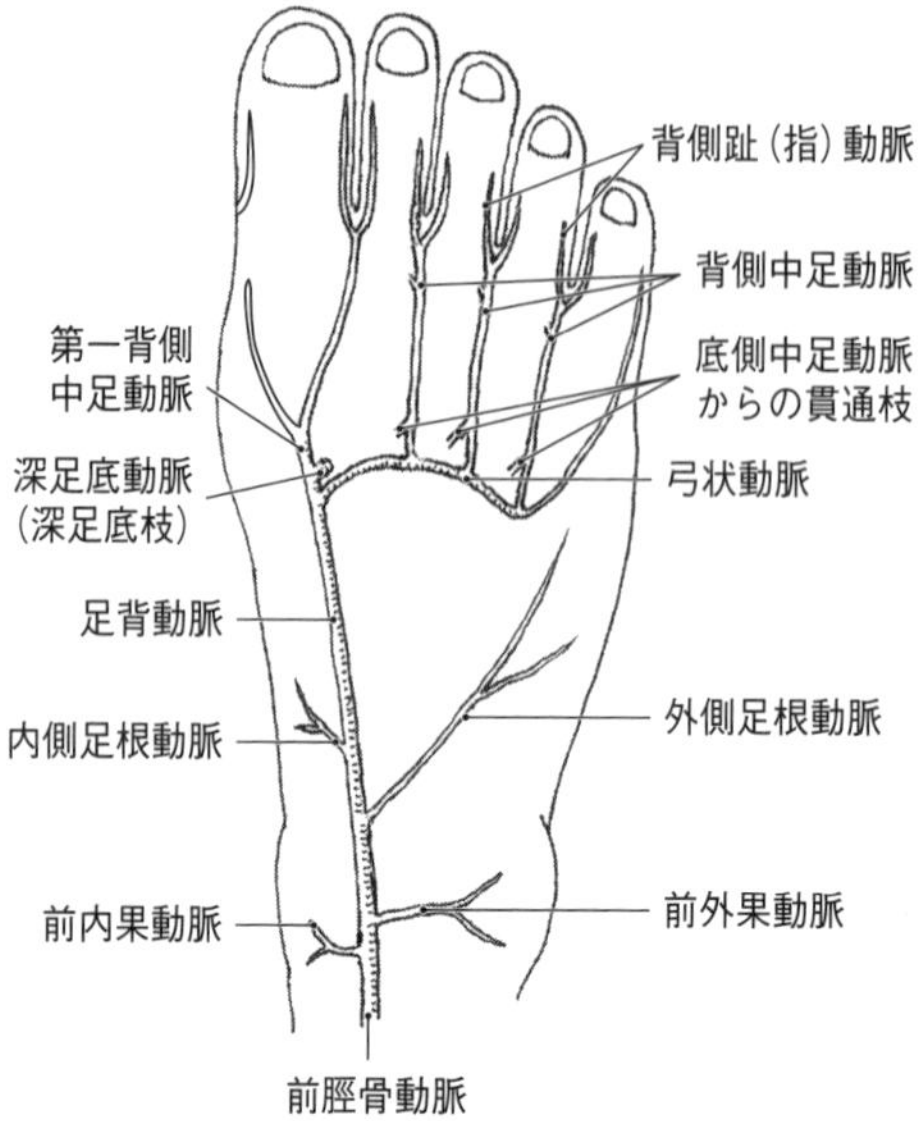

13-14 足背の動脈（右）[12改]

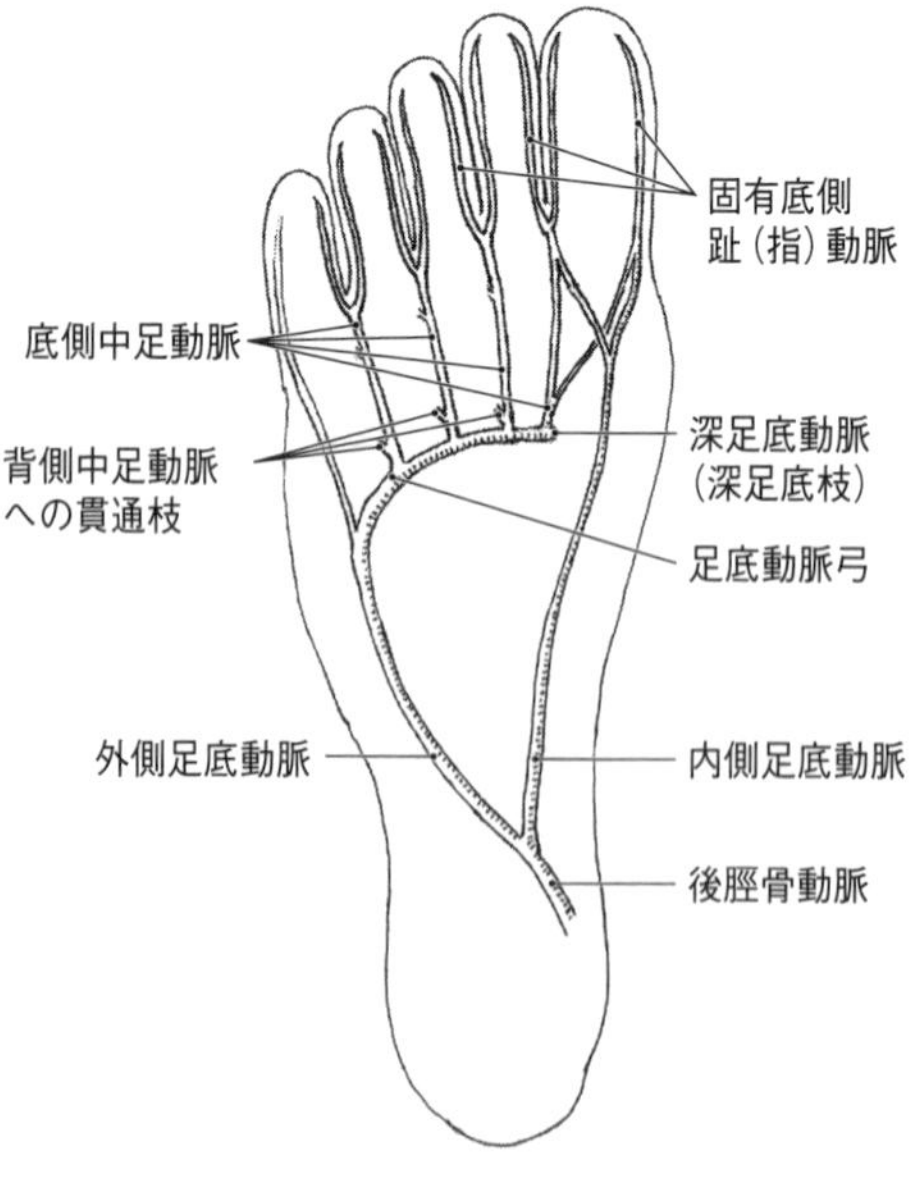

13-15 足底の動脈（右）[12改]

第14章　主要な静脈《じょうみゃく》と門脈《もんみゃく》

1 静脈とは

静脈は全身の血液を上大静脈と下大静脈に集めて心臓に戻します。

静脈には大きく分けて身体の深部を走行する**深**《しん》**静脈**と皮下を走行する**皮**《ひ》**静脈**の二つがあります。このうち深静脈は一般に**伴行**《ばんこう》**静脈**として同名の動脈に伴って走行しますが、一本の動脈に対して通常二本、あるいはそれ以上あります。ただ一本の伴行静脈は太い動脈に伴うもののみです。

皮静脈はこれに対して動脈と関係なく走行しています。また深静脈とは多くの枝で結合しています。

本章では、動脈と異なった走行をする静脈について説明したいと思います。

（1）左右の腕頭《わんとう》静脈と下大静脈

静脈の場合、身体の上部から来る**上大静脈**は左右の**腕頭静脈**の結合したもので、Yの字のようになっています（14-1）。また下部から来る**下大静脈**は一本の幹のようになっています。

（2）硬膜《こうまく》静脈洞《どう》

動脈と静脈の大きな違いは大脳の静脈にあります。即ち、脳から集められた静脈血は、脳硬膜《こうまく》に囲まれた静脈洞に集められます。そしてこの静脈洞から**内頸《ないけい》静脈**に流し込まれます。これを**硬膜静脈洞**といいま

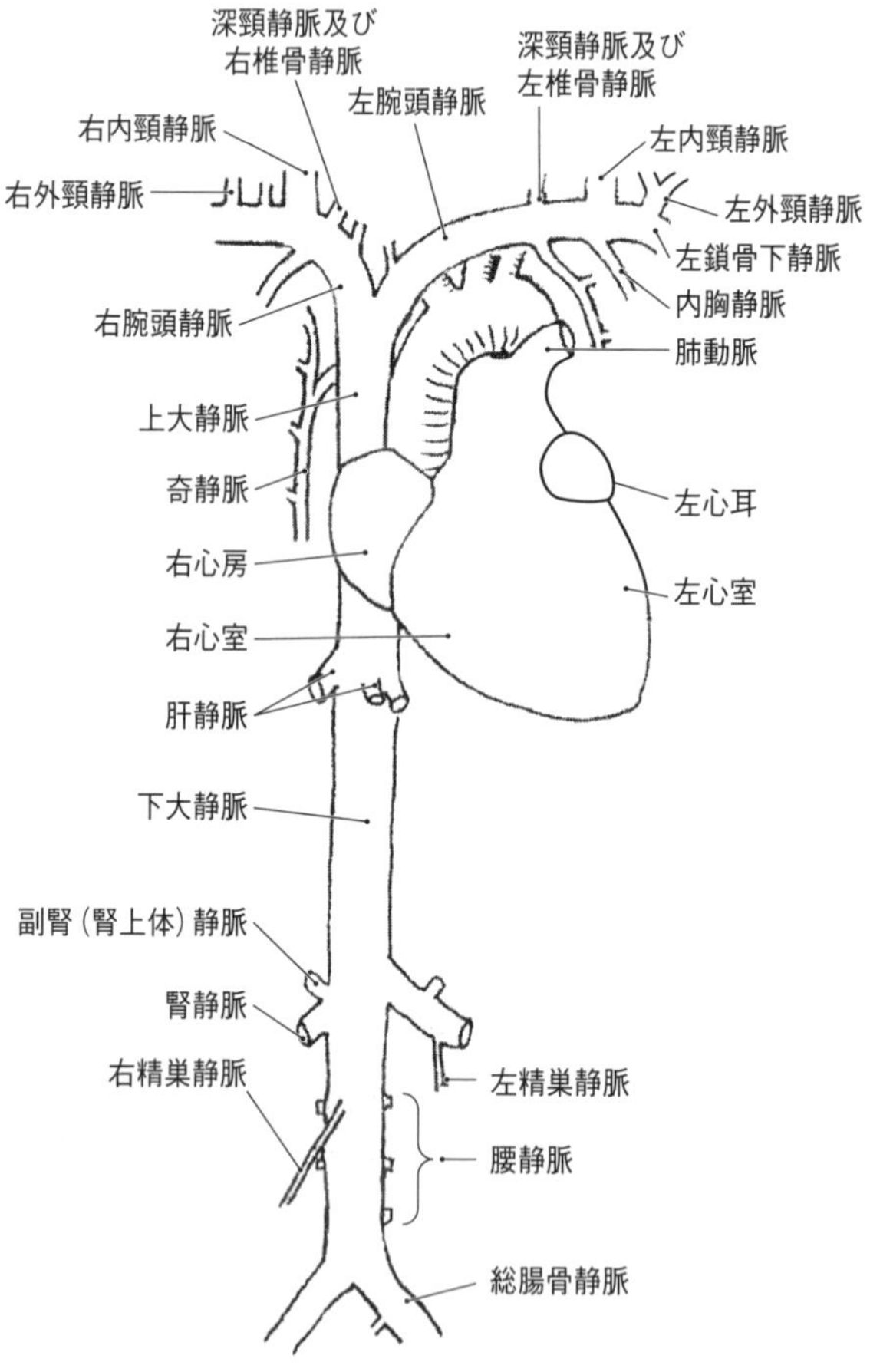

14-1 主要な静脈 12改

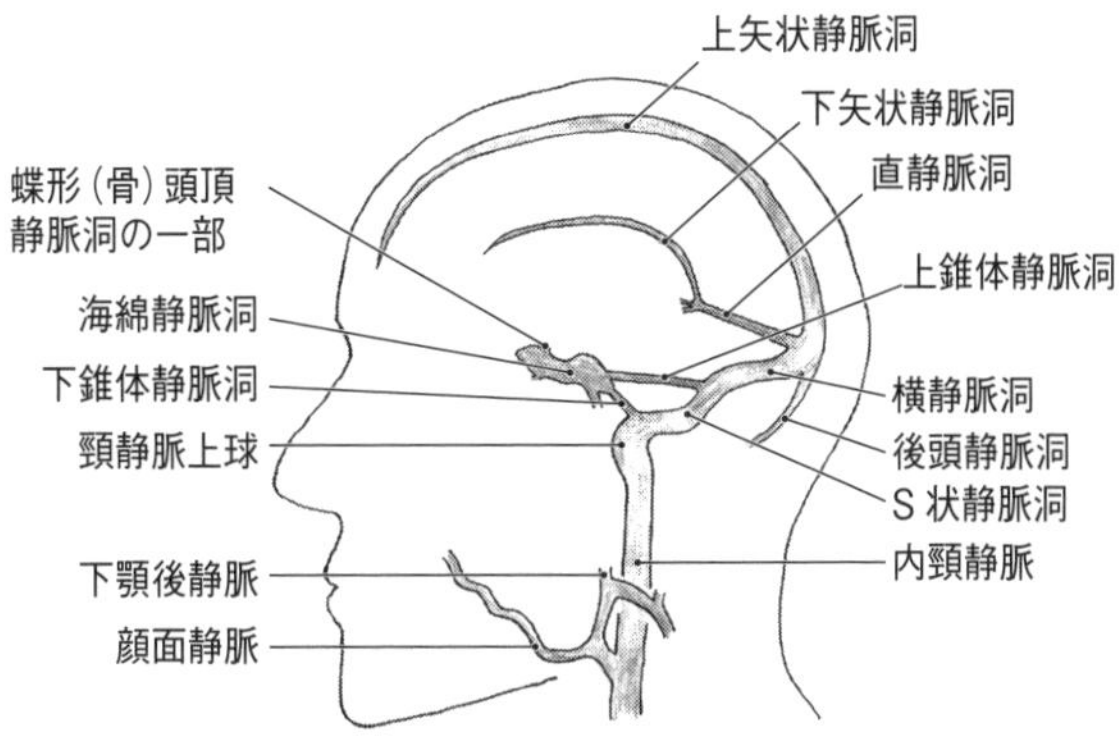

14-2 大脳静脈洞 12改

す。静脈と硬膜静脈洞の違いは、硬膜静脈洞には静脈の持つ壁構造がなく、血管内膜が脳硬膜の骨膜性の外層と髄膜《ずいまく》性の内層の間《あいだ》に位置していることです。

これらの静脈洞には、**海綿《かいめん》静脈洞**、**蝶形《ちょうけい》(骨)頭頂《とうちょう》静脈洞**、**上及び下矢状《しじょう》静脈洞**、**上及び下錐体《すいたい》静脈洞**、**後頭《こうとう》静脈洞**、**直《ちょく》静脈洞**、**横《おう》静脈洞**、**S状静脈洞**などがあります。これらの静脈洞の最後にあるS状静脈洞は、**頸静脈上球**と呼ばれる膨らみを作って、頭蓋骨の**頸静脈孔**の中で内頸静脈になります(14-2)。

この硬膜静脈洞、ことに上矢状《じょうしじょう》静脈洞とそれに連なるその周辺の同じ構造を持つ**外側裂孔**と呼ばれるものの内腔へは、くも膜下腔からの突起が入り込んで**くも膜顆粒《かりゅう》**と呼ばれる複数の顆粒状の構造物を作っています。くも膜顆粒は、脳室の脈絡叢《そう》で作られ脳室系とくも膜下腔を満たしている脳脊髄液の排出装置とされているものです。

(3) 皮静脈

上肢の場合、前腕の屈側《くっそく》で観察しますと、**橈側皮《とうそくひ》静脈**(**腋窩静脈**に結合する)や**尺側皮静脈**(**上腕静脈**に結合する)が橈側や尺側の皮下を走行しているのが見られます。**肘窩《ちゅうか》**の部分では多くの場合これらの静脈を結合する**肘正中皮《ちゅうせいちゅうひ》静脈**が見られます。これらの静脈の走行にはヒトによって、あるいは右側か左側かによって、違いがありますが、静脈注射や採血の対象になりますので、よく知られていると思います(14-3)。

下肢の場合はどうでしょうか。下肢の場合も皮静脈は皮下の浅い所を走行しています。これらの静脈は主に下肢の前内側を上行する**大伏在《だいふくざい》静脈**と下腿の後外側を上行する**小伏在《しょうふくざい》静脈**に結合します。これらの静脈はそれぞれ**大腿静脈**経由及び**膝窩《しっか》静脈**から大腿静脈経由で、**外腸骨静脈**に結合します（14-4）。

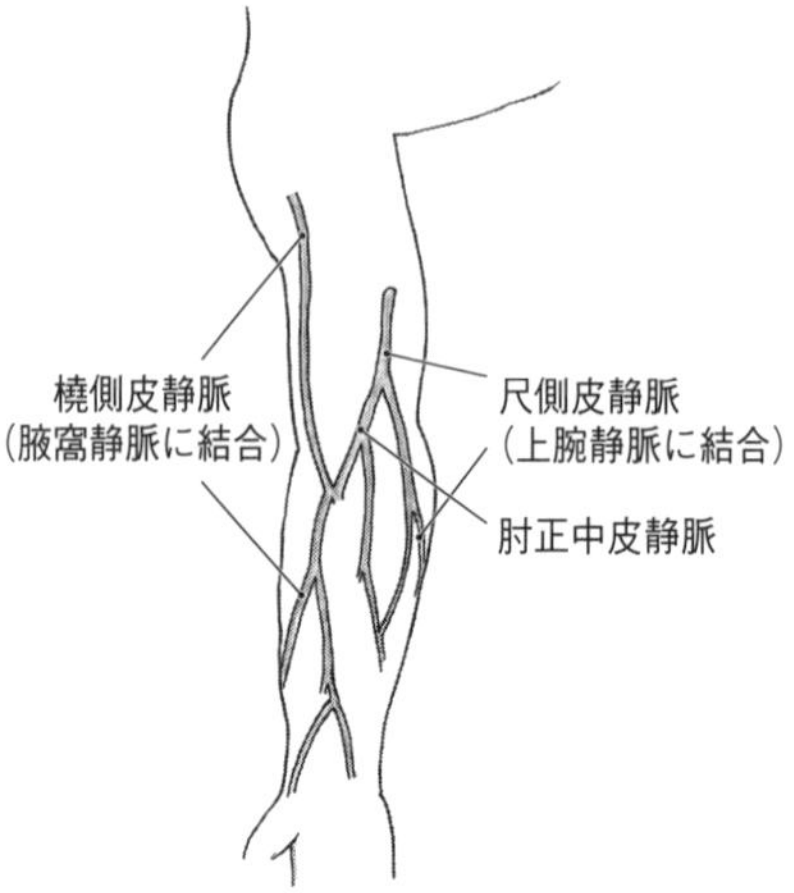

14-3 右上肢屈側の皮静脈 12改

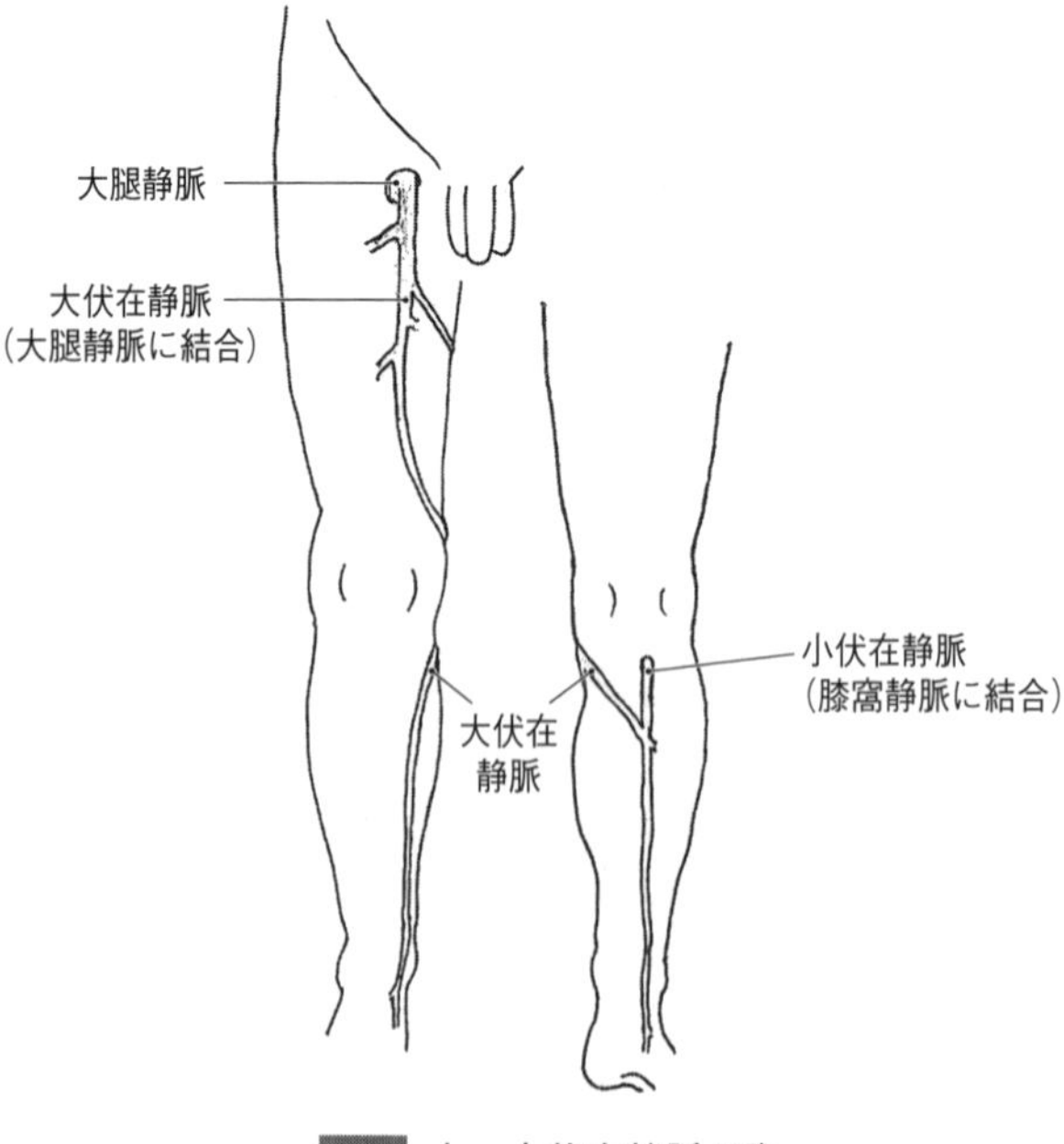

14-4 大・小伏在静脈 12改

（4）奇《き》静脈と半《はん》奇《き》静脈

奇静脈と**半奇静脈**はそれぞれ脊柱の右側及び左側を上行して肋間静脈を受け入れ、上大静脈にその後部から結合します。

奇静脈は、脊柱《せきちゅう》の右側にあります。脊柱の左側には胸壁の下三分の二に**半奇静脈**といわれるものがあって、これが右側にある奇静脈に結合します。また左上三分の一には**副半奇静脈**があって、脊柱の左側で半奇静脈に結合しています（14-5）。

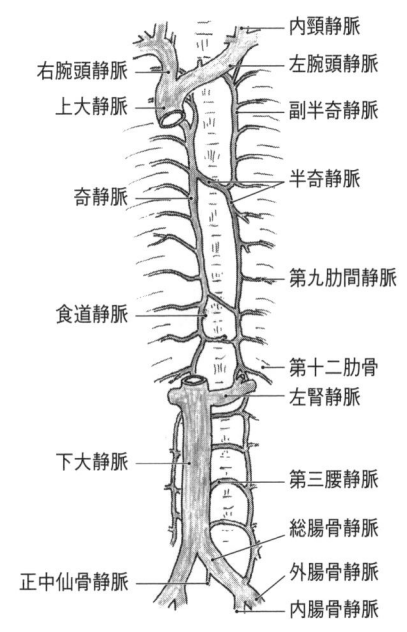

ただこの静脈系の走行には変異もあるようです。

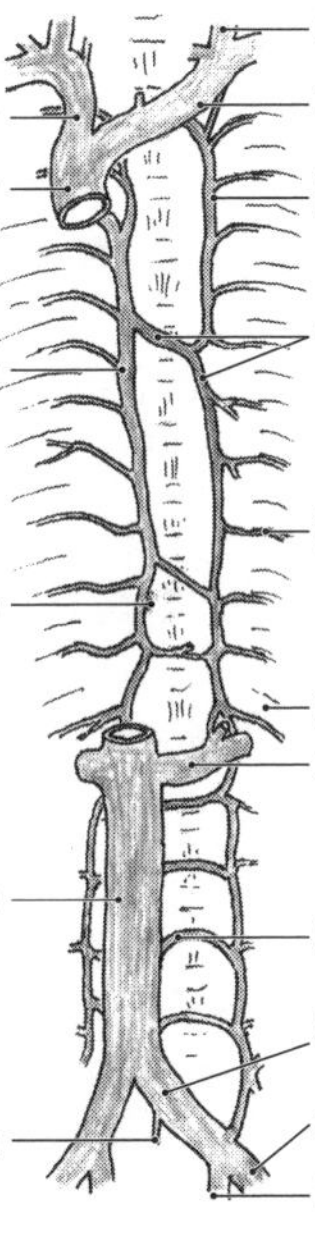

14-5 奇静脈と半奇静脈 12改

門脈《もんみゃく》

門脈は肝門に入る血管（静脈）ということで門脈（**門静脈**）と呼ばれるようです。しかし脳下《か》垂体《すいたい》にも門脈（**下垂体門脈**）がありますので、このためか二〇〇七年発行の『解剖学用語』では、学名の Vena portae hepatis に対して門脈、門静脈、肝門脈の三つの和名が示されています。

門脈とは、腹腔内臓の消化管、膵臓、脾臓、及び胆嚢《たんのう》の毛細血管から血液を集めて肝門から肝臓へ運び込む静脈系をいいます。そして肝小葉《かんしょうよう》内の類洞《るいどう》(洞様毛細血管)に消化管から吸収された栄養物質を含む血液を流します。この類洞を通った血液は再び肝小葉の中心静脈に集められ、更にまた肝静脈に集められて**下大静脈**に入ります(14-6)。

類洞は洞状にやや内腔の広くなった毛細血管ですので、肝臓を通った血液は、消化管粘膜の毛細血管と類洞と、二回毛細血管を通過したことになります。

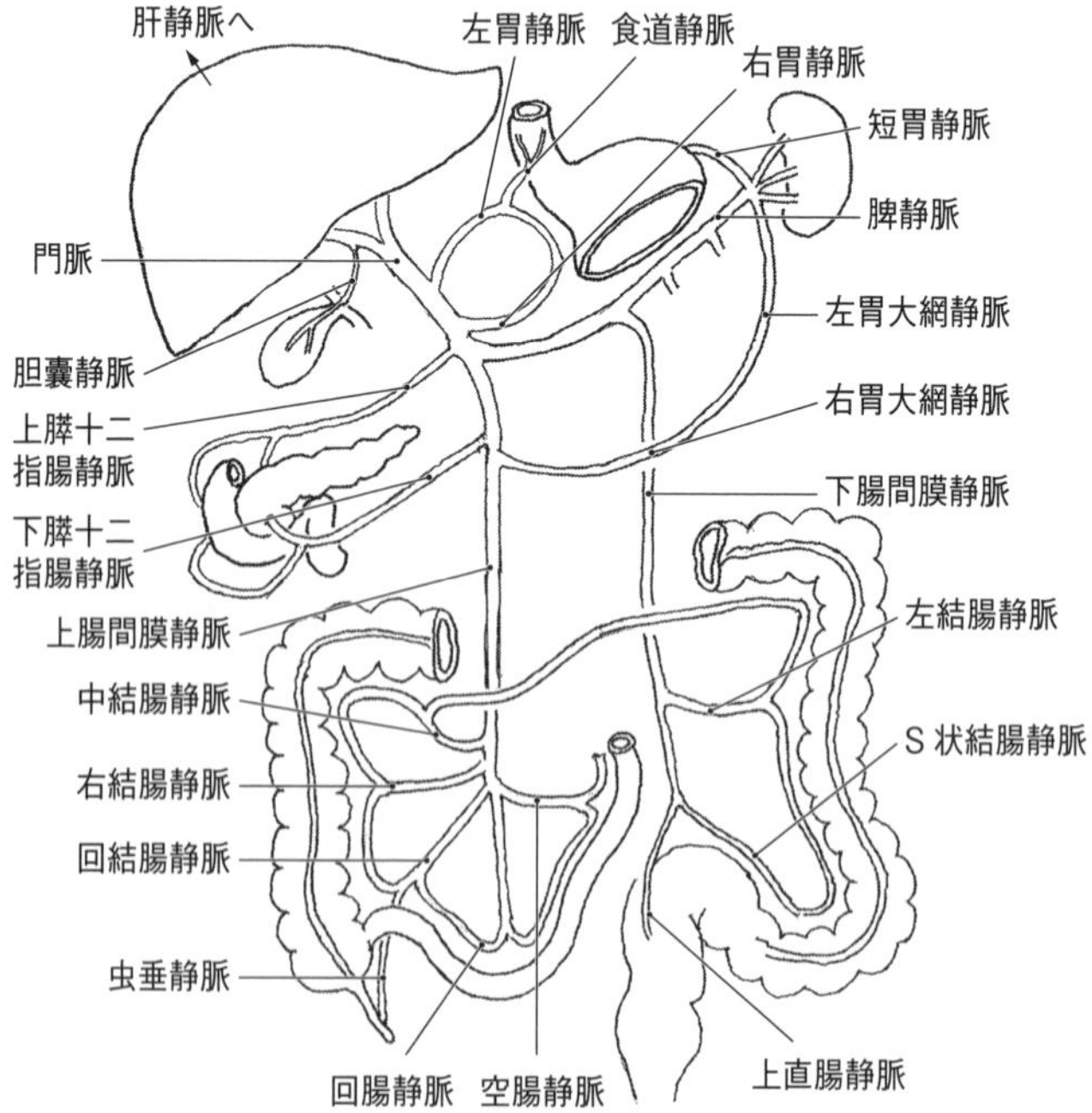

14-6 門脈 23改

第15章　リンパ

1

リンパとは

　身体を流れる液体の中には、血液以外のものがあります。即ち、組織液の一部は**毛細リンパ管**からリンパ管に集められ、最後は静脈に入ります。これが**リンパ**と呼ばれるものです。ヒトにおけるその一日の流量は二〜四（約三）リットルといわれます。

　リンパ管の記載は紀元前五世紀の**ヒポクラテス**の「白い血液」に始まるといわれます。また紀元前四世紀には**アリストテレス**が無色の液体を入れた、血管と神経の中間の索状《さくじょう》物《ぶつ》として、リンパ管を記載しているといわれます。

　しかしその後、リンパやリンパ管に関する本格的な研究はなく、これを科学的に記載したのは、イタリアのパヴィア大学の解剖学・外科学の教授であったGasparo Asellius（一五八一〜一六二六）とされています。彼はイヌを解剖して、その腸間膜に分布する多数の白い筋《すじ》（**乳ビ管**）に驚き、切断して乳状の液が流れ出したのを見て、それがその他の動物にも存在することを確かめました。しかしリンパやリンパ管は、やはりはっきり見えない体液や脈管であるだけに、その後の研究が遅れ、近年になっていろいろな研究手段の発達によってようやくその全貌が明らかになりました。

このようなリンパ管は、先の塞がった**盲管**《もうかん》あるいは**盲管のネットワーク**として始まります。リンパ管に入ったリンパは、その途中にある多くの**リンパ節**に流入し、最後に**リンパ本幹**に集められて内頸静脈と鎖骨下静脈の合流点である**静脈角**で左の鎖骨下静脈に流入します。この場合、左のものは乳ビ槽《そう》の続きでより大量のリンパを集めて太く、**胸管**《きょうかん》と呼ばれ、右のものは細く右リンパ本幹と呼ばれます（15-1、4）。

2 リンパと免疫

リンパ系の大切な役割は免疫にあります。

免疫には**自然免疫**と**獲得免疫**があります。自然免疫は生まれつき備わっている免疫で、獲得免疫は生後抗原の刺激によって獲得した免疫です。リンパ球の多くはTリンパ球またはBリンパ球と呼ばれ、獲得免疫に働いています。即ち、これらの細胞は**大食**《たいしょく》**細胞**などの抗原提示細胞の助けを受けて、抗原である非自己の細胞や微生物を識別してTリンパ球が直接これらを攻撃して破壊したり（細胞性免疫）、Bリンパ球がTリンパ球によって刺激され分化して形質細胞になり抗体を産生して抗原と結合させ、無毒化したりする（体液性免疫）などの働きをしています。

リンパ球は骨髄中の**多**《た》**能性**《のうせい》**幹細胞**から分化したものです。

この幹細胞は胸腺（Thymus）に入るものとブルザ相当器官に入るものの二つに分かれます。胸腺に入ったものは増殖・分化してT細胞になり、入らなかったものは骨髄を出て、鳥類ではファブリキュウス嚢、哺乳類では扁桃、虫垂、パイエル板に入って分裂増殖してB細胞になるといわれます。

3 リンパ節

リンパ節はリンパの流れる経路のあらゆる部位にあります。それぞれのリンパ節には門があり、やや窪んだこの門からは血管が出入りしたり、**輸出リンパ管**が出たりしています。またそれ以外の大部分の表面からは**複数**の**輸入リンパ管**が入っています。リンパ節の内部は全体の辺縁部を占める**皮質**と、中心部から門にかけて見られる**髄質**の二つの部分に分けられます。

リンパ節の断面を見ますと、表面は結合組織の**被膜**《ひまく》で覆われており、この被膜からは中心部に向かって**小柱**《しょうちゅう》（**梁柱**《りょうちゅう》）と呼ばれる結合組織の隔壁《かくへき》様のものが出て全体の骨格を作っています。またこれらの比較的硬い結合組織からは多くの**細**《さい》**網**《もう》**線維**が出て、網の目を作っています。この網の目の中に**リンパ球**が存在するわけですが、これらのリンパ球は皮質では多くの場合、Bリンパ球が**胚**《はい》**中心**を持つ**リンパ小節**を作っており、深部皮質または傍皮質にはTリンパ球が集まっています。

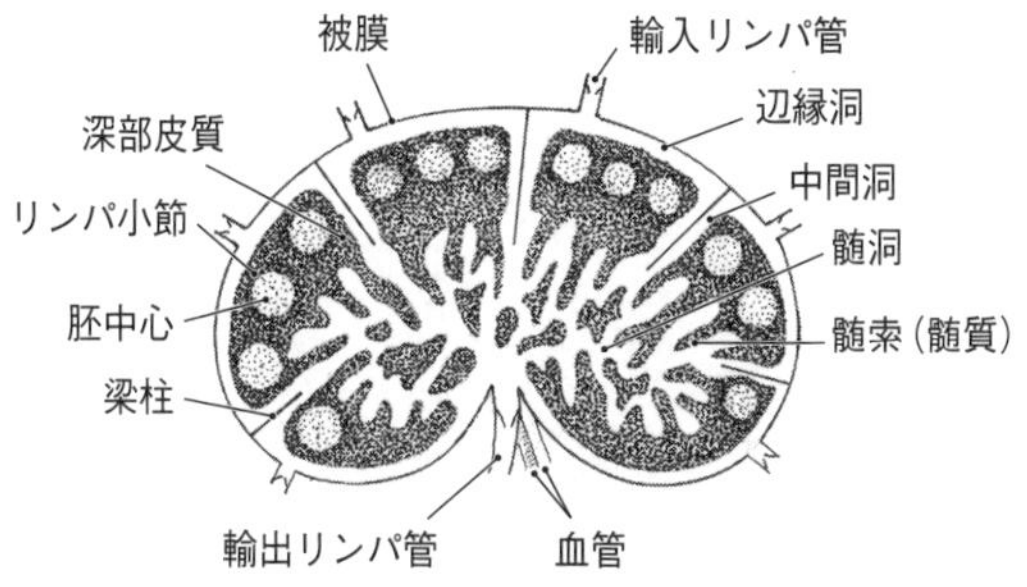

15-1 リンパ節の断面[57改]（模式図）

また被膜直下や小柱《しょうちゅう》に沿った部分には、それぞれ**辺縁洞**《へんえんどう》と**中間洞**と呼ばれるリンパの流れる道があります。これらは**髄洞**《ずいどう》に続いています。これらの洞は、辺縁部では輸入リンパ管を受け入れ、リンパ節の内部では枝分かれしてリンパを流し、輸出リンパ管につながっています（15-1）。

リンパ小節は活性化されたBリンパ球の増殖の場である胚中心のある二次小節と胚中心のない一次小節とがあります。抗原提示細胞で抗原を示されると、Tリンパ球の介在でそれに反応できるBリンパ球は形質細胞になり、抗体を産生します。

4 リンパ系器官

(1) 扁桃《へんとう》

扁桃とはリンパ組織の集合体を指します。中でも口蓋《こうがい》扁桃は口蓋の左右両側で口蓋舌弓《ぜつきゅう》と口蓋咽頭弓《いんとうきゅう》の間にある扁桃で、一般的には**扁桃腺**として知られています。しかし同じようなものがその上部の咽頭部(**咽頭扁桃**)やその下部の舌根部(**舌扁桃**)にもあって、この部分は**リンパ性咽頭輪《いんとうりん》**(**ワルダイエル輪《りん》**)と呼ばれ、呼吸や飲食で外界から取り込まれたものの通過を周りから検問しているような形になっています。

(2) パイエル板《ばん》

パイエル板とは、小腸におけるリンパ小節の集合体で、解剖して回腸の粘膜を見た場合に、長軸を腸管の長軸方向に持つ楕円《だえん》形をした小さい小判《こばん》状の構造物として存在します。

パイエルとは、これを記載したスイスの解剖学者の名前です(Johann K Peyer 一六五三〜一七一二)。

パイエル板の数は人によって、また年齢によって違います。その数は、成人ではおよそ二五〇ぐらいで老年になると減少して一〇〇ぐらいになるといわれます。

(3) 虫垂《ちゅうすい》

虫垂は、腸の扁桃腺ともいわれます。これは大腸の始まりである盲腸の後内側部から垂れ下がっている六~八センチの長さを持った直径〇・五~一・〇センチの細い腸管です。しかしその壁には多数のリンパ小節があって粘膜を盛り上げ、内腔を狭くしています(15-2)。

虫垂は細菌感染に対して炎症を起すことがあります。私には三〇歳頃の一人暮しの時、たまたまもらったイカの刺身を食べて腹痛と嘔吐と発熱を起し、起き上がれなくなって一日苦しんでいましたが、腹痛が次第に右の下腹部に限局してきたのに気が付いて、虫垂炎と自己診断して、知り合いの外科医院へ電話して入院させてもらい、すぐに摘出手術をしてもらった経験があります。

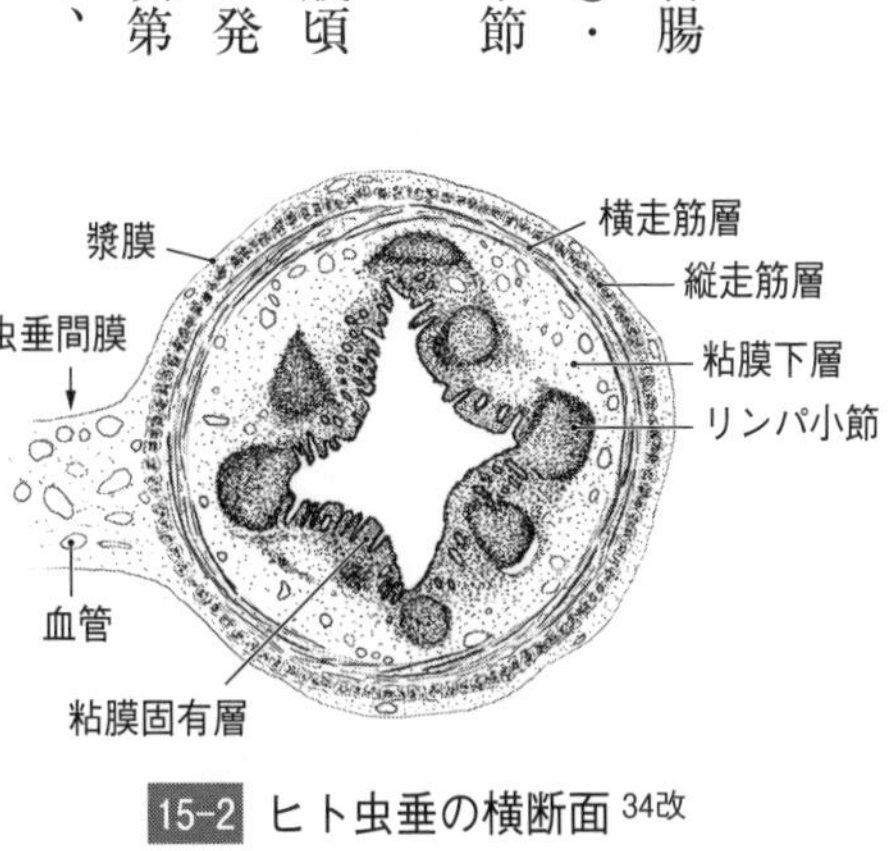

15-2 ヒト虫垂の横断面 34改

(4) 胸腺

胸腺はその名の通り、胸腔の上縦隔にある左右両葉からなるリンパ系器官で、骨髄で生まれた**造血幹細胞**を集めて**Tリンパ球**(**T細胞**)に分化・成熟させています。

T細胞には、大食細胞などの**抗原提示細胞**によって示された抗原の提示を受けて、それをB細胞に伝える**ヘルパーT細胞**、標的細胞を破壊する**キラー**(**細胞傷害性**)**T細胞**、他のT細胞によるサイトカイン産生を制御する**レギュラトリー**(**制御性**)**T細胞**などがあるといわれます。

成熟したTリンパ球は、血行性にリンパ節や脾臓のリンパ組織などに送られ、その特定部位に分布します。

胸腺は成長と共に大きくなり、思春期で最大になりますが、その後、年齢と共に退縮します。

(5) 脾臓《ひぞう》

脾臓は、膵臓の尾部にくっつくようにして、左上腹部の深いところにある比較的大きな臓器です。重さは八〇〜一五〇グラムといわれますが年齢と共に退縮するとされています。

脾臓はリンパ系の器官に属していますが、**白脾《はくひ》髄《ずい》**以外の大部分は、赤血球を入れてその産生(胎生時のみ)や選別や破壊をしたり、あるいは血液や血小板の一時的な貯留をしたりする**赤《せき》脾髄**で占められています。

白脾髄は二つの部分からなります。即ち、**リンパ性動脈周囲鞘《しょう》**と**脾リンパ小節**です。リンパ性動脈周囲鞘は脾柱から脾髄に進入する動脈を鞘状に取り囲むもので、胸線からのTリンパ球からなります。また脾リンパ小節は、リンパ性動脈周囲鞘の一側に連なるもので、全体からみると、中心動脈の偏在《へんざい》するリンパ小節になっています。脾リンパ小節は、Bリンパ球からなります。

5 リンパ本幹と全身のリンパ節群

(1) リンパ本幹

毛細リンパ管のリンパは集合リンパ管に集められ、更にリンパ本幹《ほんかん》に集められます。

リンパ本幹と呼ばれるものには、頭頸部からのリンパを集める左右の**頸リンパ本幹**、上肢からのリンパを集める左右の**鎖骨下リンパ本幹**、胸部内臓からのリンパを集める左右の**気管支縦隔《じゅうかく》リンパ本幹**、腹部内臓からのリンパを集める**腸リンパ本幹**、及び骨盤内臓や下肢からのリンパを集める左右の**腰リンパ本幹**などがあります。このうち腸リンパ本幹と腰リンパ本幹は**乳ビ槽**に結合します。乳ビ槽とは胸管の下端にある膨大部のことです(15-3)。

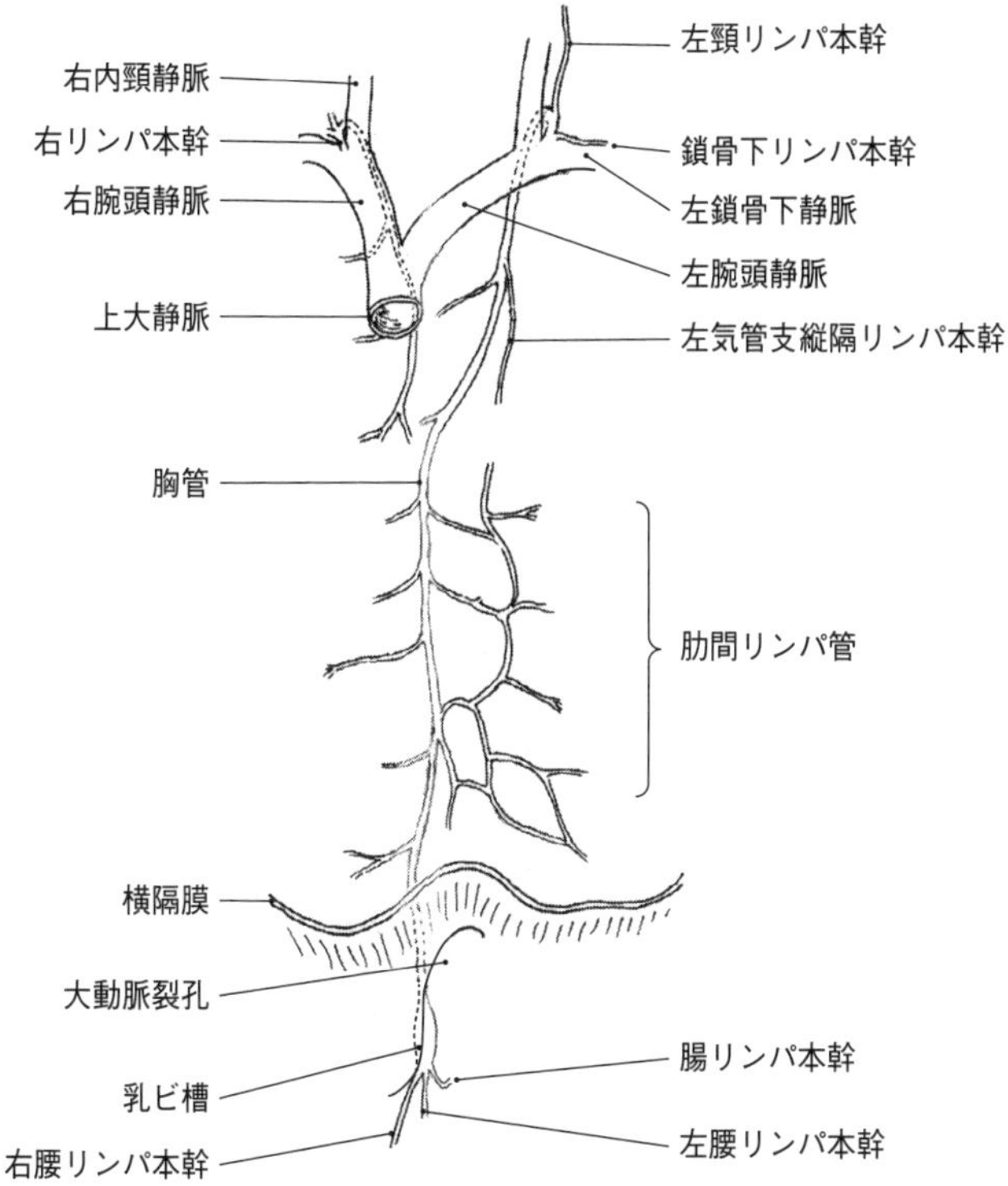

15-3 リンパ本幹[23改]

(2) リンパ節群

リンパ管の経路にある**リンパ節群**は、『解剖学用語』では七つの部分(頭部、頸部、上肢、胸部、腹部、骨盤部、下肢)のリンパ節としてまとめられています。また個々のリンパ節またはリンパ節群には、それぞれ身体部位の名称がつけられています。

第16章　視《し》覚《かく》器《き》

視覚は一般に五感と呼ばれる視覚《しかく》、聴覚《ちょうかく》、嗅覚《きゅうかく》、味覚《みかく》、触覚《しょっかく》の中でも最初に挙げられる大切な感覚です。「百聞は一見にしかず」「一目瞭然」など、視覚の特徴を表現する成句や成語もあります。この視覚を司《つかさど》っているのが目あるいは眼です。

視覚器を、眼球《がんきゅう》とその付属器として説明します。

1　眼球の透明体

眼球はその名の如く球体をしています。この「球」は、その透明な内容とそれを包む膜に分けることができます。眼球の中の透明体は、眼房水《がんぼうすい》、水晶体《すいしょうたい》（レンズ）、硝子体《しょうしたい》です。

角膜《かくまく》も透明体ですが、これは**線維膜**《せんいまく》の一部ということになります。また硝子体を包む膜としては、**線維膜**、**血管膜**《けつかんまく》、**神経膜**（**網膜**《もうまく》）が区別できます（16-1）。

（1）眼房と眼房水

眼房は角膜と水晶体及び**毛様体**《もうようたい》で囲まれた腔所で、**虹彩**《こうさい》によって前眼房と後眼房に分けられ、**眼房水**を

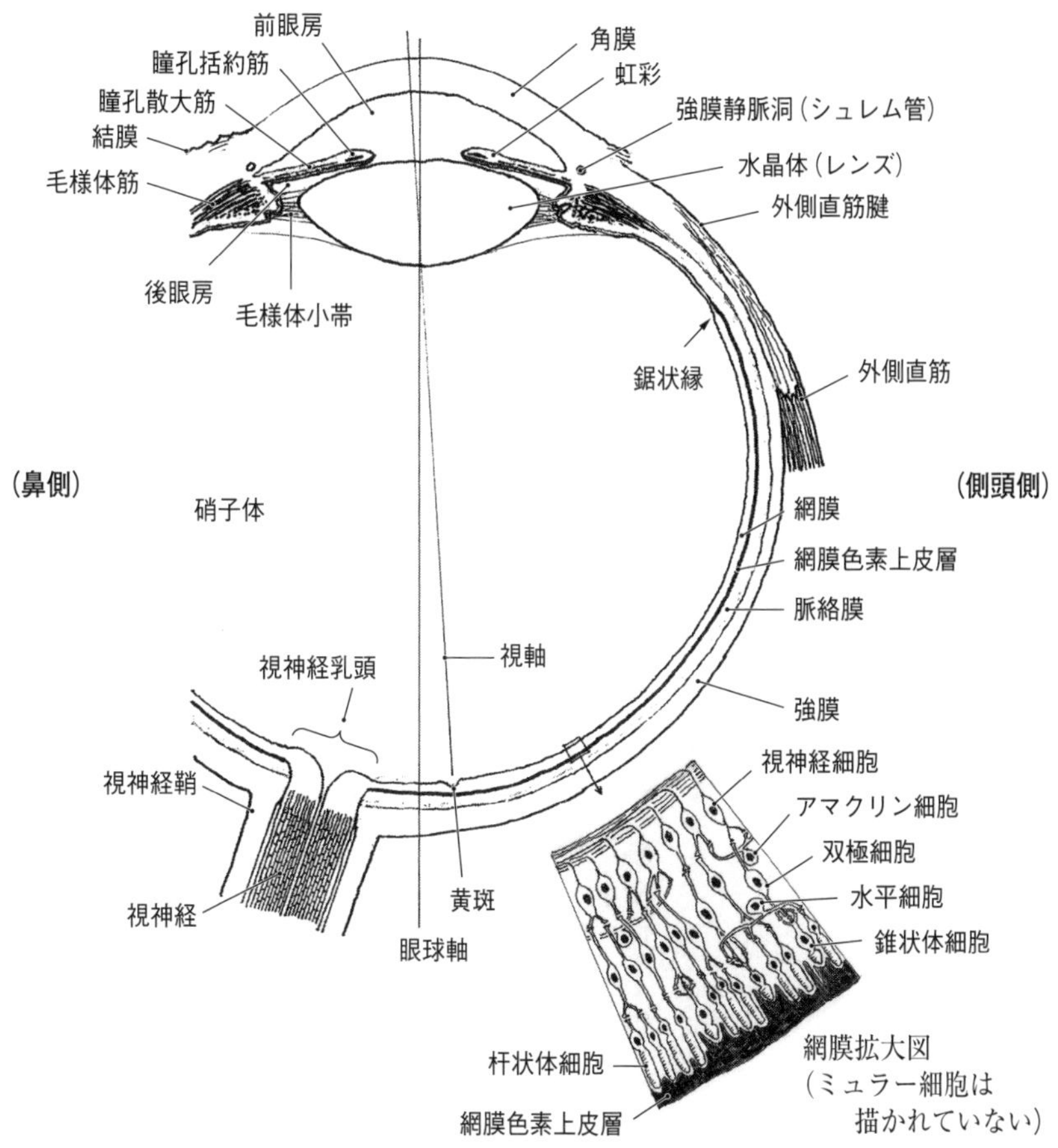

16-1 右眼球の水平断面（上方から見たところ）[11]改

入れています。眼房水は毛様体《もうようたい》の血管に由来する組織液ですので、血漿と似た成分を持っていますが、血漿に比べタンパクが著しく少ないといわれます。

眼房水は毛様体の上皮細胞で作られて後眼房に出され、次いで前眼房へ出て、角膜と虹彩の境界部の辺《あた》りにある**シュレム管**と呼ばれる**強膜《きょうまく》静脈洞**から吸収されて静脈に戻るといわれます。

眼房水の役割は、光を通過させる他に、水晶体、虹彩、角膜などに栄養物質を与えると共に老廃物を運び去ること、また眼圧を一定に保つこと、水晶体の形や大きさを保つのを助けることなどと考えられます。

（2）水晶体（レンズ）

水晶体は虹彩の後で硝子体の前にある透明な凸《とつ》レンズです。水晶体はガラスあるいはプラスチック製のレンズと似ていますが、その曲率半径は前面の方が大きく、後面の方が小さくなっています。つまり硝子体側がよく曲がっています。このレンズは包に包まれた上皮と透明な六角柱状の線維の緻密《ちみつ》な集合体からできています。

水晶体の働きは、レンズとも呼ばれるようにその厚さを変えて光を屈折させ、見るものに焦点を合わせることです。

（3）硝子体

硝子体は水晶体の後にあって眼球内容の大部分を占めているもので、ゼリー状の粘稠《ねんちゅう》で透明な物質からなります。そのほとんどは水で、ヒアルロン酸や極めて細い線維が含まれているといわれます。

硝子体は光を通過させ、わずかにこれを屈折させます。また眼圧を保ち、眼球の形状を保持する役割を果していま す。

眼球の膜

(1) 線維膜

眼球の透明体を包む壁は**線維膜**、**血管膜**、**神経膜**の三層の膜でできていますが、その中で最も外側にある強靱な膜(外膜)が線維膜です。この膜は前端にある透明な角膜とそれ以外の部分を占める強膜で構成されています。

① 角膜《かくまく》

角膜は、線維膜の一部を構成していますが、それのみを見ると、直径一〇〜一二ミリ(メートル)、厚さ約一ミリの時計皿のような形をしています。そして強膜よりも強く湾曲《わんきょく》しています。

この角膜には、前から順に重層扁平の**角膜上皮**、そのほとんどを占める中央の**角膜固有質**、最後部の単層扁平上皮の**角膜内皮**の三層があります。

角膜固有質のほとんどを占めているのは、比較的密に並んでいる**膠原《こうげん》線維**で、同方向に走るものが層板を作って表面に対して平行に縦横に走り、隣り合う層板の線維は互いにほぼ直交しています。そしてこれらの膠原線維の層板間には、特殊な線維芽細胞の**角膜細胞**が存在します。

② 強膜《きょうまく》

強膜は、角膜と違って白く不透明の強靱な膜で、角膜と**視神経**の起始部を除く眼球のすべての部分を覆い、硝子体を包んでその形状を保持しています。この膜は緻密な**膠原線維**の束から成り、その間に弾性線維と扁平な**線維《せんい》芽《が》細胞**が存在するといわれます。この膠原線維束は、眼球の前極から後極へと経線方向へ走るものが多いものの緯線方向に走るものもあるといわれます。

強膜にはまた眼球を動かす横紋筋である外眼筋が停止しています。また強膜と角膜との移行部の近くからは**前毛様体動脈**が入り込み、赤道のやや後部からは**渦静脈**《かじょうみゃく》が出て行きます。また視神経起始部の近くからは**長・短後毛様体動脈**が入り込んでいます。

(2) 血管膜

血管膜は、眼球壁を作る三種の膜の中間にあって、血管を多く入れています。また眼球中膜とも呼ばれます。この膜は、後側から脈絡膜《みゃくらくまく》、毛様体、虹彩の三つの部分に分けられます。

① 脈絡膜

脈絡膜は、血管膜の大部分を占めており、かつその名のごとく多くの血管を持っています。この膜は更に四層に区分されます。即ち、外側から**脈絡上板**《じょうばん》、**血管板**、**脈絡毛細血管板**、**基底板**です。

これらのうち血管板は、脈絡膜の主要部分で、比較的太い血管と、それを囲む疎性《そせい》の結合組織からなっています。この結合組織にはメラニン色素を含む細胞も見られます。また脈絡毛細血管板は、**網膜外層**の栄養を司っています。

② 毛様体

毛様体は、脈絡膜の前部にあって、その続きでもありますが、網膜の続きにもなっています。網膜との**境界部**は、**鋸状縁**《きょじょうえん》と呼ばれる部分で、これより前部へは光が射し込まないので網膜の続きとしては**盲部**《もうぶ》と呼ばれる部分になります。

毛様体の大部分を占めるのは筋層です。この筋層は**毛様体筋**と呼ばれる走行の違う三つの筋線維群から構成されています。即ち、**経線状**《けいせん》に走行するもの、**放線状**《ほうせん》に走行するもの、**輪状**《りん》に走行するものです。**経線状線維**は、角膜と強膜の移行部の辺から始まって、強膜に沿って赤道方向に向かって走行します。**放線状線維**は、やはり角膜と強膜の移行部から始まって、後内方に向かって放射状に走るものとされています。また**輪状線維**は最内層にあって虹彩の根部を輪状に取り巻いています。

毛様体は**色素上皮層**と**無色素上皮層**で硝子体に接しています。色素上皮層は**網膜視部**《しぶ》の**色素上皮層**の続きで、大量のメラニンを含む**単層立方上皮**からなるものです。またその後眼房に面する側には、無色素上皮層があります。これも網膜視部の続きでメラニン色素を持っていない立方または円柱状の細胞からなる層です。

毛様体からは水晶体(レンズ)の方向に七〇~八〇個といわれる突起が出ており、それぞれの突起からまた複数の**毛様体小帯**(**チン小帯**)と呼ばれる細糸が出て、レンズに着いています。毛様体小帯は毛様体筋の動きをレンズに伝え、その厚さを変えて、見ようとする物体に焦点を合わさせます。

毛様体筋の支配神経は動眼神経の中を通る**副交感神経**とされています。即ち、この神経の興奮で毛様体筋が収縮して内側に盛り上り、毛様体小帯を緩《ゆる》めてレンズを厚くし、近くの物体に焦点を合わさせます。

③ 虹彩

虹彩は毛様体に続いて眼球血管膜の最前部にあり、水晶体の直前に位置しています。虹彩の後面は網膜虹彩部で覆われていますが、前面には上皮がなく虹彩は結合組織の前境界板によって前眼房に接しています。虹彩の色調は、虹彩に含まれる色素細胞の数によって変ります。

虹彩の内部には瞳孔散大筋と瞳孔括約筋とがあり、瞳孔の大きさを調節しています。この場合散瞳《さんどう》即ち瞳孔散大筋《どうこうさんだい》の収縮は交感神経によって、縮瞳《しゅくどう》、即ち瞳孔括約筋《どうこうかつやく》の収縮は副交感神経の働きによって行わ

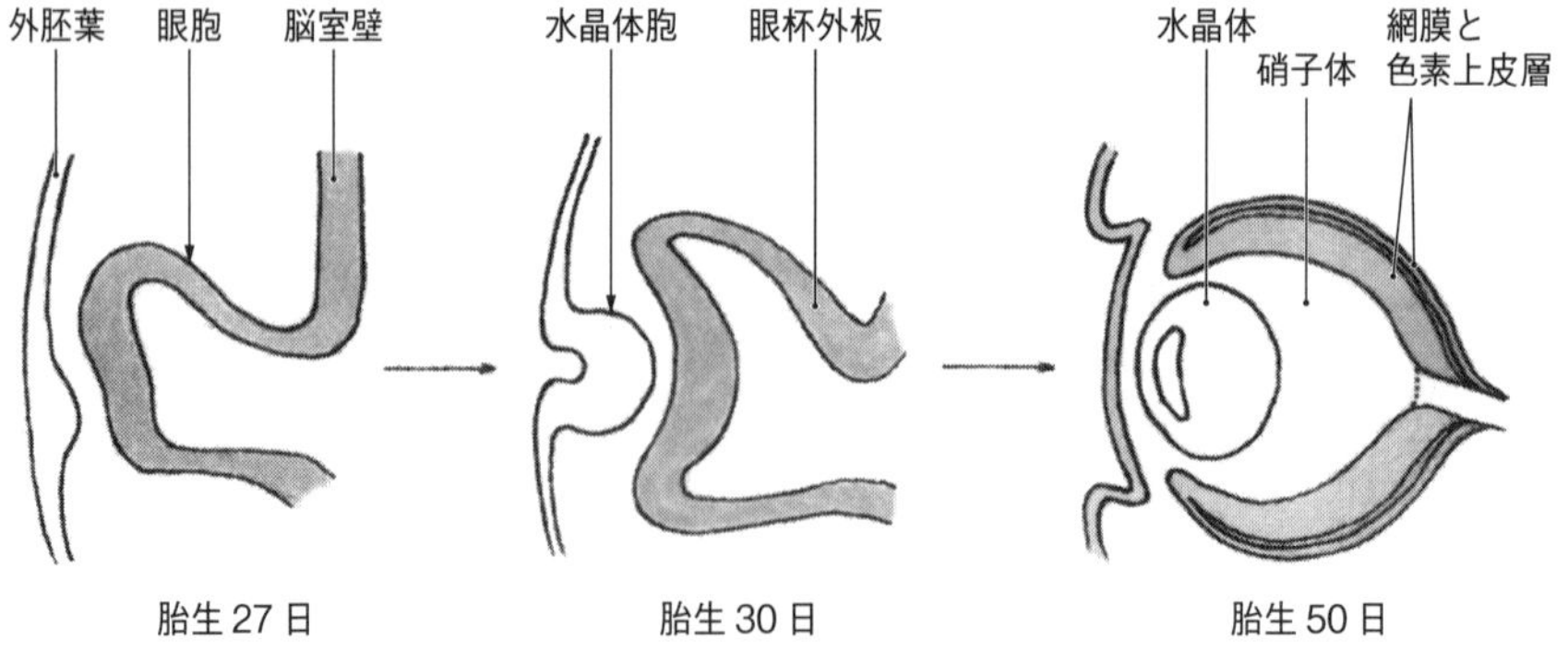

16-2 眼の発生の模式図[34改]

れます。

(3) 神経膜(網膜《もうまく》)

眼球の最も内側の層は網膜と呼ばれる神経膜です。網膜は光の受容細胞である**視細胞**とそれを脳に伝える**視神経細胞**を主体とする膜で、眼球内膜とも呼ばれます。即ち、この部分は胎生初期に前脳の一部が出っ張って**眼胞**《がんぽう》となり、更に眼胞前部が後方へ陥入《かんにゅう》して二重になって**眼杯**《がんぱい》と呼ばれる杯《さかずき(はい)》状《じょう》の二重膜を作り、それらがそれぞれ網膜とそれを覆う**色素上皮**になったものなのです(16-2)。

網膜は、**視部**と**盲**《もう》**部**に分けられます。視部が視細胞によって光を受け、視覚を司る本来の機能を果している網膜で、約四分の三を占めています。盲部は眼球の前部で毛様体と虹彩の裏側を覆っている光の入らない部分です。

色素上皮を除く網膜視部の神経細胞は、基本的に三層で構成されています。即ち、最外層の**視細胞**(**錐**《すい》**状体細胞**と**杆**《かん》**状体細胞**)の層、中間にある**双極**《そうきょく》**細胞**の層、最内層の**視神経細胞**(**神経節細胞**)の層です。この三種の細胞の連絡が視覚情報を中枢へ送り出す最短距離になります。またこれらの層の間には、横の連絡をとる**水平細胞**と**アマクリン細胞**(無軸《じく》索《さく》細胞)が存在します(16-1)。

神経膠細胞《しんけいこう》としては、光の入射方向と一致して網膜のほとんどの層を貫くようにして存在する細長い**ミュラーの支持細胞**があります。また**星状膠細胞《せいじょうこう》**も乳頭部を中心として存在することが知られています。

視細胞である**錐状体細胞《すいじょうたい》**は網膜のより中心部に多く、明所視・色彩視・中心視に関与するといわれます。また**杆状体細胞**はより周辺部に多く、暗所視・黒白視《こくびゃくし》・周辺視に関与するといわれます。

視神経細胞は長い軸索を出しています。これらの軸索は、網膜の中心部よりやや鼻側の**視神経乳頭《にゅうとう》**に集められて束になり、ここから眼球を出て**視神経**になります。視神経乳頭には視細胞が存在しませんので、この部分は光を感じることはなく、視野の中の**生理的な盲点**になります。これを**マリオットの盲点**といいます。

また視神経乳頭の少し側頭側(眼球後極《こうきょく》の一ミリ外側)には、**中心窩《ちゅうしんか》**を持つ**黄斑《おうはん》**と呼ばれる部分があります。この中心窩は錐状体細胞で占められ、最も視力の良い部分といわれます。

3 眼球の付属器

(1) 眼瞼《がんけん》と結膜《けつまく》

眼瞼(まぶた)は眼球を覆うもので、外表面は皮膚、内面は眼瞼結膜と呼ばれる一種の粘膜からなります。眼瞼は**上眼瞼《じょうがんけん》**(うわまぶた)と**下眼瞼《かがんけん》**(したまぶた)の二枚からなり、上眼瞼の方が大きく動きます。

眼瞼は眼球を機械的に保護し、不必要な時には光を遮《さえぎ》りますが、これ以外に眼を閉じた時は涙をためて涙の袋となり、眼球前面を潤して乾燥を防止します。

結膜は眼球と眼瞼とを結合する膜という意味のようです。結膜は上下の**結膜円蓋**によって**眼球結膜**から**眼瞼結膜**に移行しています。これは粘膜として薄い**重層円柱上皮**を持っており、異物に対して鋭敏に反応して涙を出したり、充血したり、結膜炎を起したり、あるいは濾胞《ろほう》を作ったりします。

眼瞼の中には**眼輪筋**があります。これは上下の眼瞼を輪状に取り巻いている筋で顔面神経の支配を受け、眼瞼を閉じます。またその結膜側には**瞼板**《けんばん》と呼ばれる強い結合組織の板状構造があり、眼瞼の形態を保持しています。

瞼板はその中に**瞼板腺**（**マイボーム腺**）と呼ばれる腺を入れています。この腺は三〇本前後のものがそれぞれの**眼瞼縁**に対して垂直に並んでおり、中性脂肪を分泌して開眼時の涙の流失を防止しているとされています。また眼瞼縁からは**睫 毛**《しょうもう》（まつげ）が数列になって並んで出ています。睫毛はまた**睫毛腺**（**モル腺**）と呼ばれるアポクリン汗腺の一種を伴っています。

上眼瞼の中へは眼輪筋以外に**上眼瞼挙筋**《けんきょきん》の腱が来て、眼瞼の結合組織及び瞼板に終っています。またそれぞれの眼瞼の上縁と下縁には、**上瞼板筋**及び**下瞼板筋**があって、**瞼**《まぶた》を開く運動を助けています。これらの**瞼板筋**は平滑筋で交感神経の支配を受けているとされています。

(2) 涙器《るいき》

眼球には**涙腺**《るいせん》が付属しています。**涙器**には涙腺とその排出路とがあります（16-3）。（主）涙腺は上眼瞼の外側部にありますが、**上下の結膜円蓋**《えんがい》にも**副涙腺**と呼ばれる小涙腺群があって結膜円蓋へ開口しているといわれます。

涙の排出路は、上下両眼瞼の内側で上下の**涙丘**《るいきゅう》にある**涙点**と呼ばれる小さな孔から始まります。ここから涙は上下の**涙小管**によって**涙嚢**《るいのう》へ運ばれ、**鼻涙管**《びるいかん》によって鼻腔の中の**下鼻道**へ排出されます。従って嬉しかったり、悲しかったりして涙が出る時には、まず鼻が詰まります。そしてもっと涙が出ると目からあふれ出て、ポロポロと頬へこぼれることになります。涙には溶菌酵素のリゾチームが含まれているとされています。

涙腺は自律神経によって支配されています。副交感神経で分泌が高まり、交感神経で分泌が抑制されます。

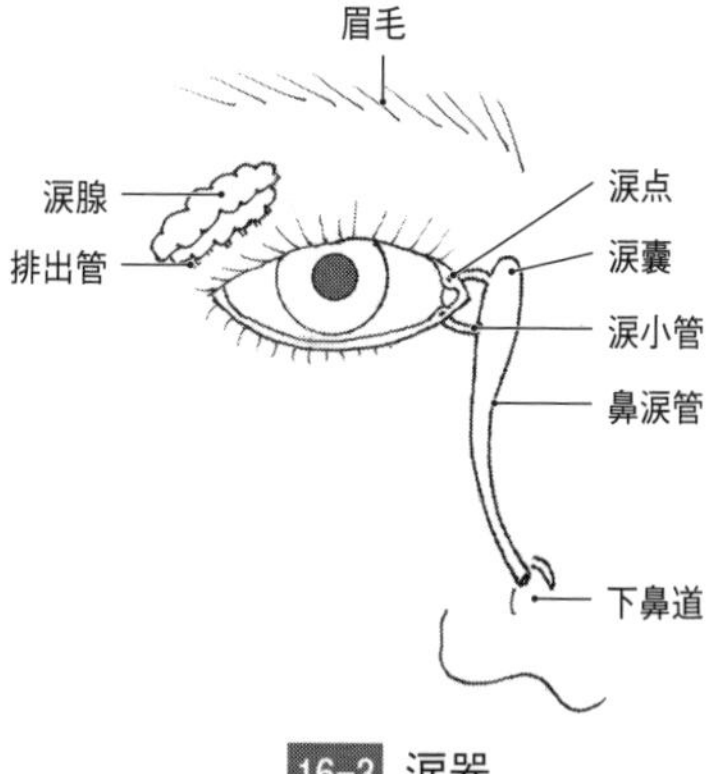

16-3 涙器

第17章　聴覚器《ちょうかくき》と平衡覚器《へいこうかくき》

1　聴覚器

聴覚は視覚に次いで、ある意味ではそれ以上に、ヒトや動物にとって大切な感覚です。**聴覚器**は、構造的には外耳《がいじ》、中耳《ちゅうじ》、内耳《ないじ》(平衡覚器も含まれる)の三部分に分けることができます。

(1)　外耳

外耳は耳介《じかい》と外耳道から構成されています。

①　耳介

耳介は単に耳とも呼ばれる所で、集音器としての役割を果しています。その中核は**耳介軟骨**と呼ばれる**弾性軟骨**で、これを薄い**皮膚**が覆っています。

耳介には、**耳輪《じりん》**、**対輪《たいりん》**、**耳珠《じじゅ》**、**対珠《たいじゅ》**、**耳垂《じすい》**、**舟状窩《しゅうじょうか》**、**外耳孔《こう》**、**耳介結節《けっせつ》**などの名のついている部分があります。また耳介には軟骨がありますが、下部の垂れ下がっている部分の耳垂には軟骨がありません。

耳介結節は、**ダーウィン結節**とも呼ばれるもので、耳輪の後上部にある対輪側への小さな結節です。サルより進化したヒトでは耳の尖がっている部分が結節になったという考えをダーウィンが紹介したとのことで、その結節にこの名がつけられたといわれます。しかしこの結節は、あるヒトとないヒトがあります。ちなみに私には右耳にだけこの結節があります。しかし母が生きている時調べた結果では左右どちらの耳にもありませんでした。父は母よりも早く死んでしまったので分かりませんが、耳を動かせた父には両耳にあったのでしょうか。

耳介は哺乳動物では多様性に富んでいます。動物によっては遠くの音を聞くために耳を立てたり、音の方向に向けたりすることができます。ヒトにも「耳をそばだてる」という表現がありますので大昔はもっと動かせたのかも知れません。今でもヒトは上、前、後の三種の**耳介筋**を持っていますが、何れもほとんど役に立っていません。しかし時々耳を動かすことのできるヒトがいるようです。私の父はその一人で、私が子供の頃、機嫌のよい時には耳介全体を前後にきくきくと動かして見せてくれ、私の驚くのを楽しんでいました(17-1)。

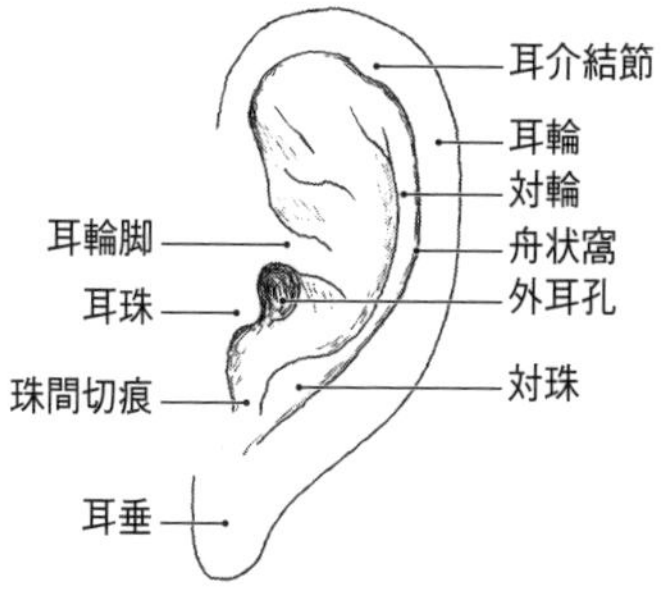

17-1 外耳

② 外耳道

外耳道は、外耳孔から**鼓膜**《こまく》に至る皮膚に覆われた伝音管ともいうべきもので、少し奥まった所でわずかに高くなって曲がっています。この外側三分の一は**軟骨**で、内側三分の二は**骨**で囲まれています(17-2)。

軟骨部の皮膚にはヒトによっては**耳道腺**(耳垢腺《じこうせん》)や、毛が見られます。耳道腺はアポクリン汗腺《かんせん》に属するといわれます。

（2）中耳

中耳は、鼓膜と鼓室《こしつ》、鼓室の中にある耳小骨《じしょうこつ》と骨格筋である**耳小骨筋**などによって構成されています（17-2）。

① 鼓膜

鼓膜は、外側が皮膚、中間が固有層、内側が粘膜からなる薄い膜で、固有層には放射状に走る膠原線維からなる外層と、輪状に走る内層とがあります。鼓膜は、太鼓の面にあたる部分で、外界の音を感じて振動します。

② 鼓室

鼓室は、側頭骨《そくとうこつ》の中にあるやや内外に扁平な部屋で、その中に耳小骨を入れています。鼓室の内側壁の中央には**前**《ぜん》**庭窓**《ていそう》（卵円窓《らんえんそう》ともいう）があって、三番目の耳小骨である**アブミ骨**の**底**がはまっています。前庭窓のすぐ下には、**蝸**《か》**牛**《ぎゅう》の基底回転でできる膨隆《ぼうりゅう》（**岬角**《こうかく》）があって、その後下方には**蝸牛窓**《そう》（正円窓《せいえんそう》ともいう）があります。

また内側壁の前方には咽頭と交通する**耳管**《じかん》があります。耳管は通常閉ざされていますが、嚥下《えんげ》の時は開き、鼓室の換気をして内外の気圧を均等にします。

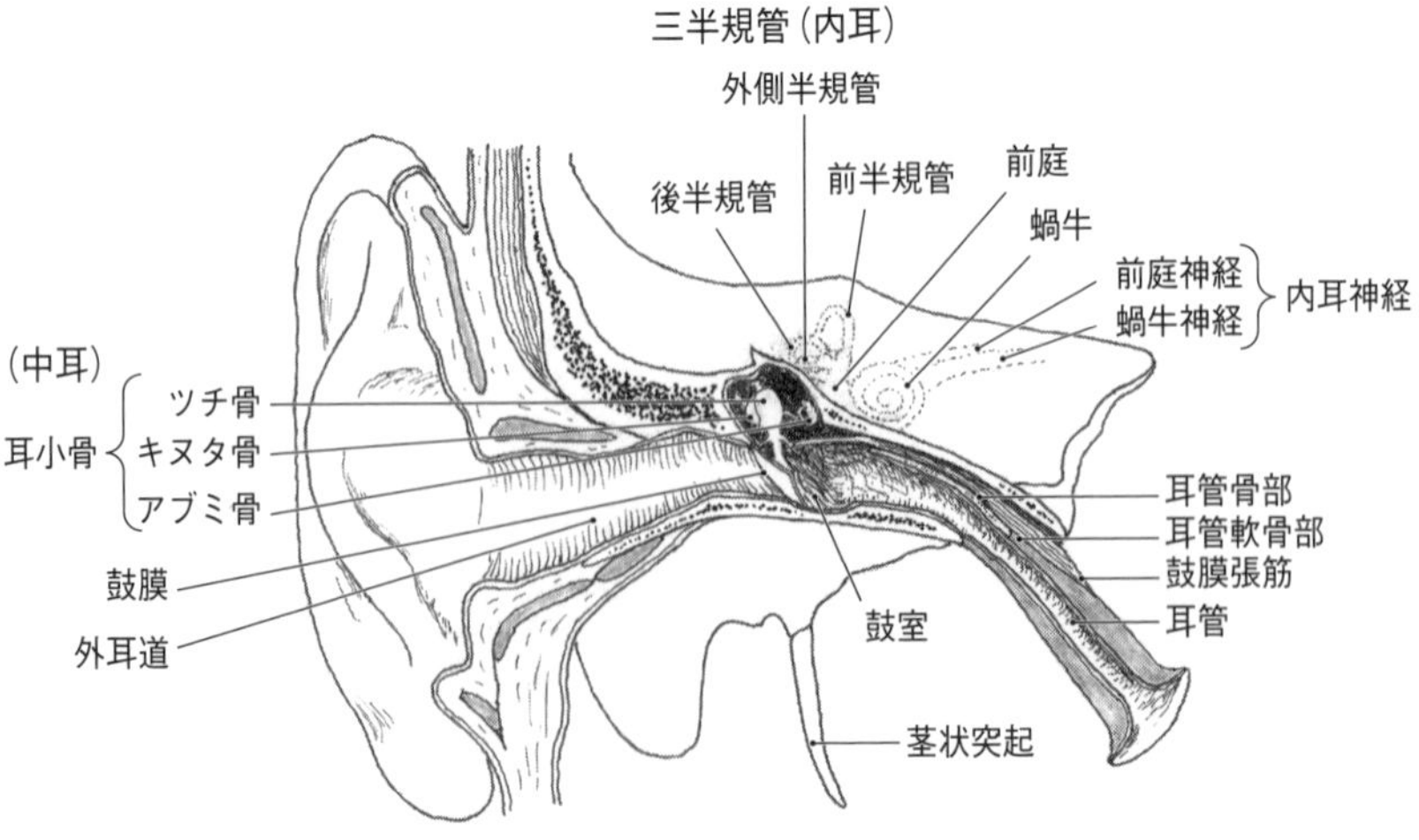

17-2 聴覚・平衡覚器 23改

③ **耳小骨**

耳小骨は、鼓膜の振動を内耳の入口である前庭窓に伝える役割を持っている小さな三つの連結された骨です。鼓膜の振動は鼓膜の面積とアブミ骨底の面積の比、及び耳小骨連鎖のてこ比によって、およそ二二倍の音圧になって伝えられるといわれます。

これらの骨は、鼓膜《こまく》の臍《さい》から上端にわたって**ツチ骨柄**《こつへい》で密着している槌《つち》の形をした**ツチ骨**、ツチ骨とアブミ骨をつなぐ**キヌタ**（砧《きぬた》）**骨**、鐙《あぶみ》の形の**アブミ骨**です。

④ **鼓膜張筋**《ちょうきん》**とアブミ骨筋**《こつきん》

中耳にはまた**鼓膜張筋**と**アブミ骨筋**という二つの筋があります。これらの筋は大きな振動エネルギーがそれぞれ鼓膜やアブミ骨から内耳に伝わらないようにしている、即ち伝導の減弱反射にかかわり過大な音から内耳を守っていると考えられています。

(3) 内耳

内耳は**側頭骨岩様部**《そくとうこつがんようぶ》**錐体**《すいたい》の中にある**骨迷路**《こつめいろ》と呼ばれる空洞とその中の**膜迷路**《まくめいろ》から構成されています。この骨迷路の中にはわずかな結合組織があり、外リンパも入っています。しかし内耳の本体ともいうべきものは膜迷路で、それには三種類の部分があってそれぞれ違った役割の感覚装置を入れています。即ち、**蝸牛管**《かん》、三つの**半規管**《はんきかん》、**球形嚢**《きゅうけいのう》と**卵形嚢**《らんけいのう》です。このうち蝸牛管の中には聴覚の受容器が入っており（17-3）、その他のものの中には平衡覚の受容器が入っています。

① **蝸牛**

骨迷路の蝸牛は、骨の中にある、二回と四分の三回転したカタツムリの殻の中のようなものです。しかしこのラセンに巻いた殻の中には更にそれを上下に仕切る構造物があって、仕切られた上の部分を**前庭階**といい、下の部分を**鼓室階**といいます。

またこの「仕切り」は、**骨ラセン板**と呼ばれる**蝸牛軸**から出る骨性の部分とこれを一部含みながらこれに連なる蝸牛管によって構成されています。そして前庭階と鼓室階は、蝸牛の頂上(**蝸牛頂**《ちょう》)で交通しています。

骨迷路の中には外リンパが入っていて鼓膜の振動は増幅されて前庭窓を通じ外リンパの圧の変化として蝸牛管に伝えられます。

② 蝸牛管

骨ラセン板に連なる**基底板**《きていばん》の上には、**内・外有毛**《ゆうもう》**細胞**やその**支持細胞**などが乗っており、更にその上には硬いゼラチン状の**蓋膜**《がいまく》と呼ばれるものが接しており、更にそのまた上方には二層の扁平上皮からなる薄い**前庭膜**《ぜんていまく》(**ライスナー膜**)といわれるものが蝸牛の外側やや上方から内側下方の骨ラセン板の

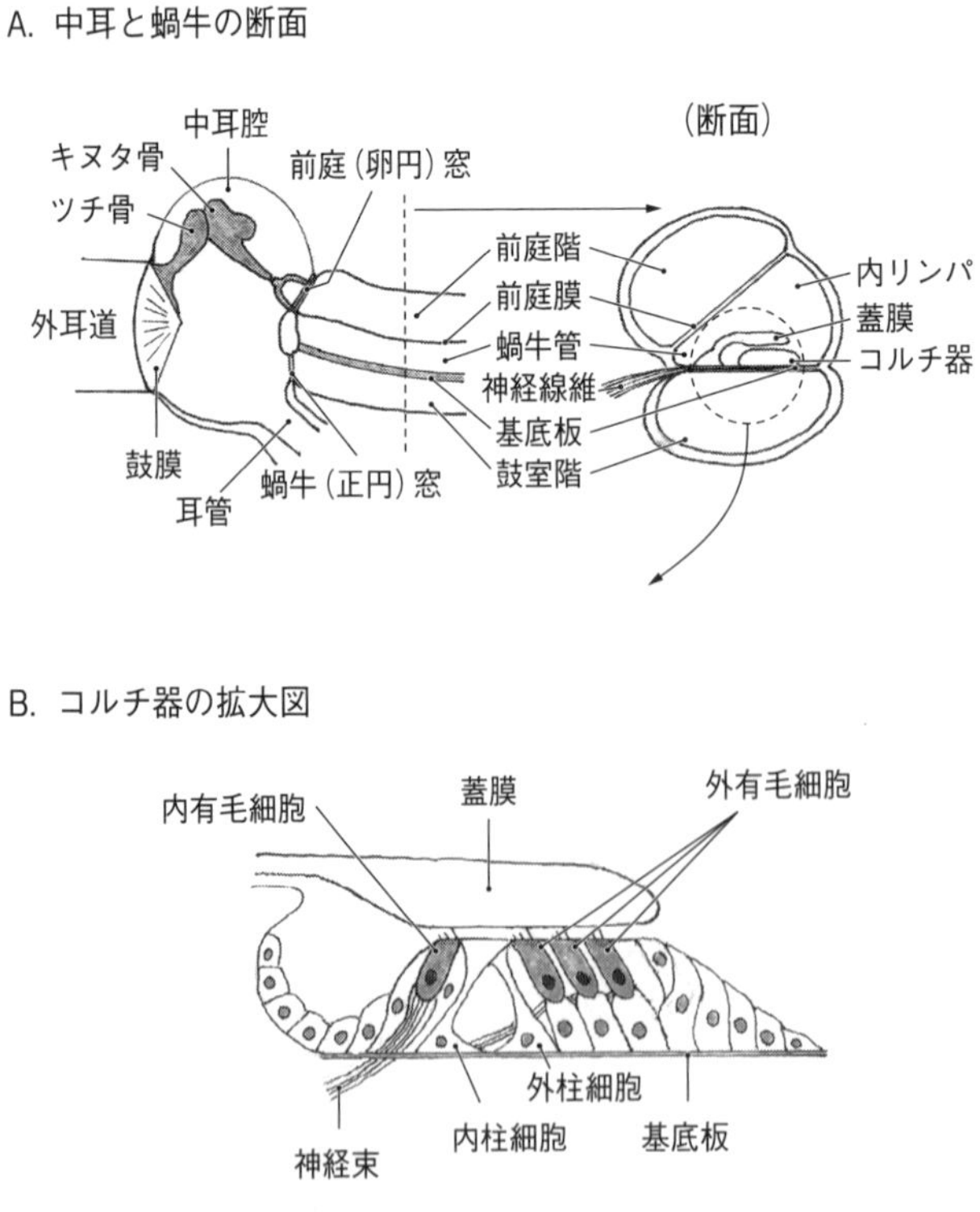

17-3 中耳とコルチ器[56改]

ラセン板縁にかけて張っています。このようにしてこの基底板と前庭膜の間には特別の管腔が作られ、この中に**内リンパ**が入っています。

蝸牛のラセンの中にあるこの管腔が蝸牛管（あるいは前庭階と鼓室階の中間にあるので**中間階**）と呼ばれる膜迷路なのです（17-3）。この管腔は球形嚢と結合管によって通じています。

③ 基底板

膜迷路の底になる基底板は、蝸牛のラセンに従って回旋していますが、これを引き伸ばして真直にしてみますと、その幅は蝸牛底の側が狭く蝸牛頂に向かって次第に広くなっています。

基底板は、前庭階の外リンパの振動を薄い前庭膜を通して受ける内リンパによって振動します。この波は、音の周波数に応じて基底板の特定の場所に最大の振動をもたらします。即ち、音波の振動数に応じて振動数の多い、高い音の波は短距離で最大振幅に達し、低い音の波は蝸牛頂の近くに達して消失します。この最大振幅をその部位の**コルチ器**の感覚細胞（内有毛細胞）が感知することになります（17-3、4）。

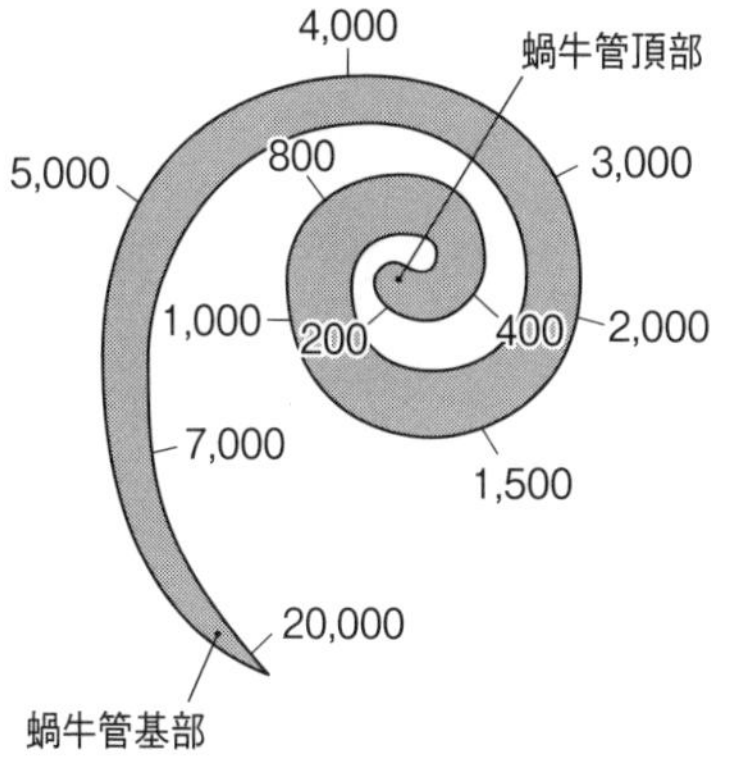

17-4 蝸牛管の基底板各部で感知する振動周波数（単位はヘルツ Hz）

④ 音の受容

音の感覚は内有毛細胞によって受容されます。外有毛細胞は内有毛細胞の感度を調節していると考えられています。内有毛細胞の興奮はそれにシナプスしている感覚神経線維（ラセン神経節の双《そう》極《きょく》細胞の線維）によって**蝸牛神経核**を経て、更に上位の中枢へ伝えられることになります。

このような蝸牛管内にある基底板上の音の受容装置である**内・外有毛細胞**と**内・外柱細胞**やその他の支持細胞・支持装置を**ラセン器**、あるいはその最初の記載者の名をとってコルチ器と呼んでいます。

2 平衡覚器

平衡覚《へいこうかく》は我々の体位を正しく保ち、適切な運動をさせてくれる感覚です。内耳の半規管《はんきかん》と平衡斑がこれを司っています。また平衡感覚による体位の調節や運動の調節はほとんど反射的に行われています。

(1) 半規管

膜迷路には、三つの**半規管**がありますので、**三半規管**《さんはんきかん》とも呼ばれます。これらは**骨半規管**の中に存在する輪状の管です。膜迷路のこれらの管は互いに直角に交わる三つの平面にあります。即ち、**外側(水平)半規管**、**前半規管**、**後半規管**です。

外側(水平)半規管は頭部を三〇度前に傾けた状態で完全に水平な位置を占めることになります。また前半規管は、前後軸から四五度外側にずれた位置にありますので、反対側の後半規管と平行な垂直面に位置することになります。後半規管は反対側の前半規管と同様の関係になります。

それぞれの半規管はその結合する前庭部に近いところで一つずつ球状の**膨大部**を作っています。この中には**膨大部稜**《りょう》と呼ばれる隆起があって、その中に感覚細胞とそれにシナプスする神経の束を入れています。この感覚細胞からは多数の線毛が出ており、これらの線毛はすべてがゼラチン様の物質で束ねられて**膨大部頂**《ちょう》または**小帽**《しょうぼう》(**クプラ**)と呼ばれるものになり、膨大部と対向壁との間に直立しています。

このような膨大部頂は半規管内の**内リンパ**と頭部の動きとの違いによる内リンパの「流れ」を感じて動き、感覚細胞を興奮させます。このようにして三つの半規管によって頭部に加わる回転運動が感受され、感覚細胞にシナプスする**前庭神経**によって中枢へ伝えられます（17-5A、B）。

前庭神経には、橋《きょう》の網様体《もうようたい》に細胞体を持ち平衡感覚受容を修飾する遠心性線維が含まれています。

（2）平衡斑《へいこうはん》

膜迷路のうちの蝸牛管と半規管の中間にある前庭部には二つの膨らみがあります。即ち蝸牛管側にある**球形嚢《のう》**と半規管側にある**卵形嚢**です。これらの嚢の中には、それぞれ垂直方向と水平方向に位置する**平衡斑**（**耳石器《じせきき》**）と呼ばれる感覚受容器があります。この平衡斑は、板状に並んだ**感覚細胞**の一群とそれを覆う、表層に炭酸カルシウムの砂状結晶（**平衡砂《さ》**、**耳石**とも呼ばれる）を持つゼラチン様物質でできた、**平衡砂膜**（**耳石膜**）によって構成されています（17-5C）。

平衡斑の感覚細胞はそれぞれ、一本の長い**動毛**と、四〇～一一〇本のより短いいろいろな長さの**不動毛**を持っています。これらの線毛は一番長い動毛を端にして、その他の不動毛が背丈の順に集まって並んでいます（17-5C、D）。このような動毛と不動毛を持つ有毛細胞の平衡斑における配列を見ると、平衡斑の形に従って、**卵形嚢斑**の場合には内側方向に開いたU字状に走る**ストリオーラ**（**平衡斑条**＝分水嶺）を境に二つのグループがそれぞれ向き合って、また**球形嚢斑**の場合にはそのほぼ中央を屈曲して走るストリオーラを境に、それぞれが背を向けて、何れも互いに反対方向を向いて並んでいます（17-5E）。

これらの**感覚毛**は平衡砂膜に埋没していて、頭部の動きに伴う平衡砂膜の動きに反応します。即ち、この不動毛が矢印のように動毛の方へ動くことによって感覚細胞の**興奮**（脱分極）が起り、動毛から離れるよ

A. 膜迷路(模式図) 27改

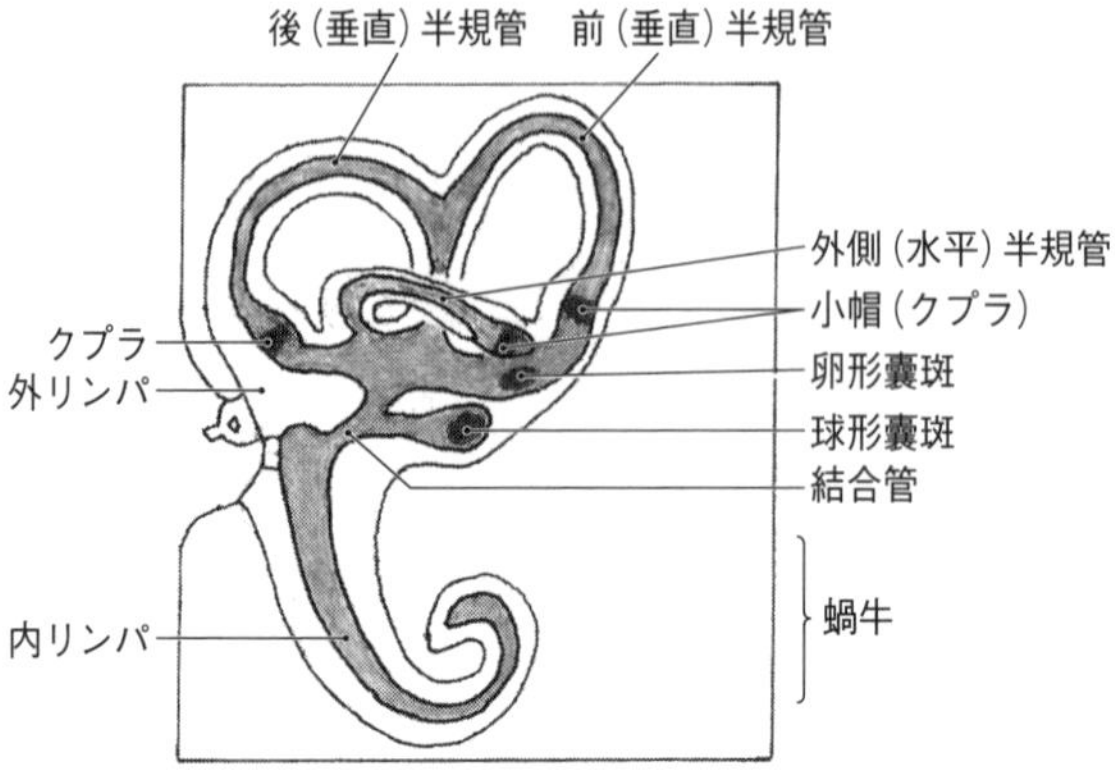

B. 半規管膨大部稜 14改

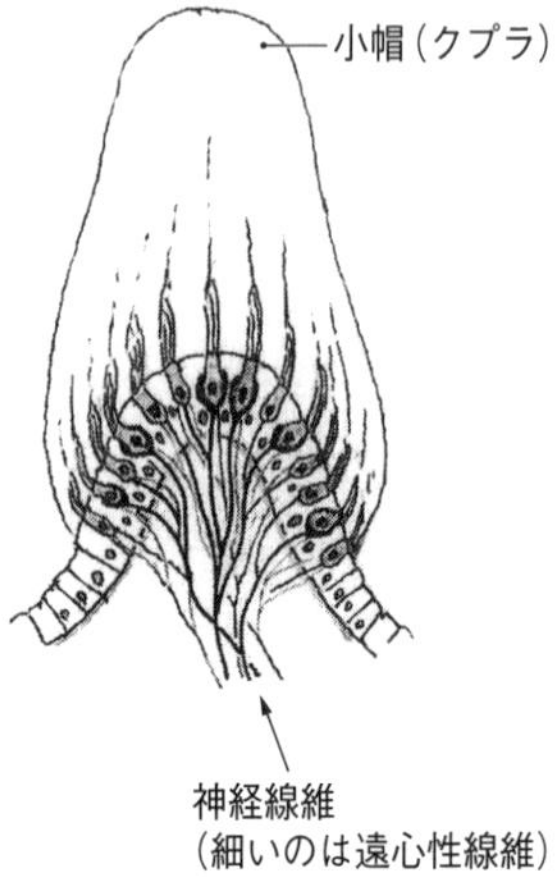

C. 平衡斑(卵形嚢斑) 14改

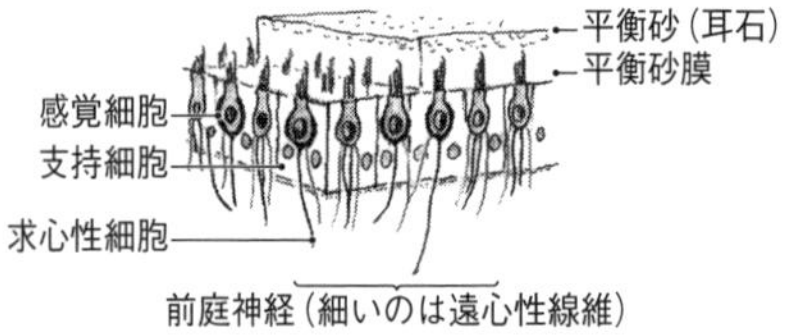

D. 平衡斑の有毛細胞と神経線維 27改

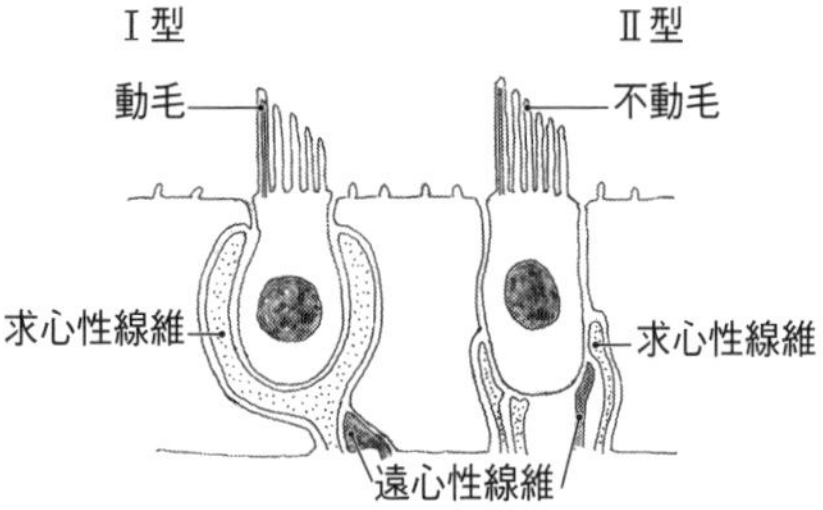

E. 平衡斑における有毛細胞の配列 27改

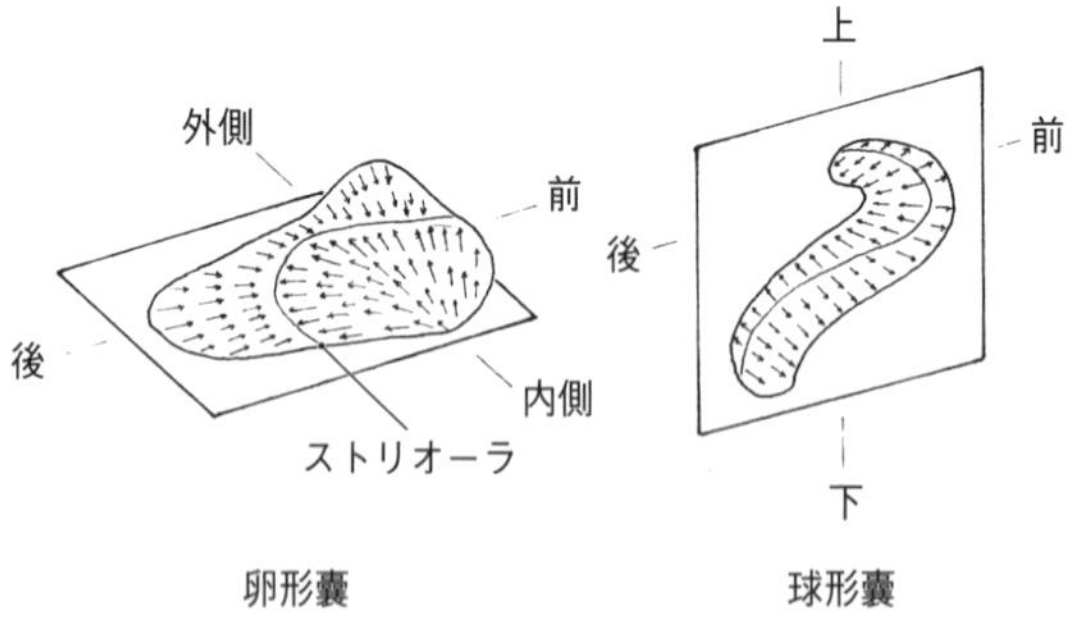

身体が直立位の時、卵形嚢斑は水平に、球形嚢斑は垂直になっている。矢印は有毛細胞が刺激される感覚毛の傾き方向を示している。

17-5 内耳の平衡覚受容器

うに動くことによって**抑制**（過分極）が起ります。これらの情報は感覚細胞にシナプスする前庭神経によって中枢へ伝えられます。このような平衡感覚受容器によって、重力の方向に対して頭がどのような静的位置にあるのかを判断することができます。

第18章　気《き》道《どう》と嗅覚《きゅうかく》器《き》

1　気道

（1）鼻《び》腔《くう》

ヒトの場合、一般にいう鼻は外から見た**外鼻**《がいび》とその内腔の**鼻腔**からなります。外鼻は鼻腔の前壁として顔面の中央に突出している部分をいいます。即ち、外鼻は眉間《みけん》の下部で左右の内眼角のほぼ中央にある**鼻根**から始まって、次第に**鼻背**《びはい》となって隆起し、**鼻尖**《びせん》で終ります。鼻背下部で鼻尖の両側に**鼻翼**《びよく》があって、**外鼻孔**を覆っています。一対の外鼻孔は**気道**の始まりで、吸気と呼気の出入り口になっています（18-1）。

外鼻は顔の中央にあって比較的限られた部分を占めているに過ぎませんが、鼻腔と呼ばれる鼻の内腔は割合大きく広がっています。即ち、鼻腔は**鼻中隔**で左右に分かれていますが、その両側では上下前後に広がり、**上**、**中**、**下の鼻甲介**《びこうかい》と呼ばれる棚状の外側から正中部下方に向かう突起で、その下部の**上**、**中**、**下の鼻道**《びどう》に分けられます。また嗅上皮は**篩板**《しばん》の下面を覆い、上鼻甲介から鼻中隔にわたって広がっています。こ

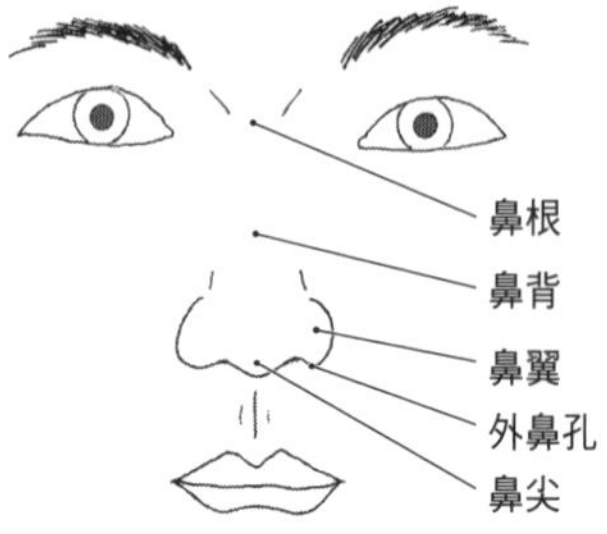

18-1　外鼻

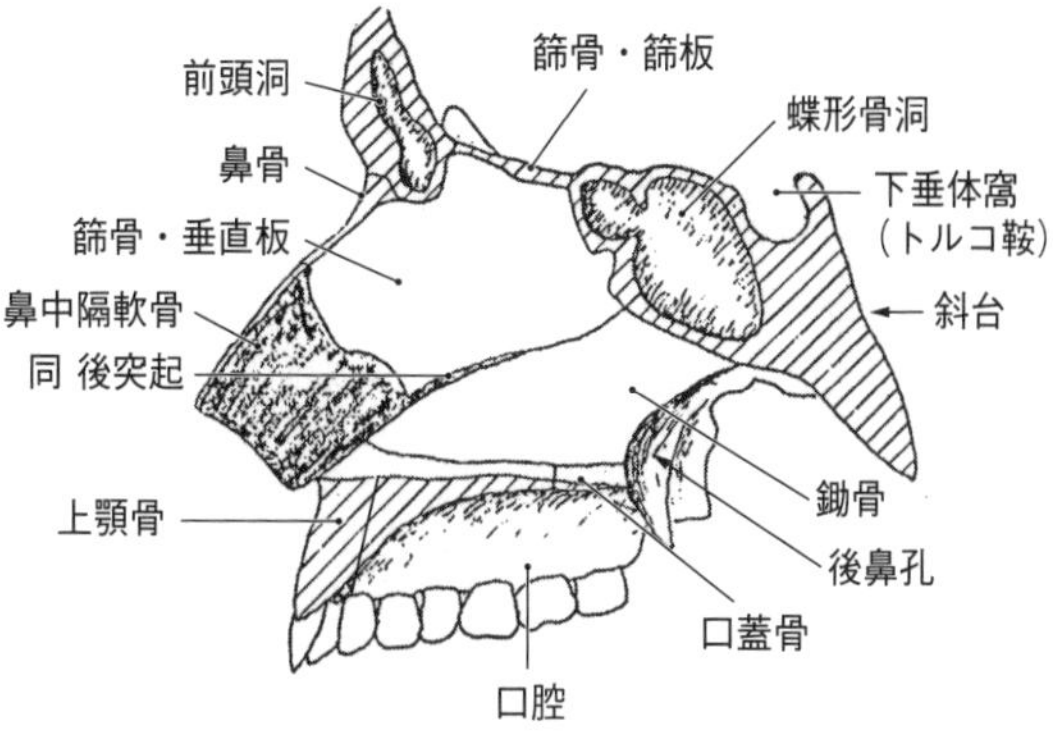

18-2 鼻中隔 23改

のため匂いをよく嗅《か》ごうとする時は「くんくん」と強く息を吸い込み、吸気を鼻腔の最上部へ送ろうとします。また鼻中隔に接する中央の部分は鼻甲介で区切られておりませんので**総鼻《そうび》道《どう》**と呼ばれます。なお鼻中隔を作っている硬組織は、**篩骨《しこつ》**の**垂直板**と**鋤骨《じょこつ》**と呼ばれる鋤《すき》の形をした骨と、**鼻《び》中隔軟骨《ちゅうかくなんこつ》**です(18-2)。

鼻腔の粘膜は入口の**鼻《び》前庭《ぜんてい》**の部分を除いてすべて**多列線毛上皮**で覆われています。鼻前庭は皮膚の続きで**重層扁平上皮**であり、**鼻《び》毛《もう》**が生えています。これは吸気中の比較的大きな塵埃《じんあい》を篩《ふるい》にかけるためです。

鼻腔の大部分を占める呼吸部の上皮には多数の杯《はい》細胞があります。また上皮の線毛は、**後鼻《び》孔《こう》**に向かって運動しています。更に粘膜固有層には多数の粘液細胞と漿液細胞からなる混合腺の**鼻腺**が存在します。気道の粘液中にはリゾチームなどの抗菌作用を持つ物質が含まれているといわれます。

また鼻腔はその粘膜下に豊富な血管を持っています。これによって吸気を体温に近いものに暖めると共に、適当な湿度を与えていると考えられます。

鼻腔にはいろいろな管が開口しています。まず下鼻道には涙の排泄管である**鼻《び》涙管《るいかん》**が開口しています。中鼻道には最大の副鼻腔である**上顎洞《じょうがくどう》**、前頭骨にある**前頭洞《ぜんとうどう》**、小さな腔の集まりである**篩《し》骨蜂巣《こつほうそう》**の前部のものが開口します。また上鼻道には篩骨蜂巣の後部のものが開口しています。更に鼻腔最上部の後方にある狭い**蝶篩《ちょうし》陥凹《かんおう》**には**蝶形骨洞《ちょうけいこつどう》**が開口しています(18-3)。

鼻腔の周囲にあるこれら多くの**副鼻腔**と呼ばれる骨洞は、何れも背の低い**多列線毛**の**粘膜上皮**で覆われています。これらの副鼻腔の役割としては、頭蓋骨を軽くする、頭蓋骨に与えられた衝撃を吸収する、共

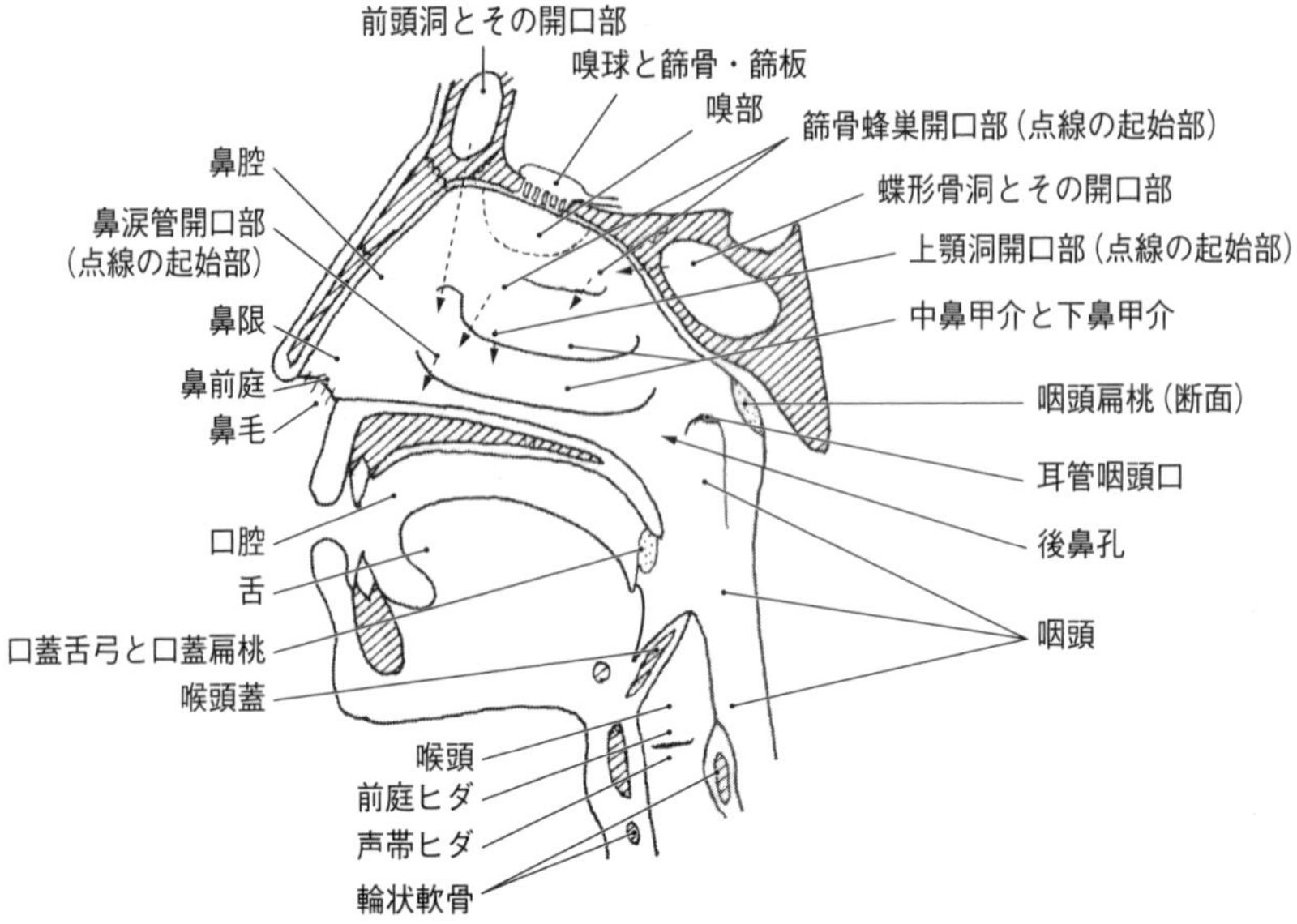

18-3 鼻腔と口腔の正中矢状断面

鳴腔として独自の声を作る、鼻粘膜の面積を広げ吸気に湿度や温度を与えるなどがあると考えられます。

(2) 咽頭鼻部《いんとうびぶ》

咽頭は鼻腔と口腔の後部にある細長い腔所で、三つの部分に分けられます。即ち、**鼻部**(上咽頭)、**口部**(中咽頭)、**喉頭**《こうとう》**部**(下咽頭)です。

咽頭鼻部は、鼻腔の後壁ともいえる部分で、ここで吸気も呼気もほぼ直角に方向を変えることになります。またこの部分には中耳からの**耳管**も開口しています(**耳管咽頭口**)。更にこの部分には**咽頭扁桃**《へんとう》があって、感染の防御に働いています(18-3)。

咽頭鼻部の粘膜上皮は口部や喉頭部と違って多列線毛上皮になっています。ちなみにその他の部分の咽頭は重層扁平上皮で覆われています。またその粘膜下の壁は横紋筋で構成されています。

(3) 喉頭

喉頭は舌の根部から**気管**《きかん》に続く部分で、その入り口には

喉頭蓋《がい》と呼ばれる軟骨を主体とする蓋《ふた》があります。このすぐ上の咽頭口部では嚥下《えんげ》する**食物**と気道とが交叉《こうさ》しますので、食物の嚥下時には喉頭がせり上がり、この蓋が喉頭を塞《ふさ》いで、誤嚥を防止します。しかし高齢者や幼児がお茶や水などを飲んだり、そうでない人でも急いでものを飲んだりしますと喉頭がうまく塞がらず、しばしば液体が気道に入って咽《むせ》ぶことになります。

喉頭は**気道の一部**でもあり**発声器**でもあります。ことにヒトではこの部分がよく発達していて、いろいろな音声を出して言葉を喋ったり歌を歌ったりすることができます。発声器の中心になっているのは**声帯**《せいたい》です。声帯の周囲にはいろいろな軟骨や骨格筋があって、**声門**《せいもん》の大きさを変え、**声帯ヒダ**の緊張状態を変え、声帯ヒダを呼気によって振動させて声を出させます(18-3)。

(4) 気管と気管支

気管は長さが一〇〜一一センチの管で、一五から二〇個の馬蹄《ばてい》形の**気管軟骨**とこれをつなぐ**輪状**《りんじょう》**靱帯**、及び軟骨を欠く食道側の**膜性壁**からなっています。このような軟骨の連続は、気道が容易に塞がれないための仕組といえます。更に膜性壁には、横走する平滑筋に加えて縦走する弾性線維や膠原線維に混じって縦走する僅《わず》かな平滑筋もあるといわれます。

気管の内部を覆う粘膜は多列線毛上皮からなっています。また粘膜下組織には粘液及び漿液を出す混合腺である**気管腺**が存在します。

気管は両方の肺に入るためにまず左右の**主**《しゅ》**気管支**に分かれます。気管支の分岐は対称的ではなく、分岐の角度は右が小さく左がより大きくなります。これは左に心臓があるためです。このため、誤嚥《ごえん》した異物が気管に入ると、右側の気管支を詰めることが多いといわれます。

主気管支は更に分かれて、肺葉に入るために右は三つ、左は二つの**葉**《よう》**気管支**になります。また葉気管支は更に右で一〇、左で八個の**区域気管支**に分かれます。そして更に気道の終りである**細**《さい》**気管支**になります（18-2）。

2 嗅覚器

(1) 嗅覚とは

鼻は呼吸器以外に**嗅覚器**として働いています。我々の身近にいる嗅覚の発達した動物のイヌは、自分の尿をあちこちにひっかけてそれを行動の印にしているのみならず、訓練すれば荷物の中の麻薬を嗅ぎ分けたりもしてくれることが知られています。

私達ヒトでは、他の感覚に比して嗅覚はやや退化していて、感覚の中では上位に位置づけられていません。しかし嗅覚が感情や記憶と密接な関係を持っていることはよく知られています。

匂いが記憶や感情を目覚めさせることは、誰でも経験されることではないかと思います。私は、勤務地が離れていてしばらく会わなかった弟をその勤務先に訪ねた時、彼の部屋へ入った途端かすかに漂う父と同じ匂いを嗅いで、亡くなった父を想い出し、父に抱かれていた幼い時のように、安らかで落ち着いた気持ちになったことを覚えています。

(2) 嗅細胞

嗅覚器としての末端の感受装置は、鼻腔粘膜の最上部の**嗅部**《きゅうぶ》と呼ばれる部分にある**嗅上皮**で、これは**嗅細胞**及びその**支持細胞**と**基底細胞**から構成されています。そしてこの嗅細胞が空気中の分子の情報を感受して、嗅索をへてそれを上位の中枢へ送ることになります。

嗅細胞は嗅粘膜のほぼ全層にわたって存在する紡錘形《ぼうすいけい》の細胞で、その一本のみの**樹状**《じゅじょう》**突起**の尖端が膨らんでおり、そこから**嗅粘膜**の表面を覆う薄い**粘膜層**の中へ、八本から一五本の**線毛**（**嗅小毛**《きゅうしょうもう》）を放射状に出しているといわれます。また基底部からは一本の軸索《じくさく》が出て、嗅神経線維となり、篩骨篩板《しこつしばん》を通ってその他の嗅神経と共に、嗅球《きゅうきゅう》に入り、第二ニューロンにシナプスします。つまり嗅細胞は感覚細胞であると共に**嗅覚伝導路**の第一ニューロンになっています。

嗅部を覆う**粘液**はその部分に存在する**ボウマン腺**から出されるとされており、これは空気中の僅かな匂い物質を溶かして受容体へ運ぶ溶媒の働きをしていると考えられています（18-4）。

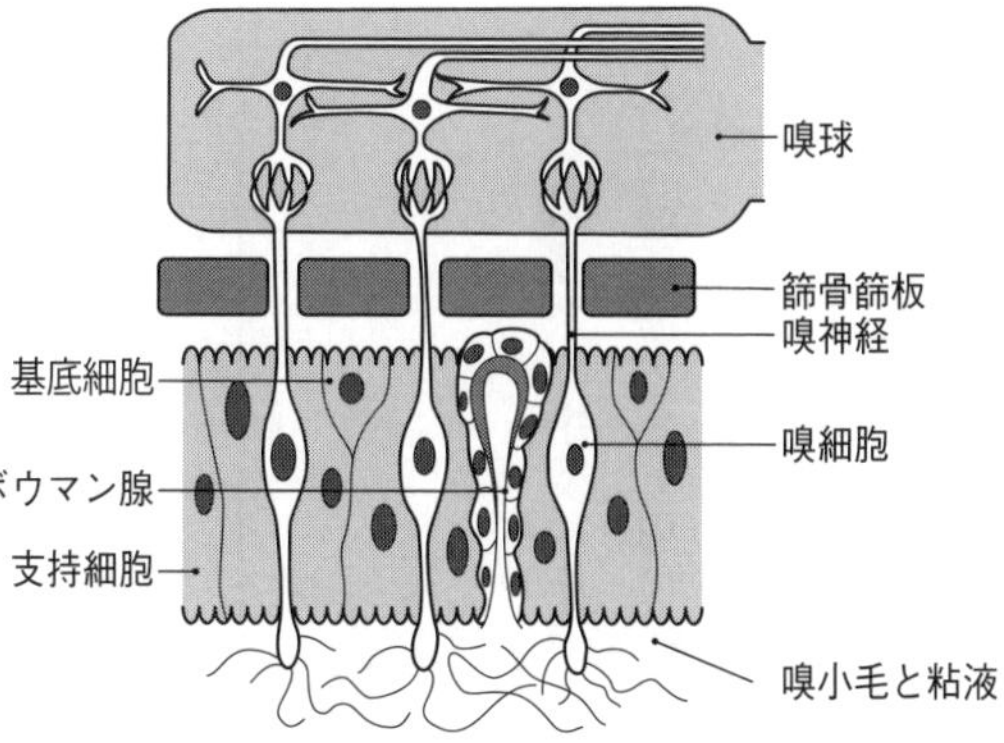

18-4 嗅上皮と嗅球 21改

第19章　肺《はい》

1　肺とは

肺は**気道の終点**にあり、**胸腔**《きょうくう》の大部分を占める一対の大きな臓器で、**呼吸器系**の主要部を構成しています。肺は、**酸素**を外界から身体に取り入れて、身体の代謝活動で生じた**二酸化炭素**を外界に排出しています。

胸腔の中央には、**縦隔**《じゅうかく》と呼ばれる、気管や食道、大動脈や心臓、大静脈などを入れている部分がありますが、肺はその両側で**右肺**と**左肺**に分かれて胸腔に広がっています。しかし心臓が左に偏って存在するため、右肺にくらべて左肺の方がやや小さくなっています。

2　胸膜

肺は**胸膜**に包まれています。この胸膜は一つの袋になっています。つまり、肺にくっついている**臓側**《ぞうそく》**胸膜**と胸壁にくっついている**壁側**《へきそく》**胸膜**の二枚に分かれており、この二枚が肺門の周囲で翻転《ほんてん》して一つの袋を作り、その中に少量の胸水と呼ばれる肺の拡張収縮運動に対して潤滑油の役割をする**液**を入れています。

これら二枚の胸膜のうち臓側胸膜は、肺の表面をぴったりと覆い、肺の葉間及び小葉間の結合組織とも連結しています（11-5）。

胸膜の作る**胸膜腔**は**陰圧**《いんあつ》になっています。これは呼吸運動、ことに肺の吸気運動を楽にさせるように働きます。また肺の周りには**胸郭**《きょうかく》があります。胸郭は胸骨や肋骨、胸椎による骨性の籠ともいうべきもので、胸部の内臓を保護すると共に胸膜腔の陰圧の維持に働いています。従って、もし胸壁が何らかの原因で破られ、胸膜腔に空気が入りますと、たちまち肺が圧縮され、呼吸困難を起します。これを**気胸**《ききょう》といいます。気胸は、外傷や肺の病巣など、どんな理由であれ、壁側からでも臓側からでも、胸膜が破られた場合に発生します。

胸膜は、**中皮**《ちゅうひ》と呼ばれる単層の扁平上皮が基底膜の上に並んだもので、その下にはこれを裏打ちする弾性線維を含む疎性の結合組織があります。

3 肺の構造

肺は**ガス交換**を行う器官ですので、その目的に応じた構造を持っています。即ち肺は、気管支の末端である細《さい》気管支が更に細くなって、**呼吸細気管支**になり、それが更に**肺胞管**《はいほうかん》、**肺胞嚢**《のう》、**肺胞**となった部分の集合体で、全体として表面積を増し、外呼吸を行います。

呼吸細気管支の壁は、扁平あるいは立方状の上皮と、それを包む基底膜とそれを裏打ちする血管を含む結合組織からなります。この部分には肺胞が膨れ出します。呼吸細気管支は、すぐに肺胞管と肺胞嚢になります。肺胞管は、肺胞で取り囲まれた管状を保っている呼吸細気管支の延長部分です。また肺胞嚢は、

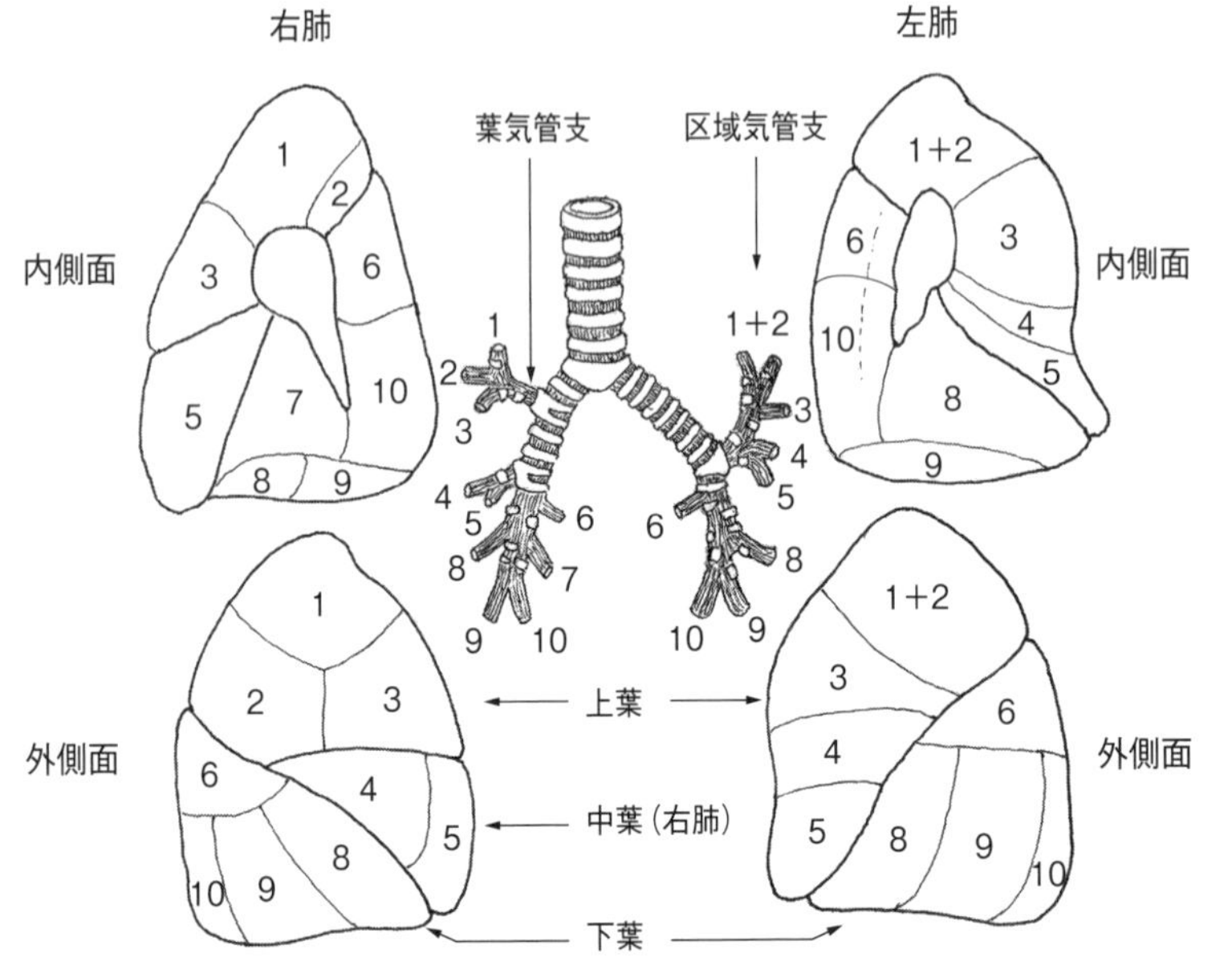

（左肺は中葉及び第 7 肺区域を欠いている。また第 1 と第 2 肺区域が一つになっている）

19-1 肺葉と区域気管支と肺区域[47改]

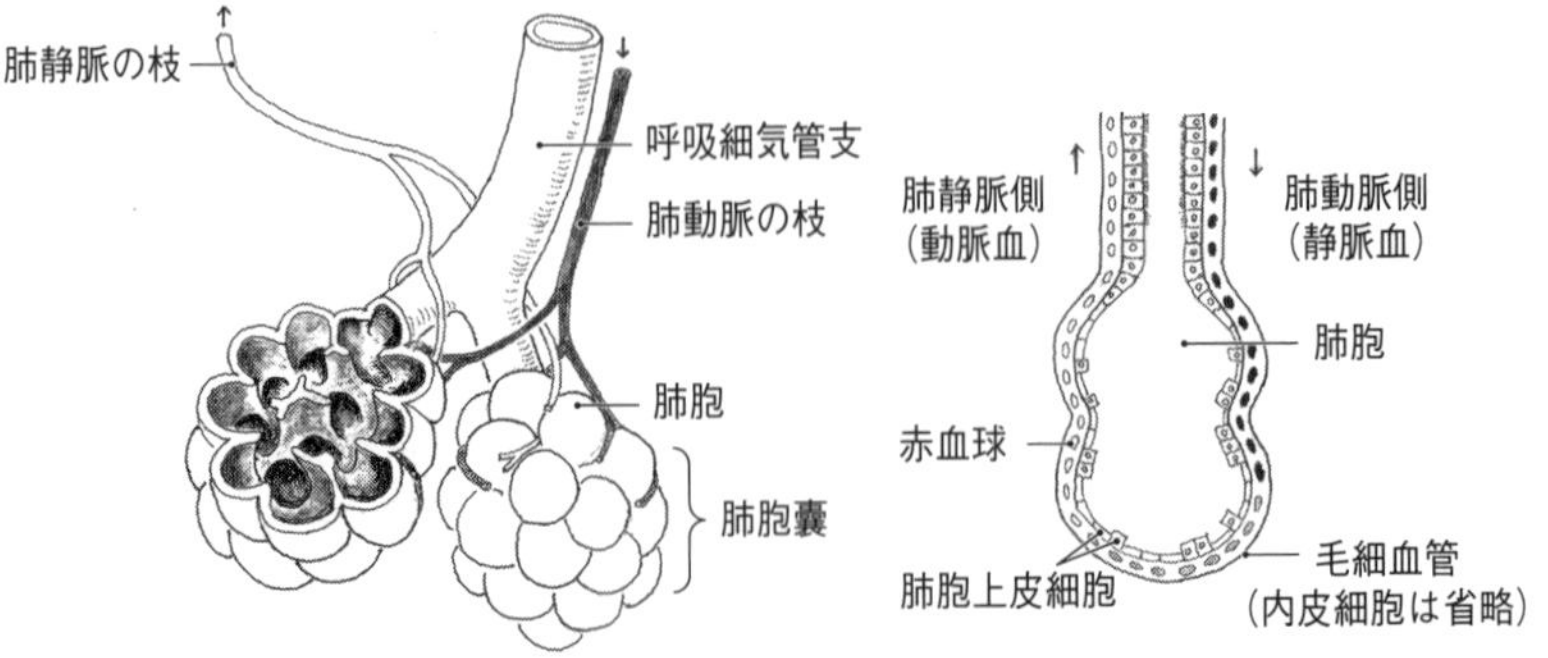

19-2 肺胞とその断面の模式図[21、43改]

肺胞管の終末部で、ここで気道は多くの肺胞となって終ります。

肺胞の壁は、薄くなってピンポン球のように広がっている**肺胞上皮細胞**の細胞質と、それを取り巻いて同様に薄くなって覆っている毛細血管の内皮細胞の細胞質と、それらの間にある基底膜の三層から構成されています。この三層の薄い壁を通して、酸素と二酸化炭素が肺胞と毛細血管の間で交換されます（19-1、2、3）。

左肺では第一区域と第二区域が共通の区域気管支から出ています。また第七肺区域と中葉を欠くことが多いといわれます。

4

肺胞の細胞

肺胞上皮細胞には、Ⅰ型とⅡ型の二種があります。**Ⅰ型**の肺胞上皮細胞は、扁平肺胞上皮細胞とも呼ばれるやや小さく扁平な核を持った細胞で、その細胞質は薄く広がっており、肺胞のほとんどの部分を占めています。

Ⅱ型の肺胞上皮細胞は、Ⅰ型の肺胞上皮細胞の間にあるもので、大肺胞上皮細胞と呼ばれます。やや大きく見えますが、細胞質を周囲に広げることはなく、その肺胞を覆う面積は細胞の数が多い（六〇％）ものの五％に過ぎないといわれます。この細胞は細胞質に**層板状**の**小体**を持っており、この小体から肺胞表面に**表面活性物質**を出して、表面張力で起る肺胞の収縮を防ぎ、肺胞の十分な働きを可能にしていると考えられています。肺胞には大食細胞も見られます。

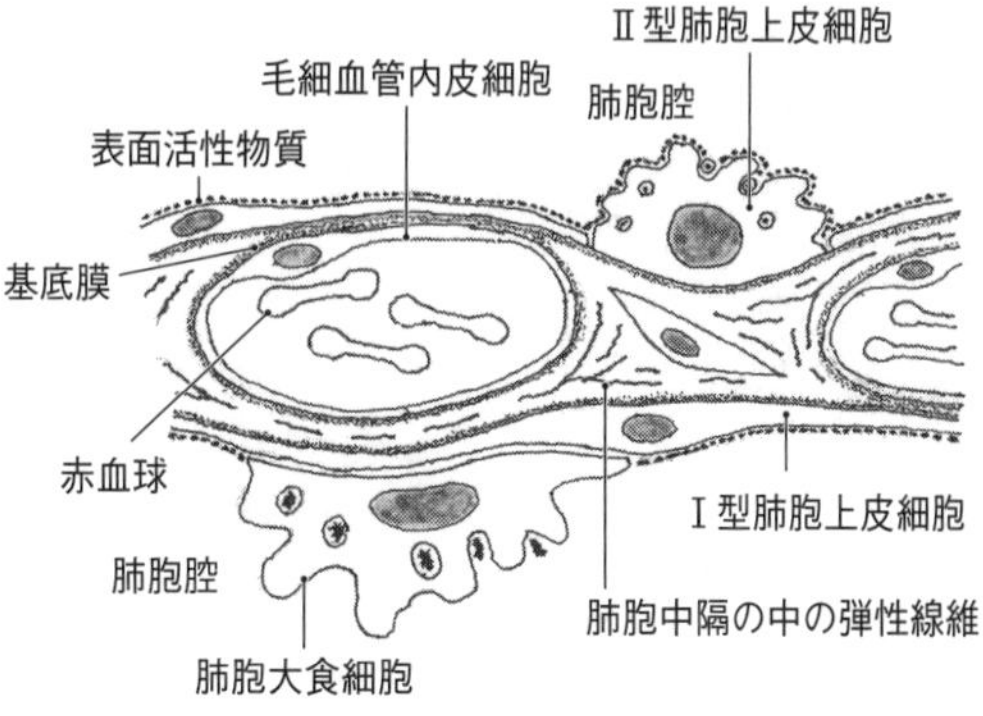

19-3 肺胞の上皮[23改]

第20章 口《こう》腔《くう》・唾《だ》液《えき》腺《せん》・味《み》覚《かく》器《き》

1 口腔

(1) 口唇《こうしん》と口腔

口腔は、消化管の入口で、消化の第一段階の働きをする所です。同時に味覚器を持っており、発声や呼吸にも関与します。解剖学的にはその開口部を**口裂**《こうれつ》といいます。また口裂の上部と下部を**口唇**といいます。口唇は更に口裂の周囲の赤く見える**唇紅**《しんこう》または**赤唇縁**《せきしんえん》と呼ばれる部分と、口裂の上部の**上唇**《じょうしん》、口裂の下部の**下唇**《かしん》とに分けられます。上唇は鼻より下で、**鼻唇溝**《びしんこう》(鼻翼から口角にかけて走る溝)より内側にあたる部分で、その中央には**人中**《にんちゅう》という浅い溝があります。下唇は口裂から**オトガイ**までをいい、その下唇との境界には**オトガイ唇溝**《しんこう》と呼ばれる浅い溝があります。唇紅は一般に単に**唇**《くちびる》と呼ばれる所で、その名の如く紅色になっています。この部分は口腔粘膜の翻転《ほんてん》部で、上皮部分にメラニン色素を欠き、角化の程度が少なく、上皮下の背の高い乳頭には毛細血管があります。

口腔は口裂に始まり**口峡**《こうきょう》に終る粘膜に覆われた腔です。口腔は更に**口腔前庭**と**固有口腔**に分けられます。口腔前庭とは、口唇及び頬《きょう》部の粘膜と**歯列弓**《しれつきゅう》及び**歯肉**《しにく》との間をいいます。固有口腔は歯列弓より内側の

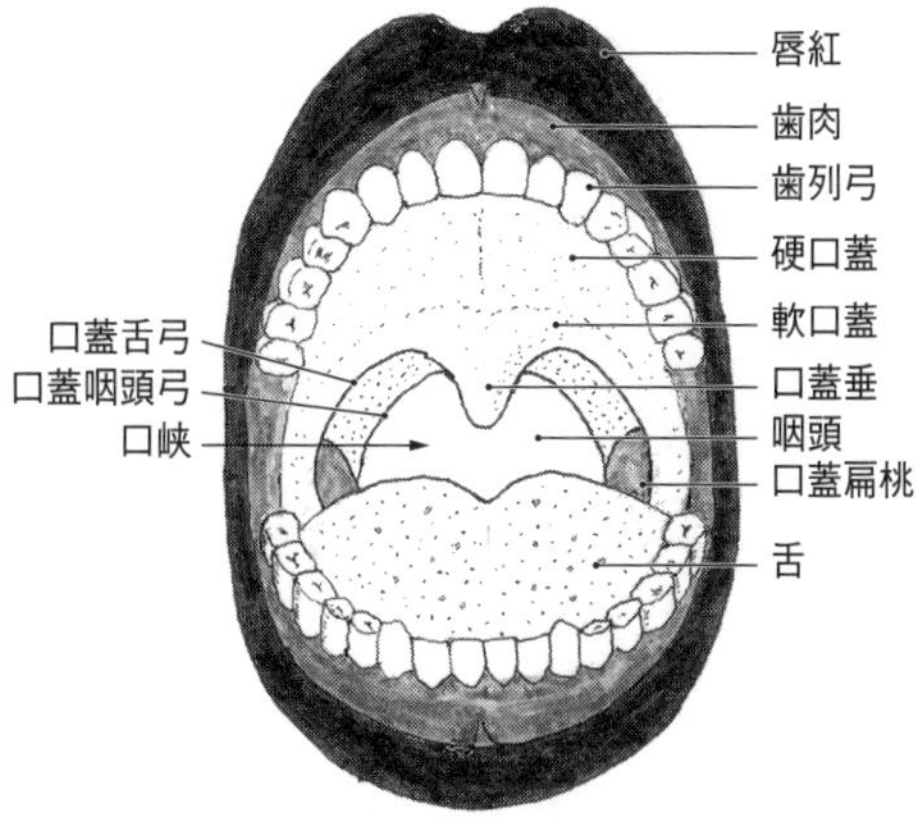

20-1 口腔と口峡

部分をいいます。固有口腔の天井は**口蓋**《こうがい》と呼ばれます。口蓋には、その前部四分の三を占める骨性の**硬**《こう》**口蓋**と後部四分の一を占める**軟**《なん》**口蓋**とがあります。口腔の底部には**舌**《した》があります(20-1)。舌の下表面には中央に**舌小帯**《ぜつしょうたい》があり、その起始部両側には**舌下小丘**《ぜつかしょうきゅう》と、これの後外側への続きである**舌下**《ぜつか》**ヒダ**があります。そしてこれらの部分へは、それぞれ両側の**顎下腺管**《がくかせんかん》と複数の**舌下腺管**が開口しています。

口腔前庭と固有口腔を分ける歯列弓は、上下の二つからなります。**上歯列弓**は、上顎《じょうがく》骨の**上歯槽弓**《しそうきゅう》から生える上顎の歯からなり、**下歯列弓**は下顎《かがく》骨の**下歯槽弓**から生える下顎の歯からなります。両歯槽弓の歯は、同じ種類のものがそれぞれ同数生えていますが、切歯《せっし》は上の歯が下のものよりやや大きく、臼歯《きゅうし》の歯根数も上の歯が下のものより多くなっています(三対二)。上下の歯列弓は**咬合**《こうごう》ができるようになっています。

(2) 歯《は》

歯は三種に分けられます。即ち、**切歯**、**犬歯**、**臼歯**です。また発育時期によって**乳歯**《にゅうし》と**永久歯**《えいきゅうし》の別があります。まず、永久歯について記します。

切歯は門歯《もんし》とも呼ばれます。これは正中部を中心にして左右二本ずつ、上下で八本あります。これには食物をかみ切る働きがあり、その先端で前後に扁平となっており、上顎の切歯は大工さんの使う手斧《ちょうな》のような形になっています。

次に切歯の外側にあるのが犬歯です。これは左右一本ずつ、上下で四本あります。この歯は萌出《ほうしゅつ》の時期が遅いので、位置異常を起すことが多いといわれます。日本では「糸切歯《いときりば》」とも呼ばれます。

最後に最も外側で奥にある歯が臼歯です。これには二本の**小臼歯**と三本の**大臼歯**の五本が左右上下にあります。このうちの第三大臼歯は一番遅く、思春期になって生えてきますので、**智歯**《ちし》と呼ばれます。この歯はもともと生えても小さかったり、生え揃わなかったりする退化傾向の強い歯とされているようです。

結局、永久歯は全部で**三二本**あることになります。

永久歯に対して**乳歯**あるいは**脱落歯**といわれるものがあります。これは乳児期から学齢期に達する頃までに生え揃い、以後次第に抜けて永久歯と交替する歯ですので、この名があると思われます。これらの歯を一つの歯列の片側のみで見ますと、二本の切歯、一本の犬歯、二本の**乳臼歯**で、都合**二〇本**あります。このように成長に伴う生え変わりがあるのは、歯が硬い組織で、一度できると容易に成長しないので、上顎骨や下顎骨の成長に伴ってより大きい多くの歯が必要になるためと考えられます（20-2）。

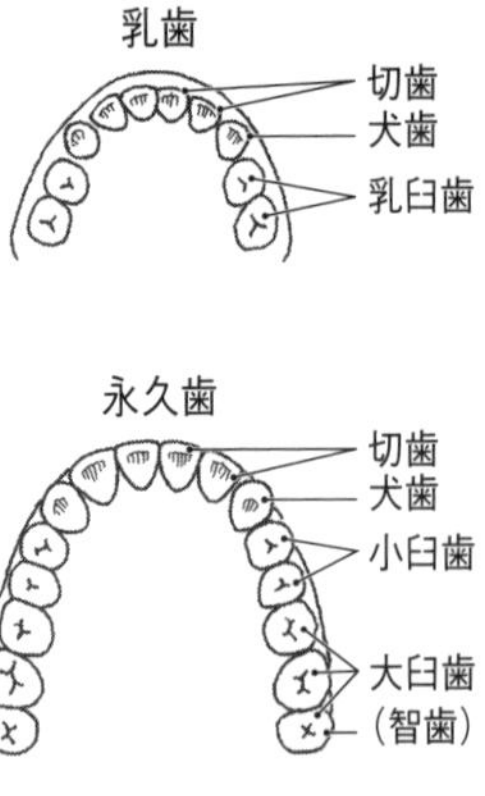

20-2 乳歯と永久歯[43改]

歯はその本体ともいうべき硬い二つの層と、柔らかい層ともいうべき中央の**歯髄**《しずい》からできています。硬い層の外側のものは、**歯冠**《しかん》を覆う**エナメル質**です。これは、人体で最も硬い組織とされています。その次にあるのが**象牙**《ぞうげ》**質**《しつ》です。象牙質の特徴は、歯髄の部分から象牙質の表面に向かってほぼ真直に伸びる無数の**象牙細管**を持っていることです。この中には象牙芽細胞の突起が入っています。**歯根**《しこん》**部**ではエナメル質が薄い**セメント質**といわれるものにおき換えられています。

歯髄にはその外側に象牙質を作る象牙芽細胞が並び、その中心部には線

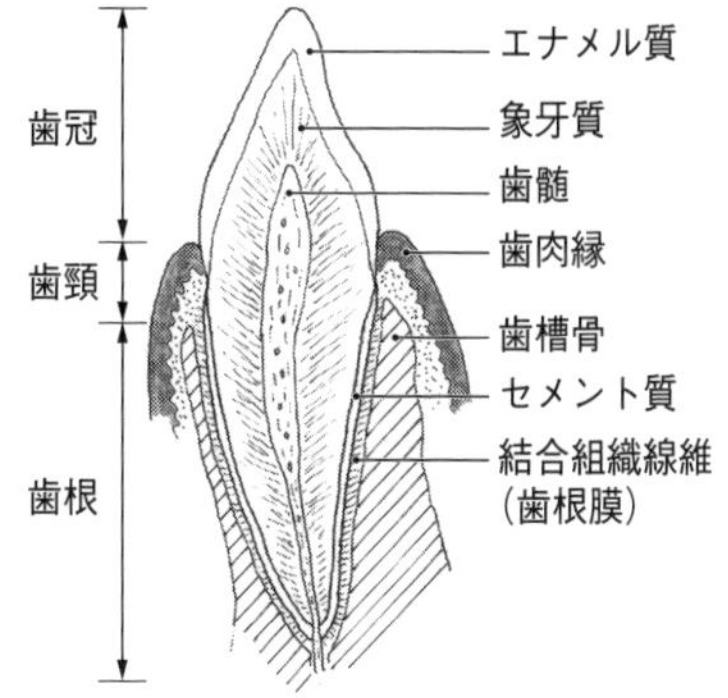

20-3 歯の組織[22改]

維芽細胞があって結合組織を作っており、その中へ**血管**や**神経**が入り込んでいます(20-3)。

(3) 舌《した》

固有口腔には舌があります。**舌根**《ぜっこん》部は咽頭口部の一部でもあります。舌は筋組織とそれを覆う粘膜からできています。舌は口の中で自由自在に動かすことができますが、これはこの筋組織によります。この筋組織は骨格筋からなり、起始と停止が舌内にある舌固有の筋は**内舌筋**《ないぜつきん》と呼ばれます。舌は、食物の消化と嚥下に関与し、また**味覚器**として、あるいは免疫系の一部として働き、更に言語の発音にもかかわっています。

舌はおおよそ前三分の二の**舌体**《ぜったい》と後三分の一の舌根に分けられます。舌体の先端を**舌尖**《ぜっせん》といいます。またその中央を前後に走る**舌正中溝**《ぜっせいちゅうこう》を持っています。舌体と舌根の間には、**分界溝**《ぶんかいこう》と呼ばれる前方上部から見ると逆V字形の溝があり、そのVの底(先端)には**舌盲孔**《ぜつもうこう》と呼ばれる小陥凹《しょうかんおう》があります。この孔は、この部分の組織が下降して前頸部にある**甲状腺**《こうじょうせん》を作った**甲状舌管**の跡です。**舌背**《ぜっぱい》の粘膜は多数の**乳頭**からなり、それらは**糸**《し》**状乳頭**、**茸**《じ》**状乳頭**、**葉**《よう》**状乳頭**、**有郭**《ゆうかく》**乳頭**の四種に分類されています(20-4A)。

糸状乳頭は舌背の大部分を覆っている**味蕾**《みらい》を持たない乳頭で、先端が角化して尖《とが》っています。

茸状乳頭は舌の前三分の二に分布しており、味蕾は乳頭の表面にあります(20-4)。

葉状乳頭は舌根部近くの舌体の外側縁で、**口蓋舌弓**の前にある数個の溝を持ったヒダ状の部分で、この乳頭の上皮の間に味蕾があります。しかし、この乳頭はウサギなどで発達しているものの、ヒトでは退化傾向にあり、その有無には個人差があるといわれます。

有郭乳頭は分界溝の前部に一列に並んでいる大きな円卓状の乳頭で、その周りを粘膜の囲い（郭《くるわ》）で取り囲まれているのでこの名があります。この乳頭は郭との間に深い溝を作っており、その溝と接する側壁に味蕾を持っています。

舌根の粘膜下には多数の**舌小胞**と呼ばれるリンパ節の集塊があります。即ち、舌根は**舌扁桃**《ぜつへんとう》とも呼ばれる舌小胞の集合体になっています。

舌に停止している**外舌筋**としては、オトガイ、舌骨、茎状突起などから起るものとして、それぞれ**オトガイ舌筋**、**舌骨舌筋**、**茎突**《けいとつ》**舌筋**などがあります。このうちオトガイ舌筋の最下方の筋は舌を前方またはオトガイ方向へ引く、舌骨舌筋は舌を後下方へ引く、茎突舌筋は舌を後上方へ引き上げる、などの働きをしています。

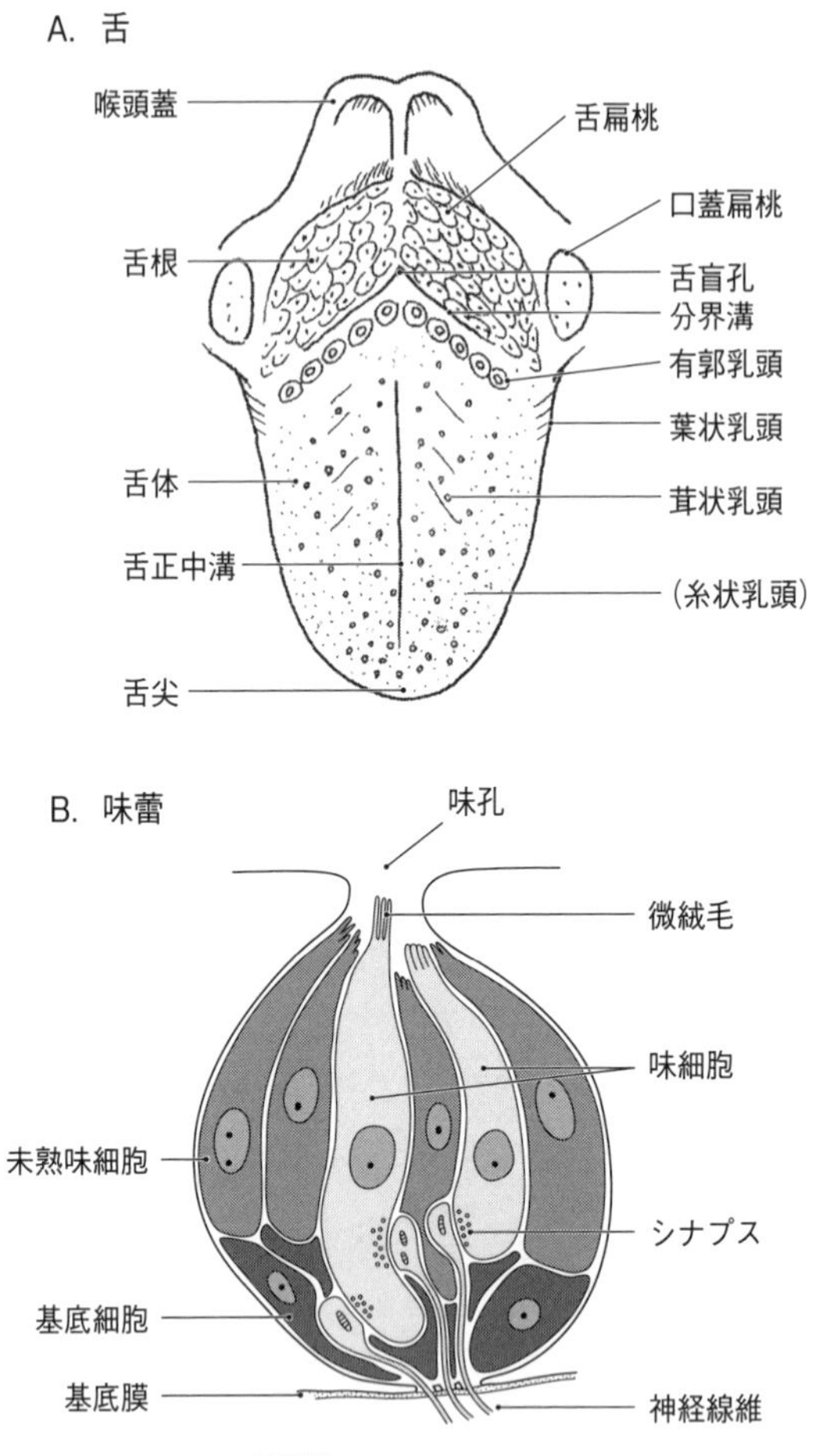

20-4 舌と味蕾[53改]

また**内舌筋**としては、前後方向に走る**上縦舌筋**と**下縦舌筋**、横方向に走る**横舌筋**、垂直方向に走る**垂直舌筋**の三種四つの筋があります。これらにはそれぞれ舌を短縮する、舌を細長くする、舌をより扁平にする、などの働きがあります。

(4) 口蓋扁桃《へんとう》(扁桃腺)

口蓋舌弓と口蓋咽頭弓の間《あいだ》には**扁桃腺**と呼ばれる**口蓋扁桃**があります。口蓋扁桃は、舌根部にある舌扁桃、咽頭円蓋にある**咽頭扁桃**と共に口峡部で輪状に連なるリンパ節群を作っています(**ワルダイエル輪《りん》**)。

2 唾液腺

口腔の中では**唾液《だえき》**が出され、歯や舌などによる機械的消化に加えて、化学的消化も行われています。このため口腔には多くの唾液腺があって、唾液を分泌しています。これらの唾液腺は**大唾液腺**と**小唾液腺**に分けられます。

ヒトは一日に一・〇〜一・五リットルの唾液を分泌するといわれます。

(1) 大唾液腺

大唾液腺には耳下腺、顎下腺、舌下腺の三つがあります。

耳下腺は最大の唾液腺で、耳介の下部から前部にかけて存在し、**漿液性《しょうえきせい》**の唾液を分泌します。この導管である**耳下腺管の開口部**は口腔前庭の上顎第二大臼歯の対向面にあります。おたふく風邪(流行性耳下

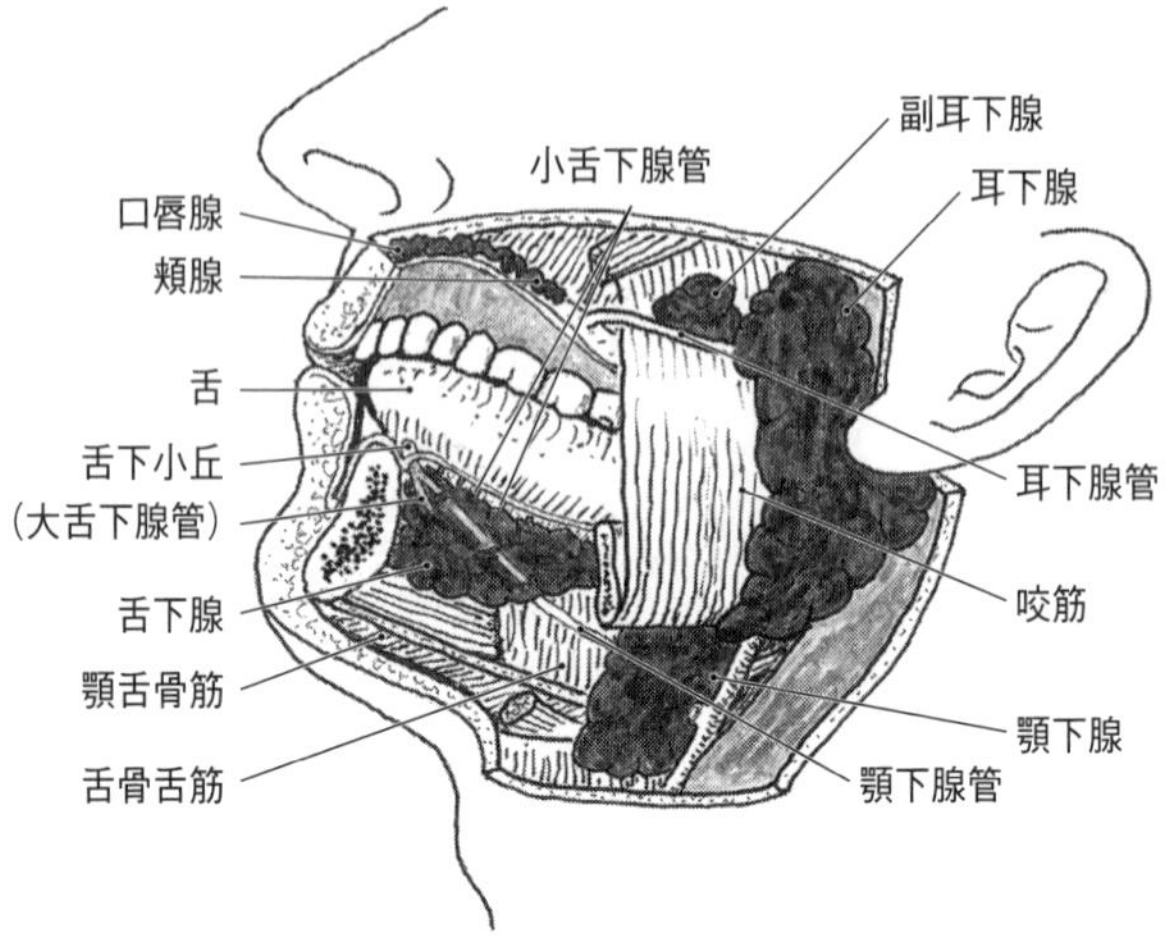

20-5 唾液腺と導管（模式図）[15]改

腺炎）にかかると、耳下腺が腫《は》れておたふくのような顔になりますので、その存在部位がよく分かります。

顎下腺は下顎骨の下縁内側にある唾液腺で、粘液性と漿液性の唾液を出す**混合腺**です。しかし漿液性が優っているといわれます。顎下腺管は左右のものがそれぞれ舌小帯の両側の舌下小丘に開口しています。

舌下腺は大唾液腺の中では一番小さな唾液腺です。多数の小舌下腺管が舌下ヒダに開きますが、少数のものが顎下腺管に開くことがあります。また前方のものが集まって大舌下腺管を作り、顎下腺管に合流または独立して舌下小丘に開くことがあります。舌下腺は粘液細胞に富むといわれます（20-5）。

（2）小唾液腺

小唾液腺としては、その存在部位から**口唇腺**、**舌腺**、**口蓋腺**、**頬腺**《きょうせん》、**臼歯腺**などと呼ばれるものが口腔の粘膜固有層や粘膜下層に分布しており、口腔へ唾液を分泌しています。

3

味覚器

味覚はいわゆる五感の最後の方に挙《あ》げられるものですが、本来摂《と》るべき食物の選択に働く感覚と考えられるもので、その意味では重要です。味覚と**嗅覚**は共に化学物質に対する感覚で、嗅覚が気体となった空気中の分子を識別するのに対して、味覚は水溶性の分子に反応して、その情報を中枢に伝える役割を持っています。

(1) 味覚器(味蕾《みらい》)

味蕾は味の感覚受容器で、主に糸状乳頭以外の**舌乳頭**に、その他、**軟口蓋**、**咽頭後壁**、**喉頭蓋付近**などに分布しています。

味蕾はその名の如く植物の蕾《つぼみ》のような形をしています。味蕾は味孔によって口腔に開いており、その中に三種の細胞、即ち、**味細胞**と**未熟味細胞**、**基底細胞**が存在します(20-4B)。

(2) 味の種類と味覚路

味の種類としては、**塩**《えん》**味**、**酸**《さん》**味**、**苦**《く(にが)》**味**、**甘**《かん(あま)》**味**が基本味とされていますが、**旨**《し(うま)》**味**が加えられることもあるようです。

これらの味覚は、それぞれの味物質の特有な受容体への働きかけによる味細胞の興奮によって、延髄の**孤束核**《こそくかく》へ送られます。即ち、舌の前三分の二にある味蕾からのものは**顔面神経**によって、後三分の一からのものは**舌咽**《ぜついん》**神経**によって、また咽頭や喉頭蓋付近からのものは**迷走**《めいそう》**神経**によって運ばれます。そして**視**

床の後内側腹側核を経て同側の、大脳皮質の頭頂《とうちょう》弁蓋部《べんがいぶ》と島《とう》との移行部にある一次味覚野《や》(43野)へ伝えられます。

第21章　咽頭《いんとう》・食道《しょくどう》・胃《い》

咽頭

咽頭は、鼻腔と食道を結ぶ部分で、**鼻部**《びぶ》、**口部**《こうぶ》、**喉頭部**《こうとうぶ》に分けられます。鼻部については既に気道(第18章)のところで説明しましたので、ここでは口部と喉頭部の壁について説明します。

咽頭口部は、口腔の後方にあたる部分で、食物塊はここを通って後下方に方向を変え、咽頭喉頭部から食道へ送られます。**咽頭喉頭部**は、喉頭の後にあたる部分で、その前方は喉頭口によって喉頭に通じ、**輪状軟骨**《りんじょうなんこつ》の下端の高さで食道に移行します。

咽頭口部及び喉頭部の粘膜は口腔同様**重層扁平上皮**になっています。この点、多列線毛上皮で覆われている鼻部と異なっています。また上皮下の粘膜固有層には多く

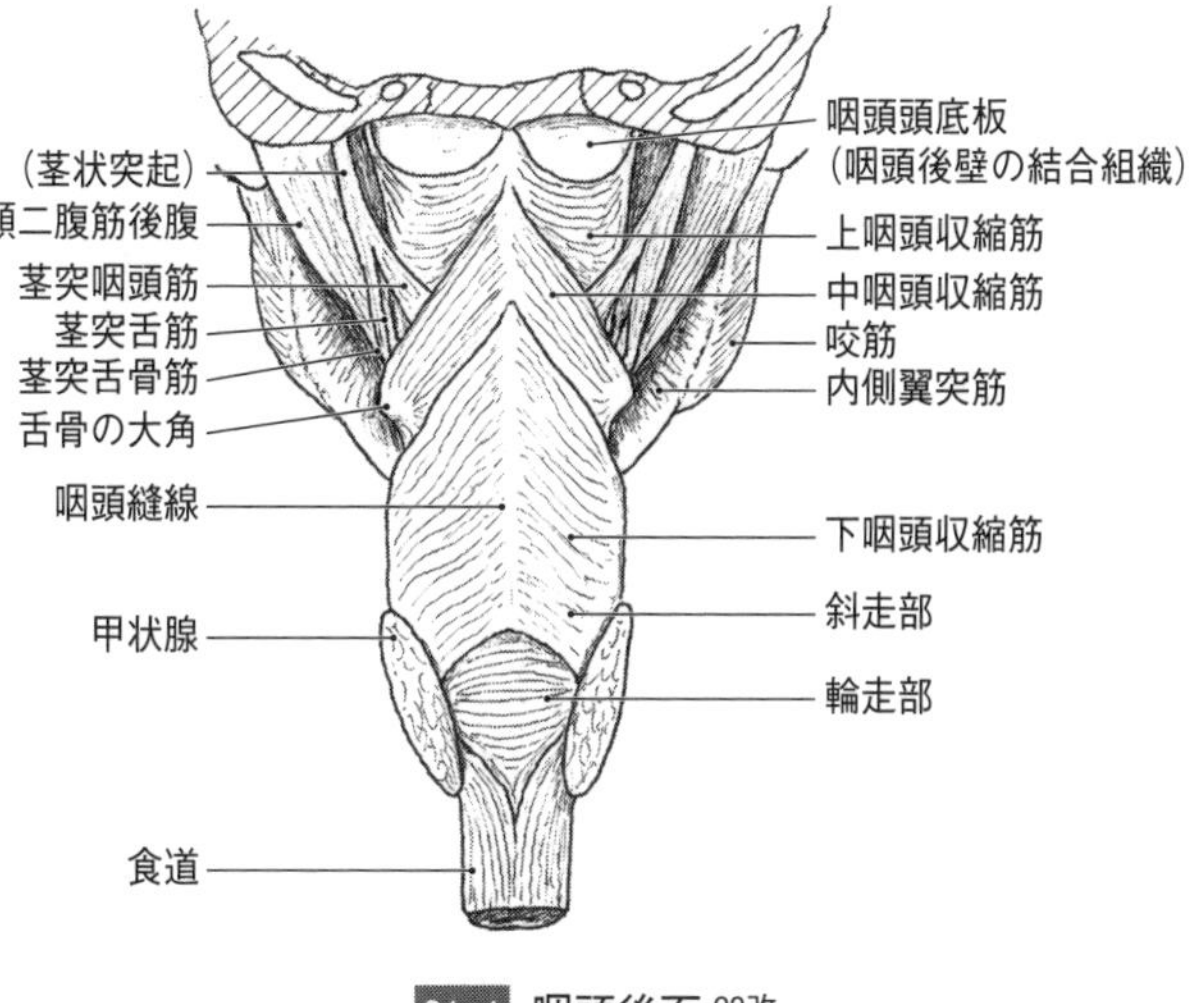

21-1 咽頭後面 23改

の弾性線維が見られます。また後壁の部分には**咽頭扁桃**《いんとうへんとう》の一部を構成しているリンパ節が見られます。

粘膜下層の外側には骨格筋からなる二層の筋層があります。内側の筋層は主に口蓋《こうがい》から咽頭全体にかけて縦走し、口蓋咽頭弓を作る**口蓋咽頭筋**であり、外側にあるのは**上**、**中**、**下**の**咽頭収縮筋**です（21-1）。

咽頭筋としては、この他にも**耳管咽頭筋**や**茎突**《けいとつ》**咽頭筋**がそれぞれの名前の通りの起始部から始まって、咽頭壁に停止しています。

2 食道

(1) 食道の三狭窄部《さんきょうさくぶ》

食道は咽頭から胃に至る長さが約二五センチの管です。食道はその名の通り嚥下《えんげ》された食物塊を、胃にまで送る道で、消化吸収には関与しません。三つの狭窄部《きょうさくぶ》があります。これらの狭窄部は食物が詰まりやすい所であると共に癌の発生しやすい所でもあるとされています（21-2）。

① **上狭窄部**　食道上端の起始部で、切歯《せっし》より約一五センチの所にあたる

② **中狭窄部**　大動脈弓との交叉部で、切歯より約二五センチの所にあたる

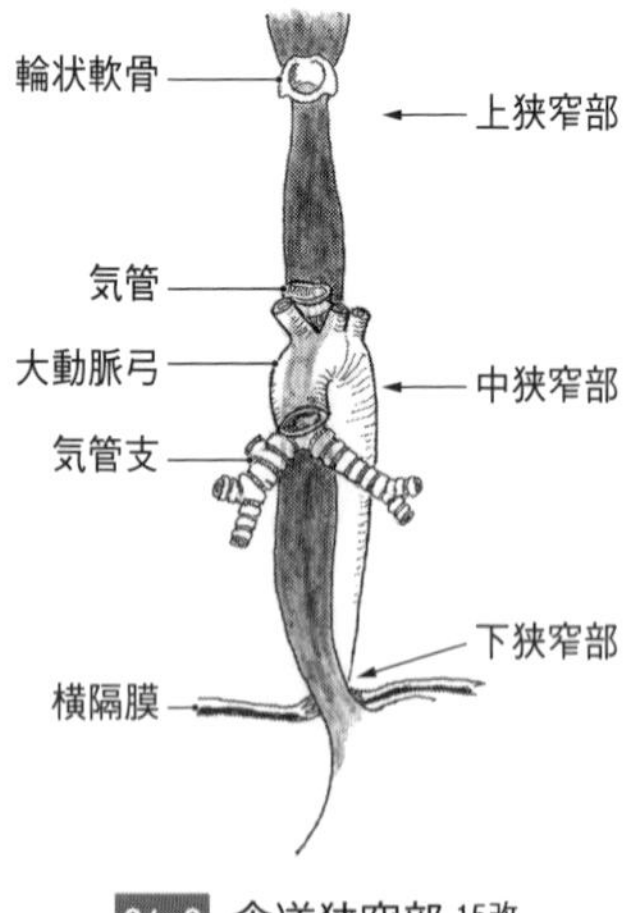

21-2 食道狭窄部 15改

③ **下狭窄部**　横隔膜食道裂孔通過部で、切歯より三六センチ弱の所にあたる

(2) 食道の壁

食道は、**重層扁平の粘膜上皮**で覆われています。つまり口腔、咽頭、食道はまだ十分消化されていない食物塊の通路ですので、内壁は厚い粘膜上皮で防御されています。粘膜固有層は弾性線維を含む結合組織でできていますが、噴門《ふんもん》の近くでは、その中に**食道噴門腺**と呼ばれる**粘液腺**を持っています。また粘膜固有層の外層である粘膜筋板には、長軸に沿って縦走する発達した**平滑筋の線維**が見られます。またその外側には、疎性《そせい》の結合組織である粘膜下層があって、その中には小さくて数も少ない粘液腺である**食道腺**があります。

また外層には**筋層**があります。この筋層は腹腔の消化管と同様に内側が輪走筋《りんそう》、外側が縦走筋《じゅうそう》の「**内輪外縦**」になっていますが、筋層全体で上部の三分の一は咽頭筋の続きの**横紋筋**でできており、下部の三分の一は**平滑筋**になっています。そして中間部三分の一は**両者の移行部**になっています。

更に最外層として**外膜**と呼ばれる厚い結合組織があります。これは縦隔の結合組織と通じており、その中には比較的太い血管や神経があります(21-3)。

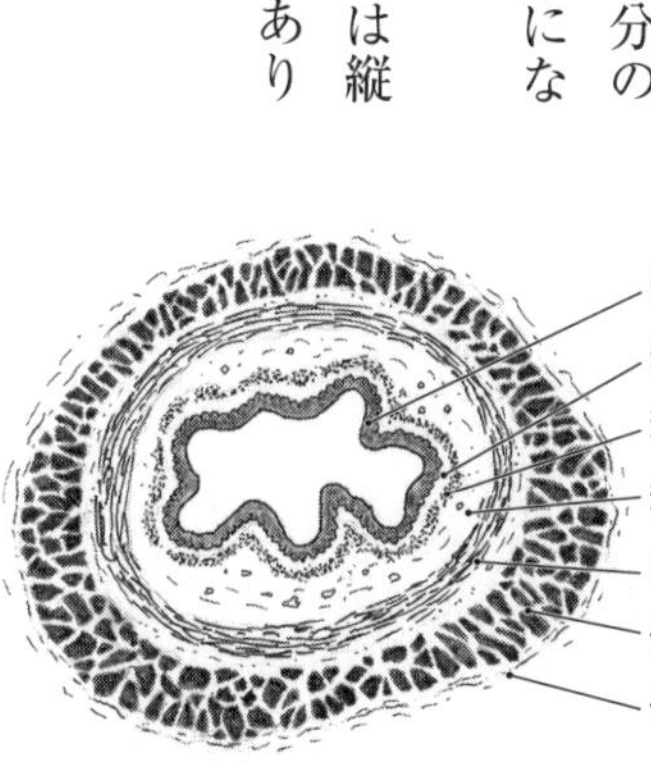

21-3 食道の横断面 15改

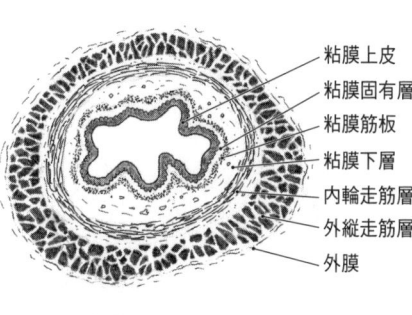

3

胃

（1）胃とは

胃は腹腔の上部にある大きな袋です（21-4）。前から見ると、横隔膜直下に**J字形**をして存在します。これは消化管のうちで本格的な消化を始める部分で、その**容積は通常一・二〜一・五リットル**といわれます。しかし例外もあります。私は学生解剖実習で腹腔表面の広い領域に広がっている巨大な胃を見たことがあります。あまり大きいので水を入れて測《はか》ってみますと、四リットルも入りました。このような胃は胃拡張の中でも極端なものと思われます。初老の女性のご遺体でした。

嚥下された食物は、ここで胃液と混じり、三〜六時間消化された後、粥《かゆ》状の糜粥《びじゅく》となって十二指腸へ送られます。

（2）胃の壁

胃の粘膜上皮は**単層円柱上皮**です。この上皮は、単層ではありますが、胃壁の深層へ深く入り込んでいて、その表面全体で**胃小窩**と呼ばれる窪みを作っています。この窪みには上皮の延長が腺を作って開口し、いろいろな物質を分泌しています。

粘膜上皮の下層には**粘膜筋板**があります。また腺の細胞を支える**基底膜**

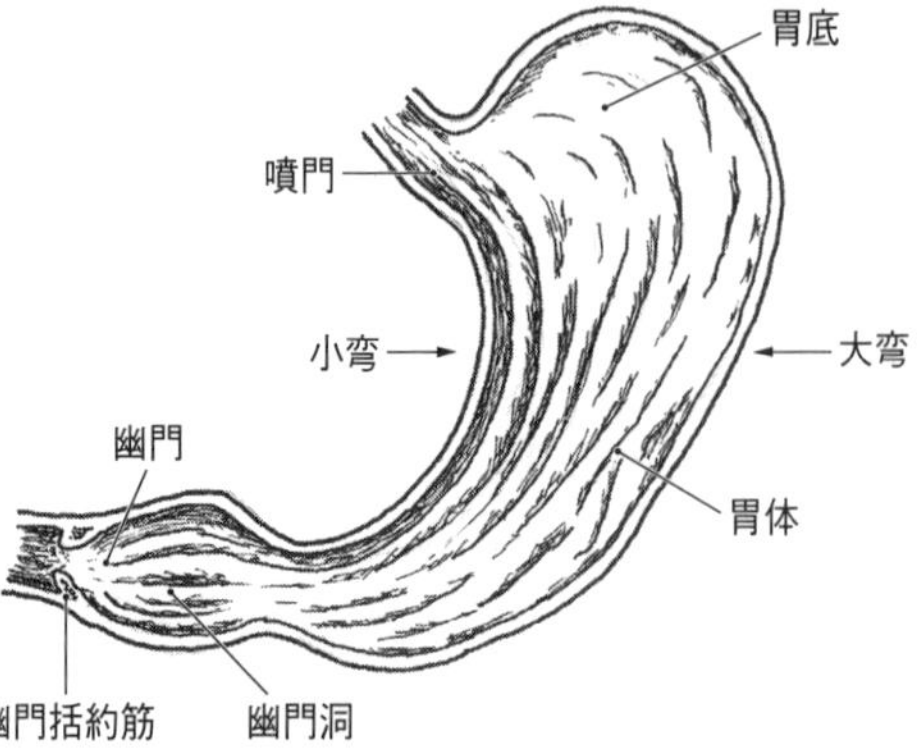

21-4 胃の縦断面 43改

（板）と粘膜筋板の間には**粘膜固有層**があります。更に粘膜筋板の下には粘膜下層があって、ここには**マイスナーの粘膜下神経叢**《そう》があります。またその外側には三層の筋層（**内斜走**《ないしゃそう》**筋層**、**中輪走**《ちゅうりんそう》**筋層**、**外縦走**《がいじゅうそう》**筋層**）があります。

このような筋層の発達は、胃が一つの袋として比較的時間をかけてその内容を攪拌消化するために必要と考えられます。また筋層の間には**アウエルバッハの筋層間神経叢**《きんそうかんしんけいそう》が見られます。更にこのうちの輪層筋層は幽門《ゆうもん》部で発達し、幽門括約筋《かつやくきん》となっています。

（3）胃の腺とその細胞

胃の腺は場所によって少しずつその性質が違います。まず場所的に**噴門腺**、**幽門腺**、**固有胃腺**（**胃底腺**ともいう）の三種があります。

噴門腺は食道の部分にもわたって存在しますが、**粘液**を分泌します。

幽門腺は、幽門やその前庭部にある腺で、粘液の分泌を主に行っていますが、**ガストリン**の分泌をする**G細胞**も存在します。ガストリンは壁細胞に働いて塩酸の分泌を促進するとされています。

固有胃腺は、噴門腺、幽門腺領域を除く胃の全域でみられる腺で、次のような細胞があって、それぞれが異なった物質を分泌します（21-5）。また一つの胃小窩《か》に数本の固有胃腺が開口するといわれています。

① 副細胞（頸部粘液細胞）

副細胞は腺の頸部にあって、粘液を分泌します。胃にこのように粘液を分泌する細胞が多いのは、胃をその内容や腺自身の分泌する消化液から防御するためと考えられます。

② **壁細胞**

壁細胞は腺の頸部から体部にかけて見られる細胞で、**塩酸**を分泌しています。分泌される塩酸によって胃液は水素イオン指数(pH)が二以下に保たれているといわれます。このような強い酸が胃の中に分泌されるのは、食物に混入してきた細菌などが胃に停滞している間に繁殖するのを防ぐ意味があると考えられます。

また壁細胞は**ビタミンB12の内因子**を分泌します。内因子とは、ビタミンB12がそのままでは吸収されにくいので、それと結合して小腸から吸収され易いようにするものです。ビタミンB12が欠乏すると悪性貧血が起ります。

③ **主細胞**

主細胞は腺の深い部分にあって、**ペプシノーゲン**を分泌します。ペプシノーゲンは、胃の主要な分泌物質で、分泌されるとすぐに壁細胞から分泌される塩酸によって**ペプシン**になります。ペプシンはタンパクの分解酵素です。ペプシノーゲンはペプシンになってその作用を発揮します。

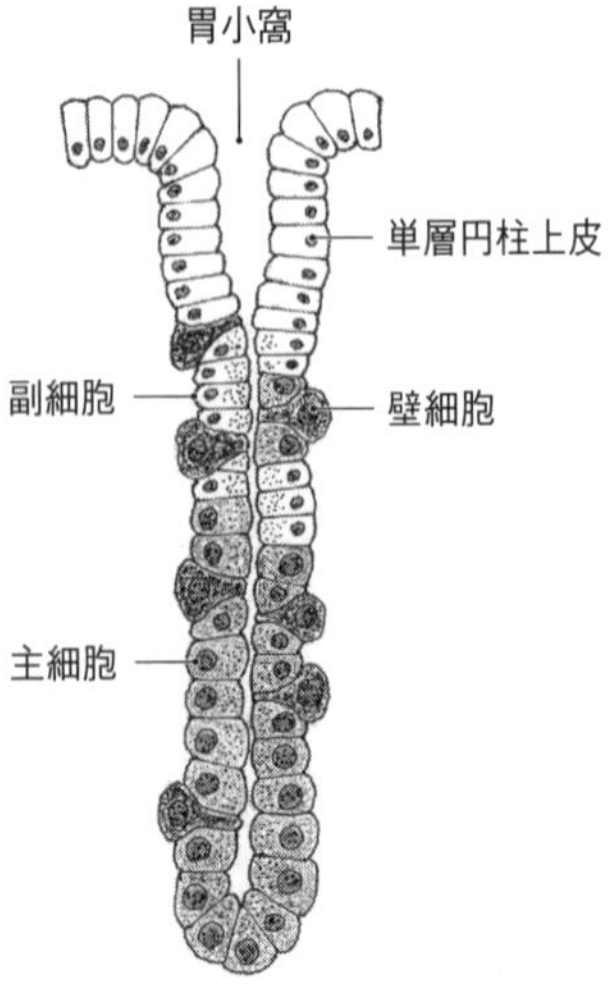

21-5 固有胃腺の細胞[15改]

第22章　腸《ちょう》と腹《ふく》膜《まく》

1

腸とは

腸は胃に続く消化管で、**小腸**と**大腸**に分けられます。大腸はその名の如く太さは小腸の二倍ほどあるといわれます。しかし長さは小腸がより長く、大腸は短《みじか》くなっています。小腸は更に**十二《じゅうに》指《し》腸**、**空《くう》腸**、**回《かい》腸**の三つの部分に分けられ、大腸も更に**盲《もう》腸**、**結《けつ》腸**、**S状結腸**の三つの部分に分けられます。そして最終排出口の**直腸《ちょくちょう》**・**肛門《こうもん》**につながります（22-1）。

腸の壁は、胃の壁と同様に、内側から外側に向かって**粘膜上皮**、**粘膜固有層**、**粘膜筋板**、**粘膜下組織**、**筋層**、**漿《しょう》膜《まく》**（**腹膜**）の順に構成されています。

小腸と大腸の粘膜には違いがあります。小腸の場合、粘膜と粘膜下組織が**輪状《りんじょう》ヒダ**となって輪状に内腔に向かって

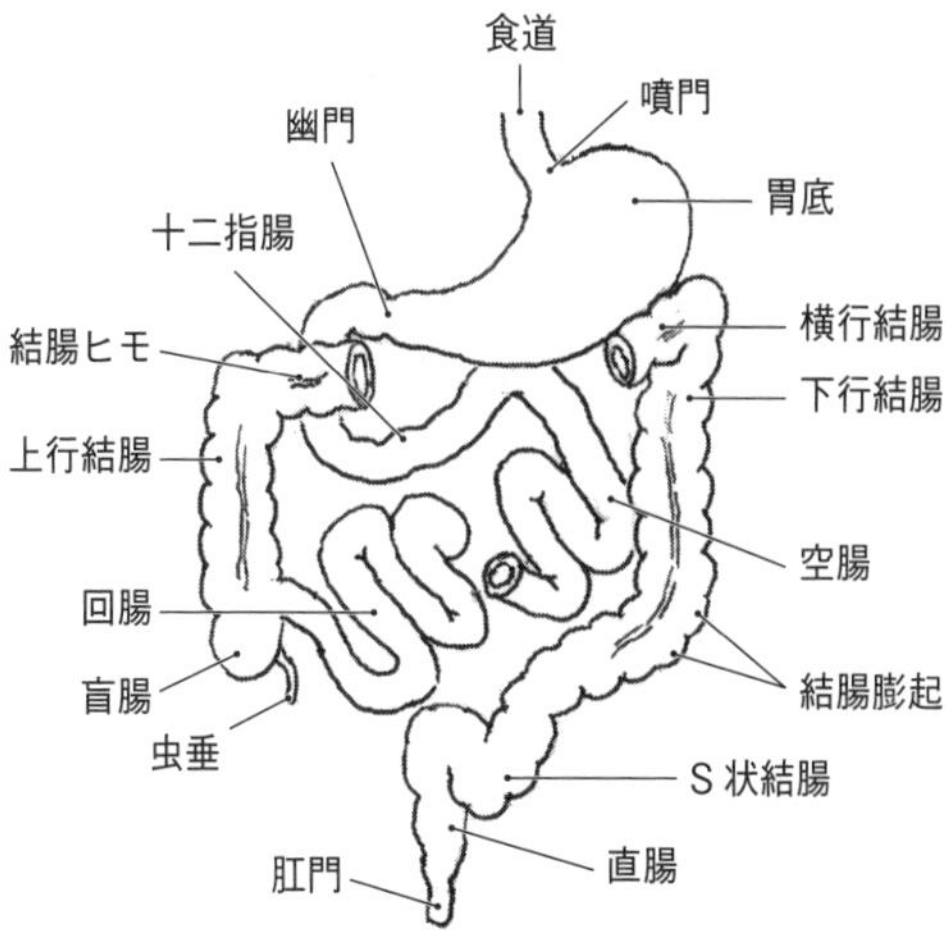

22-1 胃と腸の概観（模式図）43改

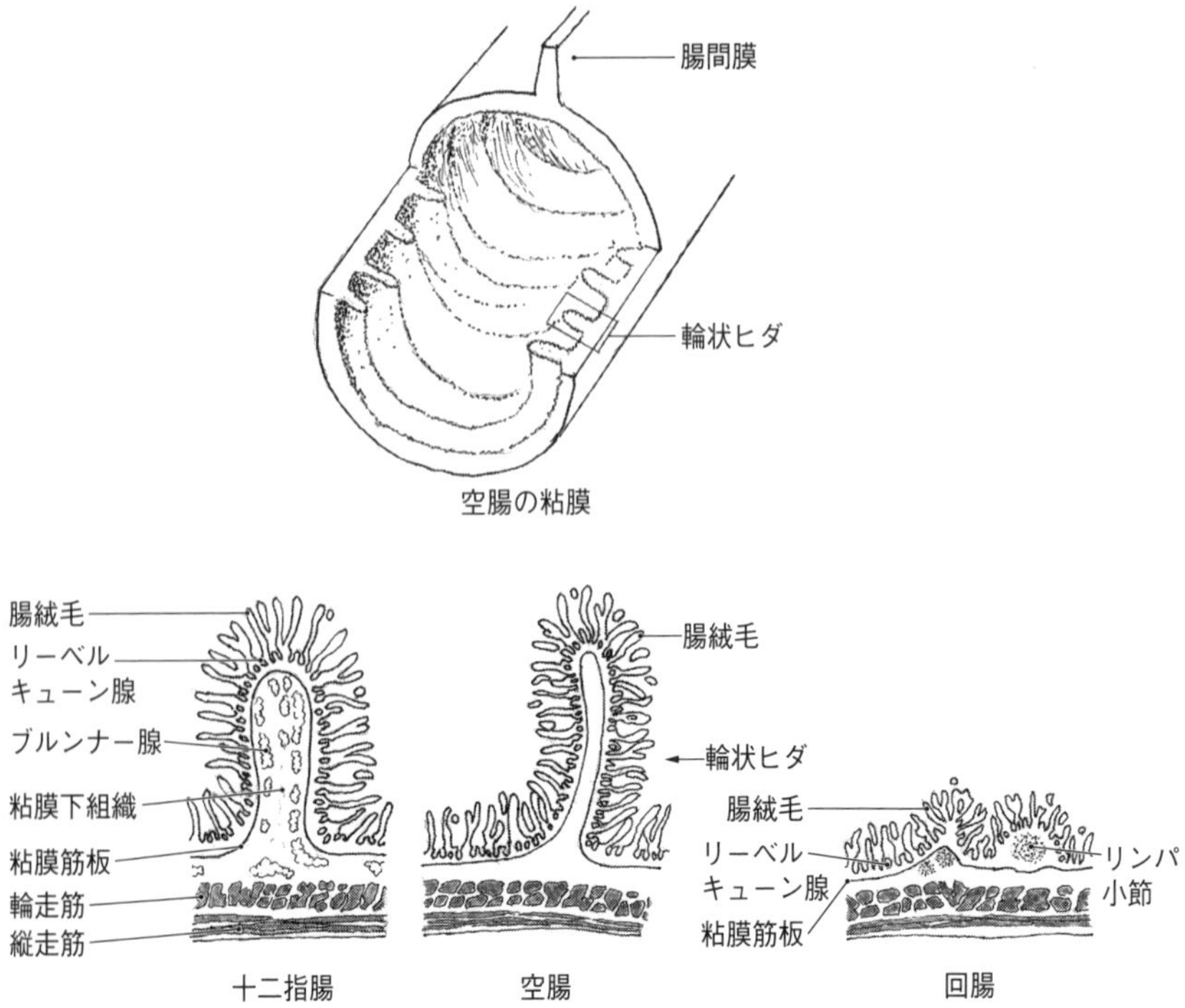

22-2 小腸の粘膜[15改]

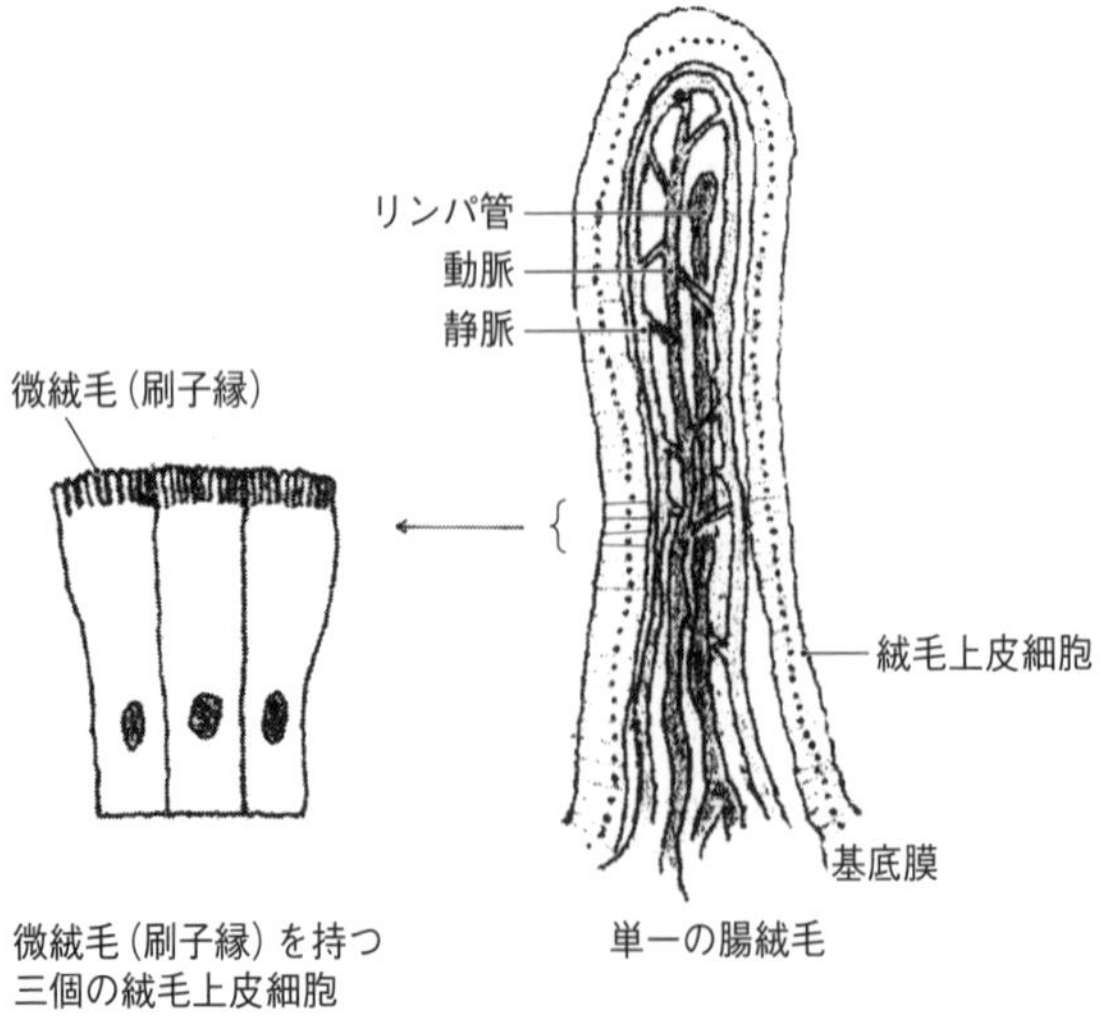

22-3 絨毛と微絨毛[28改]

突出している上に、この輪状ヒダには腸絨毛《じゅうもう》と呼ばれる多くの指のような突起が密集して並んでおり、それを構成している粘膜上皮細胞の表面には微《び》絨毛と呼ばれる微細な突起が緻密《ちみつ》に並んでいます。この微絨毛の並びを刷子縁《さっしえん》と呼びます（22-2、3）。

大腸の壁には小腸のような輪状ヒダがありません。大腸の場合、粘膜上皮は無数の**陰窩**《いんか》を作って腸腺となり粘膜全体は**結腸半月ヒダ**となっています。大腸の上皮細胞は吸収上皮細胞と呼ばれ、水の再吸収を行っています。またこの吸収上皮細胞には短い微絨毛があります。陰窩の上皮には多数の**杯**《はい》**細胞**が見られます。杯細胞は粘液を分泌して腸管の内容物の通過を容易にしていると考えられます。

何れの腸においても筋層は内輪走《ないりんそう》筋層と外縦走《がいじゅうそう》筋層からなりますが、結腸においては外縦走筋層が三本の結腸ヒモになっています。

（1）十二指腸

十二指腸は、胃の幽門《ゆうもん》に続く部分で、丁度十二横指（指を十二本横に並べた）の長さ（約二五センチ）があるのでこのように名づけられたといわれます。十二指腸は膵頭《すいとう》を囲むようにC字形をして走行しています。そして**上部**、**下行部**、**水平部**、**上行部**の四つの部分に分けられます。

上部は球部といわれる部分で、十二指腸の起始部です。下行部は、Cの字の縦走部ですが、ここの内腔には上から順に小、大二つの乳頭があり、それぞれが**副膵管**及び**胆膵**《たんすい》**管**の**開口部**になっています。胆膵管とは、**膵管**と**総胆管**が一緒になったものです 24-1B。胆膵管の開口部の周りには、**オッディの括約筋**《かつやくきん》と呼ばれる平滑筋があります。水平部はCの字の底の部分です。また上行部はその名の通り上行する終末部分で比較的短く、すぐ**空腸**に移行します。

このように十二指腸の下行部は、肝臓や膵臓からの消化液が分泌され、糜粥《びじゅく》となって胃から出てきた食物を最終的に消化し、そこからの長い腸管で栄養物質を徐々に吸収しようとする始まりの部分ですので、動くと都合の悪い所です。従って、主要な下行部とそれに続く部分からなる十二指腸は、その前部のみが腹膜で覆われ、腹壁に固定されています。小腸を腹壁につなぎ止めると同時にその動きをある程度自由にする狭義《きょうぎ》の**腸間膜**（小腸間膜）は、この十二指腸が空腸に移行する**十二指腸空腸曲**から始まります。

十二指腸には、他の小腸と同様に、上皮の作る絨毛間の窪みの底（陰窩《か》）に分泌顆粒《かりゅう》を持つ**パネート細胞**があります。この分泌顆粒に含まれるリソソーム（水解小体）が、腸の細菌の調節に働いていると考えられています。このパネート細胞のある陰窩を**腸腺**または**リーベルキューン腺**（陰窩）といいます。また十二指腸はその近位部の粘膜下層に**ブルンナー腺**と呼ばれる**粘液分泌腺**を持っています。更に十二指腸を含む小腸上部からは膵液の分泌を促す**セクレチン**や胆嚢を収縮させる**コレシストキニン**の分泌されることが知られています。

（2）空腸と回腸

空腸と回腸は十二指腸に比べて非常に長く、六〜七メートル（生体では二〜三メートル）といわれます。十二指腸以外の小腸は空腸と回腸に分けられていますが、この境界ははっきりしたものではありません。空腸（Jejunum）は死後いつも空であるので、ラテン語のその意味を示すjejunusから、回腸（Ileum）は「ねじれた」という意味のギリシャ語（eileos）からつけられた名前だそうです。敢《あ》えてこの二つの部分の特徴を記しますと、空腸には**孤立リンパ小節**や**集合リンパ小節**が少なく、回腸にはこれが多いということです。また空腸では輪状ヒダが回腸よりよく発達しており、絨毛もより長くなっています（22-2）。

空腸と回腸の上皮は、リーベルキューン腺を作っています。

回腸の終末部は、腹部の右下にあり、ここで腹腔の右側を上行する**上行結腸**《じょうこうけっちょう》に直角に突き刺さるようにして移行します。この移行部は盲腸から結腸への移行部にもなりますので、**回盲部**《かいもう》と呼ばれます。この部分では、回腸側の粘膜が大腸の方に突出するような形でヒダ状の弁を作っています。これを**回盲弁**といい、この弁は上下の部分が厚くなっていて(**上唇**《じょうしん》、**下唇**《かしん》)、大腸の内容物が回腸の方へ逆流するのを防止しています。

(3) 盲腸《もうちょう》

盲腸とは、上行結腸の回盲部より下の五センチぐらいの短い部分をいいます。この部分は、袋小路のように盲端になって終っています。しかし草食動物ではこの部分が発達して大きくなっており、消化機能を分担していると考えられています。

盲腸には炎症を起すことで有名な**虫垂**《ちゅうすい》がぶら下がっています。これは短くて細い袋状の腸管の一部ですが、大腸としての組織的な壁構造を持っています。またその壁にはリンパ組織があります。

(4) 結腸

回盲弁より末梢で、盲腸と直腸の間の腸管を結腸といいます。ラテン語の学名は Colon といい、これはギリシャ語の kōlon(食べ物、転じて大腸)、あるいは kōlon(体肢、肢節、転じて大腸)から来た語とのことです。

結腸は『ターヘル・アナトミア』では切り込みのある腸(Kartel-darm)とも書かれており、『解体新書』(一七七四年）では縮腸と訳されているようです。

結腸の長さは約一四〇センチで、大腸の大部分を占めています。即ち、大腸は、腹腔の辺縁を、横にしたコの字形に走行してその大部分を占める**上行結腸**、**横行結腸**、**下行結腸**と、最後にそれに続いて骨盤腔に存在する**S状結腸**からなります。

結腸の特徴としては、外観的には、その筋層に特徴があって、外縦走筋が**結腸ヒモ**と呼ばれる三条の紐状になって集合していること、**結腸膨起**《ぼうき》を作ることなどがあります。更に内腔の特徴としては、それが広いこと、**結腸半月ヒダ**のあることなどがあります。

横行結腸間膜は、横行結腸を後腹壁につなぎとめておく腹膜のヒダです。また大網というのも腹膜の大きなヒダで、これは胃の大弯《だいわん》と横行結腸との間にあって、前垂れのように腹膜腔の前部に垂れ下がっています。大網は脂肪の貯蔵場所になると共に腹部内臓を機械的に防御し、かつ炎症があればその部分を包んでその拡大を防止します。

結腸の機能は、腸管内容の最終的な分解と水分の吸収です。このために多くの腸内細菌を活動させており、また多くの粘液腺や粘液を出す杯《はい》細胞を持っています。これらの粘液は、大腸内容物の発酵やタンパクの分解によって生じる刺激性の物質から腸管を守っていると考えられます。大腸においてその内容物の持つ水分のほとんどが吸収されると考えられています。

(5) 直腸と肛門

直腸は消化管の終りの部分で、S状結腸に続いている部分です。その長さは約一三センチで、仙骨の前面に沿って下行し、骨盤隔膜を貫いて**肛門管**になります。直腸は骨盤隔膜を貫く直前で拡張し、膨大部を作ります。直腸膨大部には、粘膜に**上**、**中**、**下の直腸横ヒダ**があります。中ヒダ以下のレベルでは外壁は腹膜に覆われていません。

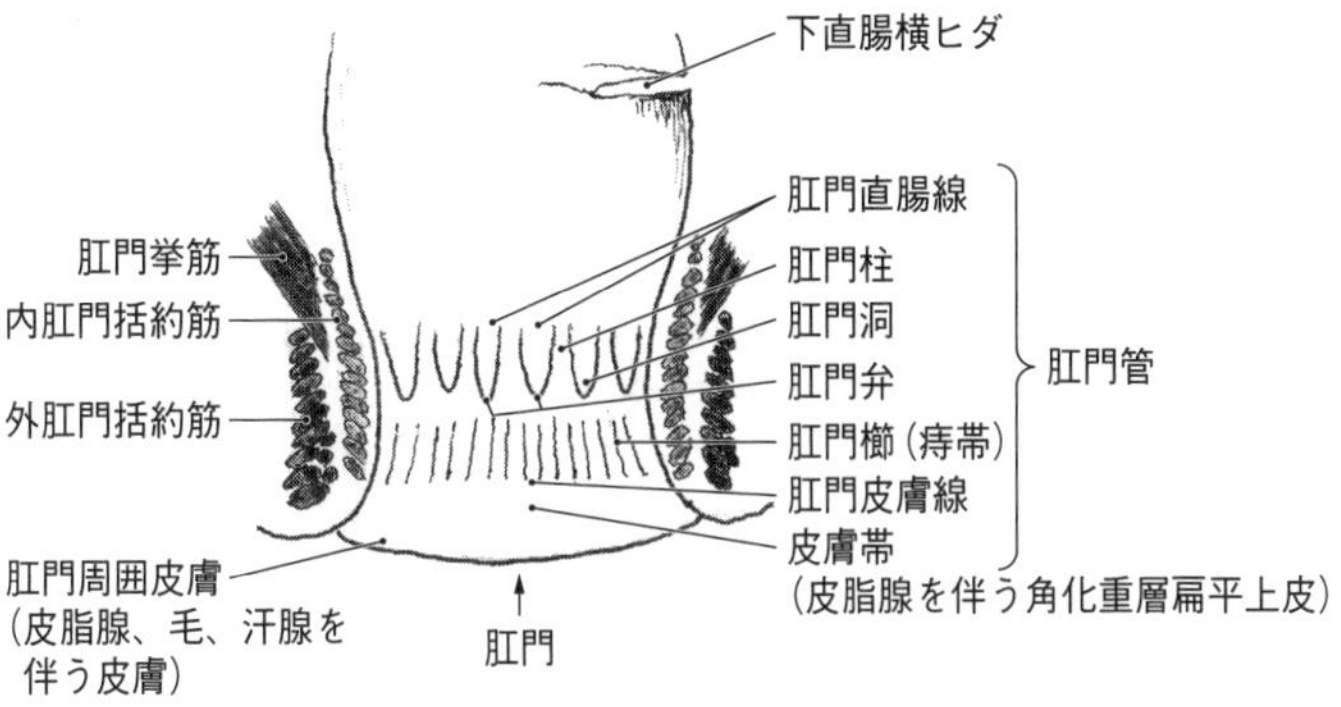

22-4 肛門（縦断して開いたもの）23改

肛門管は直腸の下端部で、直腸が肛門に開くまでの約三センチの長さを持った部分をいいます。肛門管は上、中、下の三部分に分けられます。上部には六～一〇条の、約一センチの長さを持った**肛門柱**と呼ばれる縦ヒダと、その間にできる**肛門洞**《どう》があります。肛門柱は、その粘膜下にある静脈叢によって形成されます。肛門洞の下端を境にしてできるヒダを**肛門弁**といいます。

肛門弁の下方で、粘膜部である**上部**と、皮膚部である**下部**との移行部を**中部**と呼びます。この部分では内膜の表面が薄い重層扁平上皮で覆われるようになります。またこの部分は**外痔**《がいじ》**核**《かく》のできる部分でもありますので、**肛門櫛**《しつ》、あるいは**痔帯**と呼ばれます。痔帯より下部は**皮膚帯**と呼ばれます。また中部と下部の境界線は**肛門皮膚線**と呼ばれます。

直腸下部から肛門にかけての部分には、**肛門括約**《かつやく》**筋**があります。粘膜筋層の内輪走筋の発達したものが**内肛門括約筋**であり、その外側で輪走する骨格筋が、**外肛門括約筋**です。内肛門括約筋は平滑筋で不随意筋ですが、外肛門括約筋は横紋筋で随意筋です（22-4）。

腹膜

腹膜は**腹膜腔**という一つの袋を作り、その中に少量の漿液を入れています。腹膜はいろいろな臓器(器官)を包んでいますので間膜や腔を作ります。これらの主なものは次の通りです。

(1) 小網《しょうもう》と大網

① **小網** 肝門と、胃の小弯及び十二指腸上部との間にできた膜をいいます。

② **大網** 小網の二枚の腹膜は分かれて胃の前後を覆い、また合体して**胃結腸間膜**となって横行結腸にいたりますが、この部分は更に全体が下方に垂れ下がり、結局四枚の腹膜が合体して一枚の大きな前掛のようになって腹腔前部を覆います。これを大網といいます(22-5)。

(2) 網嚢《もうのう》

網嚢とは、小網及び胃の後部を覆う腹膜と、腹腔後壁の壁側腹膜及び**横行結腸間膜**との間にできる袋状の腔をいいます。網嚢は**網嚢孔**によって腹膜腔と通じています。

(3) 横行結腸間膜

横行結腸間膜は、発生初期には後腹膜と横行結腸との間にできる間膜ですが、発生が進むと大網を作る間膜の後上部と癒合します。

（4） 腸間膜（狭義）

腸の中でも空腸と回腸は比較的よく動きますので、これらを支え、かつ後腹壁につなぎ止めている**空腸間膜**と**回腸間膜**を**腸間膜**（狭義）と呼び、これが後腹壁に付着する部分を**腸間膜根**といいます。腸間膜根は、第二腰椎の左側から右仙腸関節まで、斜になった状態で存在します。腸間膜を作る二枚の腹膜の間には脈管や神経が通《とお》っています（22-5）。

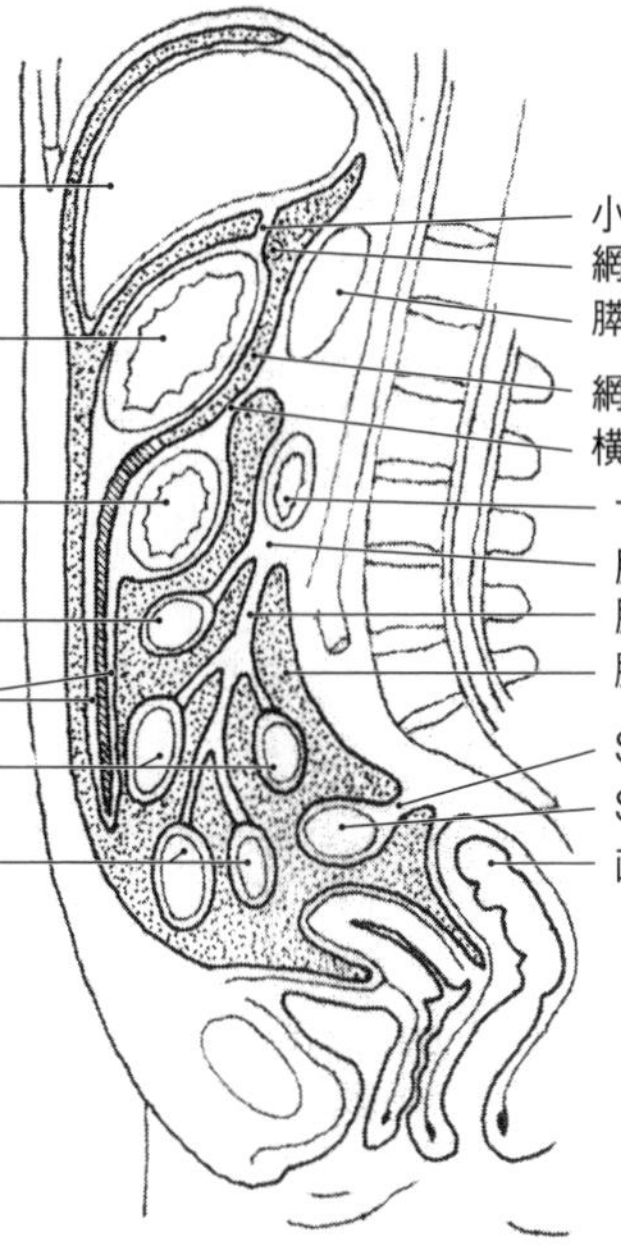

22-5 正中矢状断面の腹膜と腹膜腔（女性）11改

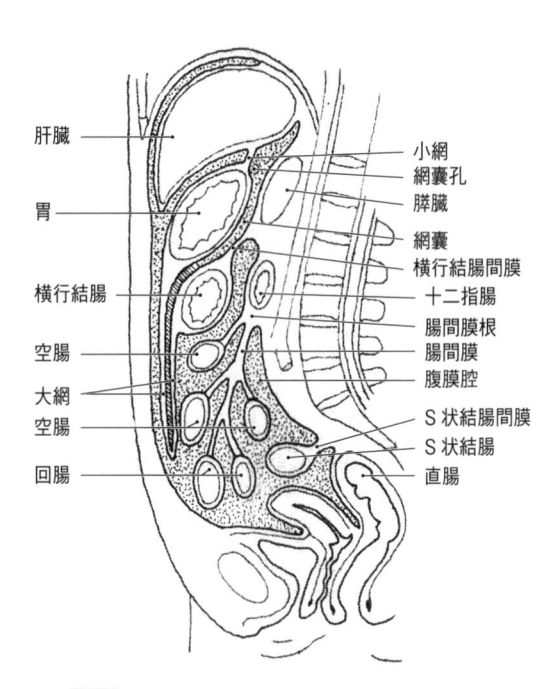

第23章　肝臓《かんぞう》と胆嚢《たんのう》

1　肝臓

(1) 肝臓とは

肝臓は人体の中では重い臓器で、重さが一・〇～一・五キログラムあります。肝臓は横隔膜のすぐ下で、腹腔の上部にあります。肝臓は更に**右葉《うよう》**、**左葉《さ》**、**方形葉《ほうけい》**、**尾状《びじょう》葉**の四葉に分けられていますが、方形葉と尾状葉は、右葉、左葉に比べて非常に小さいものです。肝臓は、全体として横隔膜の下面に沿って球状に隆起し、右葉が一番大きく広がっていますので腫大《しゅだい》している場合は、その前下縁を右の肋骨弓《ろっこつきゅう》の辺りで皮膚を通して触れることができます。肝臓はその大部分を腹膜で覆われていますが、横隔膜に接する背側部には、覆われていない部分もあります。

肝臓は発生学的にみると、**前腸**から発生して、脂肪の分解に関与する胆汁を分泌しますので、巨大な消化腺と考えられ、消化器系に属しています。しかし「身体の化学工場」といわれるぐらい多くの役割を持っており、単なる消化器系の器官ではありません。昔、我々医学生は肝臓には血管が多く、その手術は大量の出血を伴うので不可能と教えられましたが、近年は外科学の進歩で、必要な手術は行われているようです。

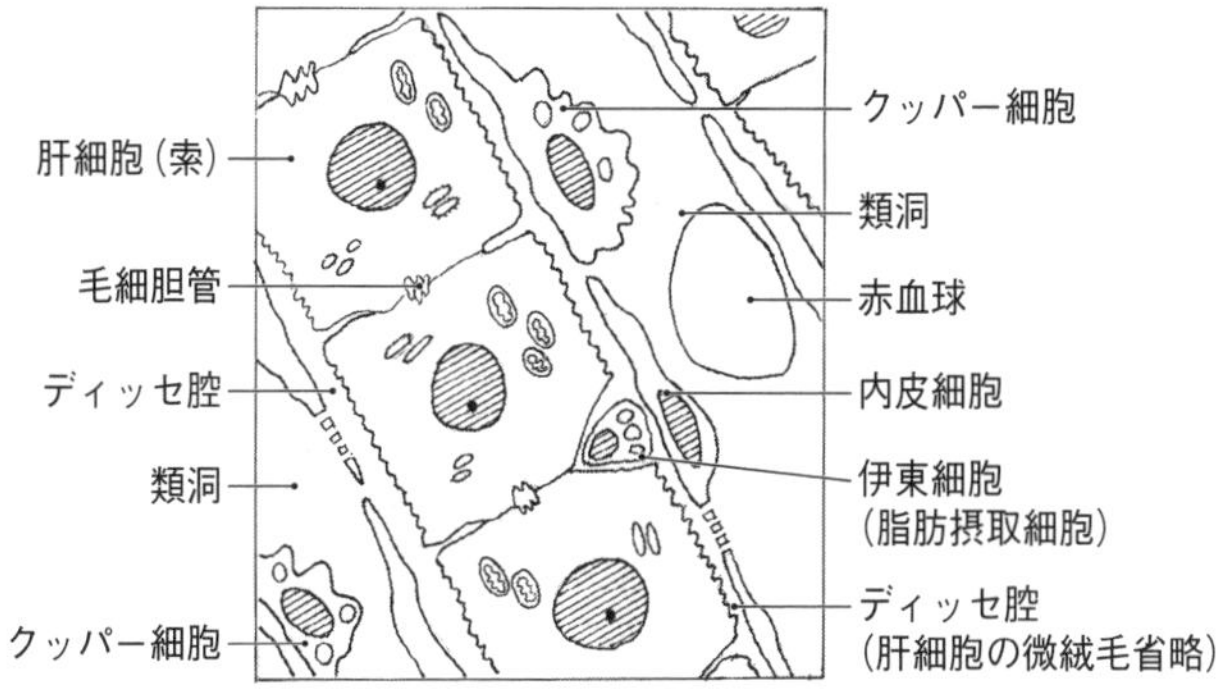

23 肝細胞索と類洞（谷川久一・池尻直幹氏原図）[30]

（2）肝臓の構造

肝臓は大きな器官ですが、その構造は均一で、**肝小葉《しょうよう》**と呼ばれる単位から構成されています。この小葉は、その大きさが直径〇・五～二・〇ミリで断面はほぼ六角形ないし多角形を呈し、その周囲に**グリソン鞘《しょう》**と呼ばれる結合組織があります。しかしこの結合組織はブタなどではよく発達しているものの、ヒトでは発達が悪く、小葉間の「**三つ組**」と呼ばれる**小葉間動脈**、**小葉間静脈**、**小葉間胆管**の周囲でのみ見られます。

肝小葉の組織は、ほとんどが放射状に走る血管と細胞索から構成されています。即ち、まずこの小葉の中心部にそれを貫く**中心静脈**があります。そして門脈の続きである小葉間静脈からの血管が、断面で見るとあたかも海上自衛隊の自衛艦旗の太陽光線を示す赤い筋のように、中心部の日の丸にあたる中心静脈に向かって走っています。この血管には門脈血のみでなく小葉間動脈からの動脈血も流入しています。つまりこの血管は洞様の毛細血管（類洞）になっており、**ディッセ腔**と呼ばれる類洞周囲腔との血漿の交流を可能にし、それによって血液と**肝細胞**との物質の交換を容易にしています（**23**）。

この類洞に沿って並んでいるのが肝細胞あるいは**肝実質細胞**とも呼ばれる細胞です。類洞が大通りとすれば家並に当たるのが肝細胞索です。肝細胞は断面で見れば索状に連なっていますので肝細胞索《さく》と呼ばれていますが、肝細胞板とも呼ばれるようです。ディッセ腔は、類洞の内皮細胞と肝細胞索（板）

との間の、断面で見れば大通りに沿った歩道のような間隙で、肝細胞の微絨《びじゅうもう》毛で満たされています。そしてこの腔には**脂肪摂取細胞**（**伊東細胞**）が存在します。

類洞の中には**クッパー細胞**と呼ばれる大食細胞が存在します。この細胞は類洞の内皮細胞に付着したり、あるいは内皮細胞間の隙間を埋めたりして存在するといわれます。

毛細胆管は互いに接し合う肝細胞どうしの間にできた細管で、肝細胞から分泌される胆汁を小葉間胆管に集めています。

（3）肝臓の機能

肝臓はいろいろな仕事をしています。即ち、胆汁を作ります。また運び込まれた栄養物質をグリコーゲン（糖原）に変えて貯蔵します。また必要に応じてそれを分解してグルコースとして血中に放出します。トリグリセリド（中性脂肪）の合成をします。更にアルブミンやグロブリン、プロトロンビンやフィブリノーゲンなどの血漿《けつしょう》タンパクを作って血中に出します。そして使われないアミノ酸を分解してできたアンモニアを尿素にして放出します。

脂肪摂取細胞は、脂肪を貯蔵すると共にビタミンAも貯蔵しています。クッパー細胞は、老化した赤血球や白血球、細菌などを貪食します。

2 胆嚢

胆嚢は、その名の如く**胆汁**《たんじゅう》を入れている長さ八～九センチの西洋梨型の袋状の器官で、肝臓の右葉の裏

（腹腔側）にぴったりくっついた状態で存在します。内膜は単層円柱上皮からなっており、その周りには筋層と結合組織があります。また最外層として漿膜（腹膜）がありますが、胆嚢の頸部から体部にかけての肝臓に接する部分は腹膜で覆われず、肝臓の下面と結合組織で接しています。

肝臓の毛細胆管からの胆汁は、**小葉間胆管**を経て次第に大きな管に集められ、大きく右葉側からの**右肝管**と、左葉側からの**左肝管**になって肝臓を出て、更にこれらが結合した**総肝管**から**胆嚢管**を通って胆嚢に入ります。このようにして胆汁は一時胆嚢に蓄えられ、濃縮されます。しかし十二指腸へ消化されるべき脂肪が送られて来ますと、十二指腸粘膜などで作られるといわれる**コレシストキニン**と呼ばれるホルモンが働いて胆嚢を収縮させ、胆汁を胆嚢管から総肝管の続きである**総胆管**に送り出し、**胆膵管**から十二指腸腔内へ放出します。

胆膵管とは、総胆管と、膵臓からの膵管とが合体した名前で、十二指腸で**大十二指腸乳頭**を作り、そこへ開口しています。この開口部を取り巻く括約筋として**胆膵管膨大部**《たんすいかんぼうだいぶ》**括約筋**《かつやくきん》**（オッディ括約筋）**があります（24-1）。

胆汁の役割は、十二指腸の脂肪の消化を助けることです。このため胆汁は脂肪を乳化させて（小滴にして）、膵臓から出された脂肪分解酵素である**リパーゼ**と**脂肪滴**《しぼうてき》の接触する面積を広げるとされています。

第24章 膵《す》臓《ぞう》

1 膵臓とは

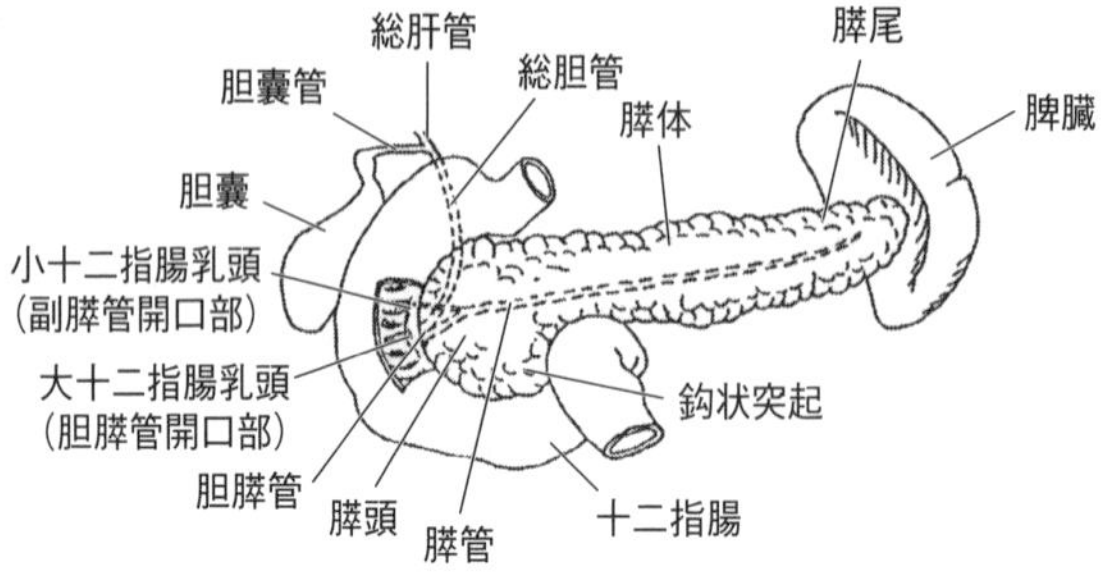

24-1A 膵臓とその周辺[43改]

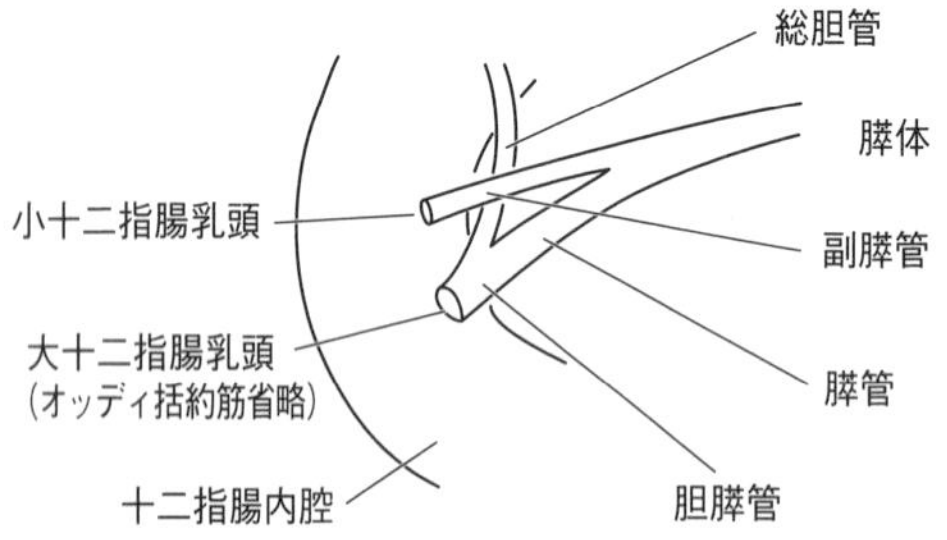

24-1B 十二指腸乳頭部拡大模式図

膵臓は**腹膜後隙**《こうげき》と呼ばれるところにあります。よく動く腸は、**十二指腸**などの動かない部分を除いて完全に腹膜に覆われ、腹腔の中へ突出したような形になっていますが、動かないものは腹膜に抑えられるような形になっています。

膵臓は長さが一四～一六センチ、厚さが約二・五センチの大きな消化腺です。**頭部**は下方へ曲ってやや大きく、幅が五センチぐらいありますが、**体部**の幅は三センチぐらいです。この頭部の屈曲している部分を**鈎状**《こうじょう》**突起**と呼びます（24-1）。

膵臓はほとんどの部分が**外分泌腺**で、**腺房の細胞**から分泌された消化液を**導管**に集めて、最終的に**膵管**、**副膵管**から十二指腸へ分泌します。しかしこれら外分泌部の腺房細胞の間には、**膵島**《すいとう》（**ランゲルハンス島**《とう》）と呼ばれる性質の違った細胞の集まりがあって、これらの細胞は**内分泌**を行います。内分泌とは、分泌した生理活性物質を血中に出すことをいいます。膵臓はこのように**外分泌部**と**内分泌部**を持っています。

2

膵臓の外分泌部

消化腺としての膵臓の主要な分泌物は、**トリプシン**、**アミラーゼ**、**リパーゼ**です。これらはそれぞれ**タンパク**、**糖質**、**脂質**を分解する酵素で、これらを腸壁から吸収されやすくします。このような酵素を含む**膵液**は何時《いつ》も分泌されるのではなく、食物が胃で糜粥《びじゅく》となって十二指腸に送られてきた時、それに刺激されて十二指腸を含む小腸上部から**セクレチン**や**コレシストキニン**が分泌され、膵臓の**腺房細胞**がこれらの血液中のホルモンに反応して酵素を分泌するのです。

また十二指腸には粘液を分泌する**ブルンナー腺**があって、その粘膜表面に大量の粘液を分泌し、粘膜壁を酵素から守っています。これは、食物の構成要素を分解する酵素が腸壁や膵臓自身をも分解する力を持っているためです。ことにタンパクを分解するトリプシンはそのまま出されると危険です。このためこの酵素は特に、**トリプシノーゲン**という形で分泌され、十二指腸で出されるエンテロキナーゼによって、初めてトリプシンに変化します。

3

膵臓の内分泌部

私は医学部専門課程の一年生の後半の頃から、解剖学教室で少しばかり研究の手伝いのようなことをしていました。ちょうどその頃から組織学実習が始まり、私は実習室でその準備を手伝いました。手伝いは、各実習机に顕微鏡と実習用のスライド標本を置いていくことでした。それが終った時、組織学を教えておられた助教授に一枚の標本を顕微鏡で見るようにいわれ、「この視野の中心にあるものは何か」と尋ねられました。それまでの知識からすると、それは膵臓で、何かと質問された視野の中央にあるやや薄く染まった細胞群は、ランゲルハンス島のように思えました。しかし改まって質問された私には、はっきりとそう答える自信がありませんでした。それで「分かりません」と答えました。すると「これがランゲルハンス島だよ」といわれました。やっぱりそうだったのか、と少し残念に思ったので、今でもよく覚えています。

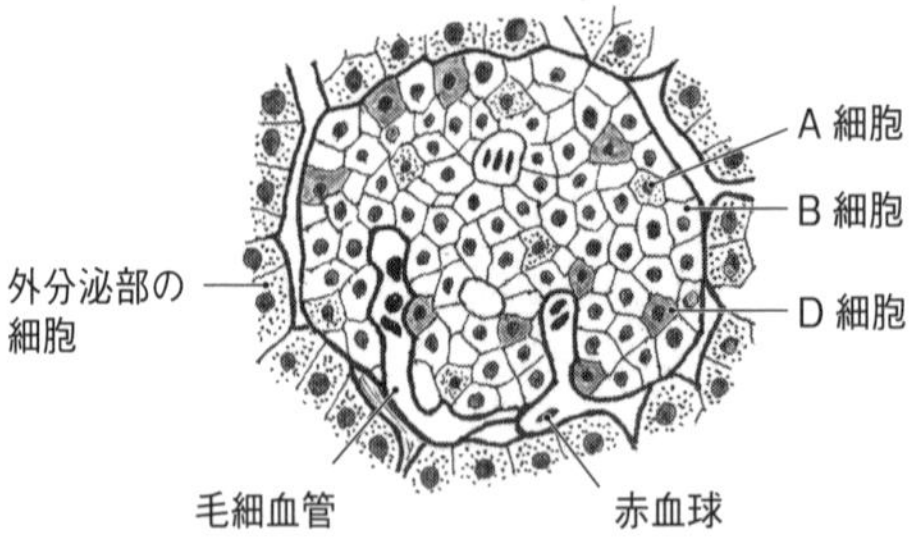

24-2 ランゲルハンス島[43改]
（ヒト、アザン染色標本の転写図）

　この膵島には**A**(**α**)、**B**(**β**)、**D**(**δ**)の三種の細胞があり、それぞれ違ったホルモンを分泌しています。即ち、A細胞は**グルカゴン**を、B細胞は**インスリン**を、D細胞は**ソマトスタチン**を分泌します。グルカゴンは血糖を上げるように働き、インスリンは血糖を下げるように働き、ソマトスタチンは一般にホルモンの産生や分泌を抑制するように働きます。またこれらの中では、**B細胞**が最も多く、全体の六〇～八〇%を占めているといわれます（24-2）。

第25章　下《か》垂《すい》体《たい》

1 下垂体とは

下垂体は脳の視床下部から垂れ下がった形で存在しますので、このような名前がつけられています。

私達の身体では、感覚系から受ける環境の変化に神経系が適切に対応していることはよく知られていることと思いますが、神経系以外にも、身体の恒常性を維持するように働いているシステムがあります。それが**内分泌系**で、調節に働いている物質を**ホルモン**といいます。下垂体は視床下部と共にホルモンによる身体活動の調節に働いています。神経系と内分泌系との違いを敢えて挙げるならば、神経系は迅速で短期的に反応するのに対して、内分泌系はゆっくりとより長期的に反応します。

下垂体は、前後径が八～九ミリ、横径が一〇～一四ミリ、高さが約八ミリの大きさをしています。また下垂体は、**前葉**、**中葉**（**中間部**）、**後葉**に分けられますが、ヒトでは中葉が退化しています。

頭蓋底において、下垂体はその中央部にある**トルコ鞍**《あん》と呼ばれる蝶形骨《ちょうけいこつ》中央部の窪みに嵌《はま》り込んだようにおさまっています。この鞍の上部には厚い脳硬膜の隔膜（**鞍隔膜**《あんかくまく》）があって、下垂体と脳を隔て、下垂体は細い**漏斗**《ろうと》（**茎**）によって視床下部とつながっています。

下垂体前葉

前葉は内分泌腺の働きを持っていますので**腺下垂体**とも呼ばれます。この部分はいろいろな機能を持った細胞群から構成されています。

即ち、前葉から出される主要なホルモンには、成長期において成長を促す成長ホルモン、分娩直後に出される催乳《さいにゅう》ホルモン（プロラクチン）の他に、他の内分泌器官に働きかける甲状腺刺激ホルモン、副腎皮質刺激ホルモン、性腺刺激ホルモン（卵胞《らんぽう》刺激ホルモン、黄体《おうたい》化〔黄体形成〕ホルモン）の五種があります（25）。

① **成長ホルモン**

成長ホルモンは成長期に出されますが、これが出すぎると**下垂体性巨人症**になり、不足すると**下垂体性小人《しょうじん》症**（**低身長症**）になります。また成長期を過ぎた骨端線閉鎖後に出されますと成長の終った骨の末端部が肥大して**末端肥《まったんひ》大症《だいしょう》**（**先端巨大症**）になります。

② **催乳ホルモン（プロラクチン）**

催乳ホルモンは、分娩後の母親の乳房から乳汁を産生させ分泌させるように働くホルモンで、女性特有のものです。

③ **甲状腺刺激ホルモン**

甲状腺刺激ホルモンは、甲状腺のホルモンである**サイロキシン**（チロキシン）の分泌を亢進させます。サイロキシンは代謝を活発にさせるホルモンですので、このホルモンがやや多めに出されますと代謝が亢進して脈拍が速くなり、発汗が多く、神経の働きが過敏になります。

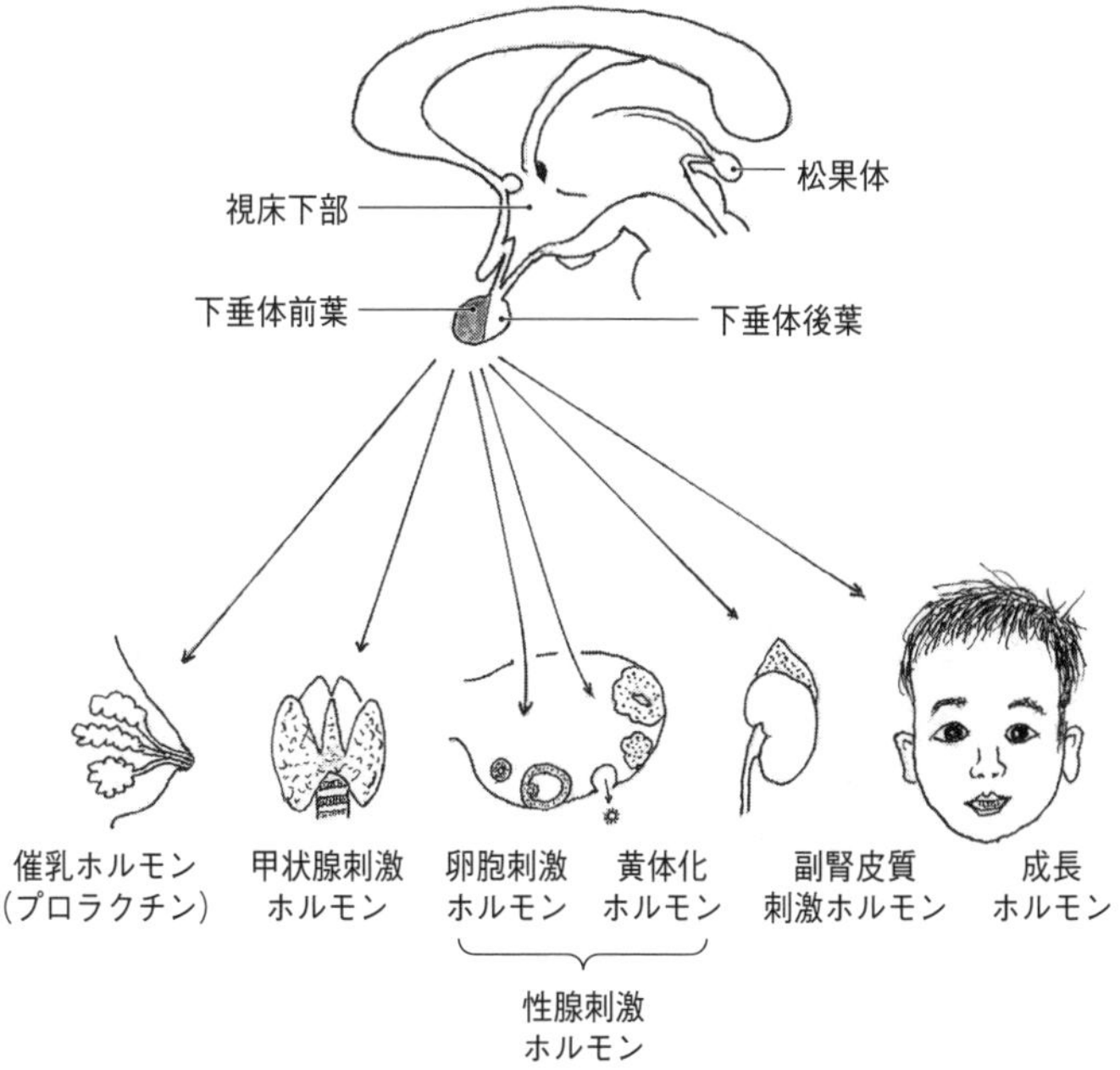

25 下垂体前葉ホルモンの働き 43改

④ 副腎皮質刺激ホルモン

副腎皮質刺激ホルモンは、副腎の皮質に働いて、ここからのホルモンの分泌を促進させます。これは**ACTH**(Adreno-Cortico-Tropic Hormone)とも呼ばれます。このホルモンが不足すると、副腎皮質から出される糖質コルチコイドの分泌が減少し、糖の新生が少なくなったり個体のストレスに対する抵抗が弱くなったりします(27章参照)。

⑤ 性腺刺激ホルモン

卵胞刺激ホルモンと**黄体化ホルモン**は、両方合わせて**性腺刺激ホルモン**とも呼ばれます。これらのホルモンは女性生殖器に働く場合の名前がつけられていますが、男性生殖器にも働きます。即ち、女性の場合には、卵胞刺激ホルモンは卵胞を成熟させます。男性の場合には精子を作る精細管を刺激して、その発育を促します。黄体化ホルモンは女性の場合成熟卵胞を刺激して**排卵**させると共に、排卵後の黄体形成を促します。男性の場合には、精巣において男性ホルモンを作る**ライディッヒ間細胞**を刺激します。

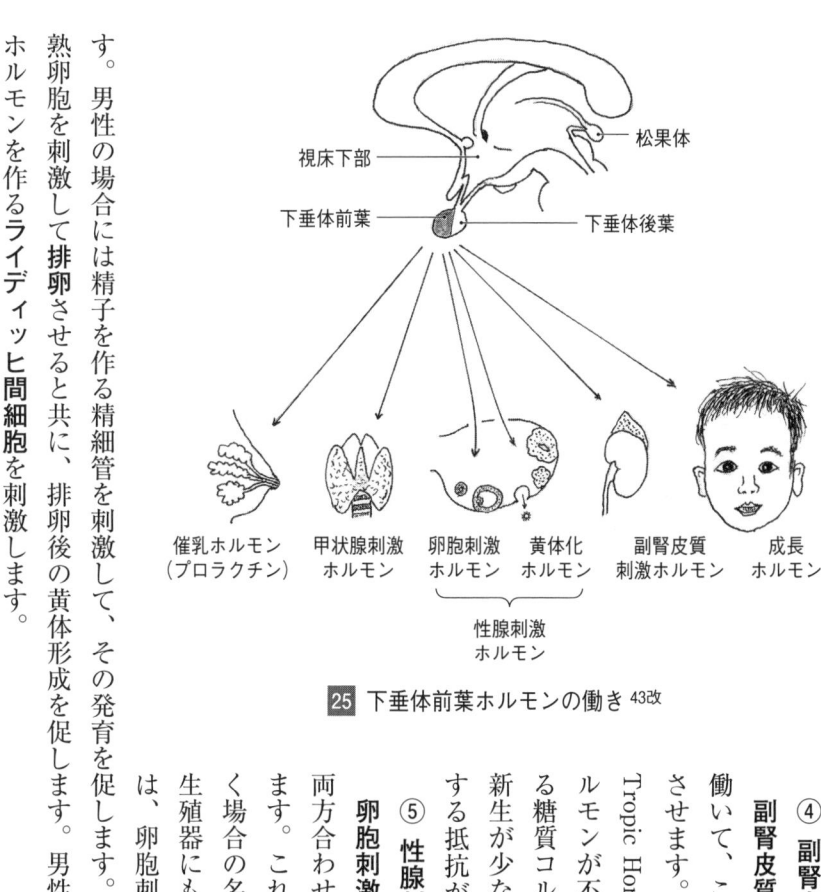

3

下垂体後葉

下垂体後葉は脳の一部と考えられる構造を保っており、**神経下垂体**とも呼ばれます。即ち、ここには視床下部からの神経線維の投射があり、視床下部にある神経細胞から分泌されるホルモンがその軸索《じくさく》を通って下垂体後葉へ来て、ここから血中へ出されます。このように神経細胞が分泌する現象を**神経分泌**といいます。

後葉から出されるホルモンは、血管を収縮させる**バソプレッシン**と、子宮筋の収縮を主たる働きとする**オキシトシン**です。バソプレッシンは、腎臓での水の再吸収（抗利尿）を促進させると共に、その名の如く血管を収縮して血圧を上昇させます。またオキシトシンは、分娩時に子宮の筋を収縮させると共に授乳時に乳腺の筋上皮細胞を収縮させ射乳を起させます。バソプレッシンとオキシトシンは、視床下部の**視索《しさく》上核《じょうかく》**と**室傍核《しつぼうかく》**の、それぞれの持つ分泌源の細胞から出されるとされています。

第26章 甲《こう》状腺《じょうせん》と上皮《じょうひ》小体《しょうたい》

1 甲状腺

(1) 甲状腺とは

甲状腺は学名が Glandula thyr(e) oidea となっています。ラテン語の thyreo-oides は、楯状(甲状)という意味のようです。この名はもともと軟骨につけられたものですが、その傍にあるということで内分泌腺にも甲状という名がつけられたようです。

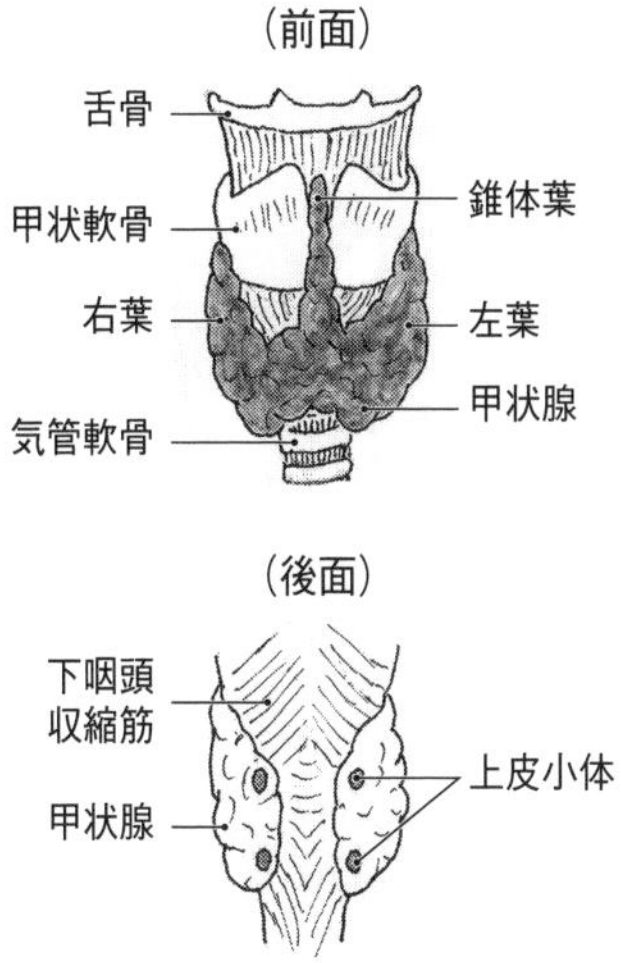

26-1 甲状腺と上皮小体[43改]

甲状腺はこのように前頸部で、その皮下に目で見、手で触れられる甲状軟骨の下部にあります。甲状腺は蝶ネクタイの結び目にあたる所にあり、大きさと形状も蝶ネクタイの結び目に似ています。蝶ネクタイの中央の結び目にあたるところを甲状腺では**峡《きょう》部《ぶ》**といい、左右に広がっている部分を**左葉**、**右葉**といいます。また峡部からは時に発生時の遺残である細長い**錐体葉《すいたいよう》**と呼ばれるものが上方へ伸び出しています(26-1)。
甲状腺は表面を薄い結合組織の膜で包まれています。またそれぞれの葉は更に小葉に分かれ、小葉は更に**濾胞**《ろほう》と呼ばれる嚢《のう》(袋)状の単位からなり立っています。この濾胞は、**濾胞上皮細胞**と呼ばれる立方状の一層の細胞によって囲まれており、**濾胞腔**と呼ばれるその中に**コロイド**(**膠**《こう》**状物質**)をためています。そして濾胞の周囲には多くの毛細血管があって、これを取り囲んでいます。

(2) 濾胞上皮細胞とサイロキシン

甲状腺の濾胞を取り囲む濾胞上皮細胞は**腺細胞**であって、**サイロキシン**と呼ばれるホルモンを分泌します。このホルモンはすぐに血中に入るのではなく、まず**サイログロブリン**という非活性化された形(コロイド)で濾胞腔に分泌され蓄えられます。そして必要に応じて再び濾胞上皮細胞に取り込まれ、三ヨードサイロニン、**四ヨードサイロニン**(サイロキシン)という活性化した形になって細胞外に出され、血中に入ります。二つのサイロニンの中ではサイロキシンと呼ばれる四ヨードサイロニンの方が量的に多く、サイロキシン(チロキシン)が甲状腺ホルモンを代表する名前になっています。

従って甲状腺ホルモンがたくさん作られ貯蔵状態になると、濾胞は大きくなり、上皮細胞は広く、薄くなります。また甲状腺ホルモンがほとんど分泌され活動状態になると、濾胞は小さくなり、上皮細胞の濾胞腔に面する表面積は狭くなり、その丈は高くなります(26-2)。

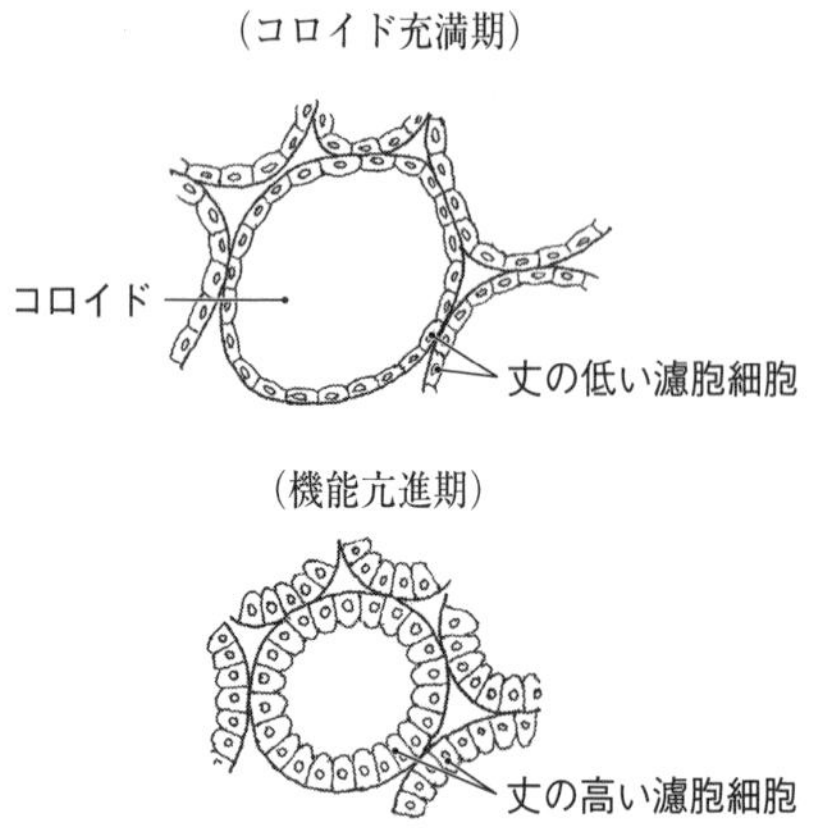

26-2 甲状腺濾胞上皮細胞の機能と形態[43改]

甲状腺ホルモンは下垂体から出される**甲状腺刺激ホルモン**によってその分泌が調節されています。この二つのホルモンの間、及びこれらと視床下部の甲状腺刺激ホルモン放出ホルモンの分泌細胞との間には負のフィードバック機構が存在して、その量を調節しています。

(3) 濾胞傍《ぼう》細胞とカルシトニン

甲状腺はこのように全身的な代謝の調節を行っている器官ですが、もう一つ**カルシウムの代謝**にもかかわっていると考えられていましたが、一九世紀の終り頃まで甲状腺は濾胞上皮細胞のみからできていると考えられていましたが、今から一〇〇年余り前に上皮細胞とその基底膜との間のところどころ、あるいは濾胞と濾胞の間に、もう一種の細胞のあることが発見されました。この細胞の本体は長い間不明で、細胞自体の存在も標本の作り方によってそう見えるのではないか、などといわれてきたようですが、一九六二年にこれが**カルシトニン**というホルモンを出す細胞であることが分かりました。

この細胞は、**濾胞傍細胞**あるいは**傍濾胞細胞**と呼ばれています。この細胞は濾胞のそばに、あるいは濾胞上皮の間に散在していますが、濾胞腔には面していません。従って濾胞の機能とは関係がなく、ただカルシトニンを作り、周囲の組織を経て血管内にそれを分泌します。このホルモンは、血中のカルシウムの量を下げます。**上皮小体**からのホルモンである**パラトルモン**は血中のカルシウムの量を上げるように働きますので、カルシトニンはそれと拮抗《きっこう》的に働いてカルシウムの量を調節しています(26-3)。

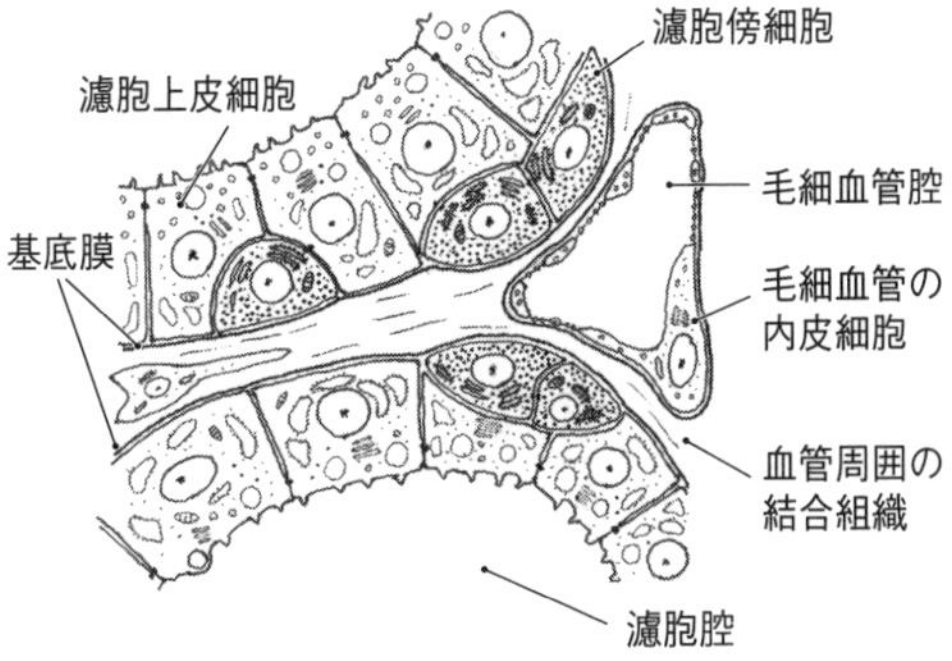

(濾胞傍細胞が濾胞上皮細胞間に存在する場合)

26-3 濾胞傍細胞[33改]

2 上皮小体（副甲状腺）

（1）上皮小体とは

上皮小体は、別名**副甲状腺**といわれます。これは小さな米粒大の器官で、甲状腺の裏側に、通常は右と左にやや間隔を置いて上下に一個ずつ、計**四個**存在します。このため上上皮小体、下上皮小体などと呼ばれることもあるようです（26-1）。

この腺もやはり結合組織の被膜で包まれています。そしてその内部には二種類の細胞があります。即ち、**主細胞**と**酸好性細胞**です。主細胞は他の細胞に比べてやや白っぽく、核が真中にあります。この細胞が上皮小体のホルモンである**パラトルモン**（parathormone）を作っています。パラトルモンとは、**パラサイロイドホルモン**（parathyroid hormone）を縮めた名前ですが、その英語名を更に縮めて**ＰＴＨ**とも呼ばれます。

（2）パラトルモン（ＰＴＨ）とその働き

パラトルモンは血中のカルシウムイオンの濃度を上げます。これはカルシトニンと反対の働きです。即ち、血中のカルシウムイオンの濃度が下がると、上皮小体からパラトルモンが出て、骨にあるカルシウムが血中に呼び出されます。

このような作用を持っていますので、上皮小体が過度に働く**副甲状腺機能亢進症**《ふくこうじょうせんきのうこうしんしょう》になると、骨のカルシウムが少なくなって線維成分が多くなり、**線維性骨炎**という骨の軟らかくなる状態が起ります。なお酸好性細胞の働きはよく分っていないようです。

第27章　副《ふく》腎《じん》（腎《じん》上《じょう》体《たい》）

1 副腎とは

副腎はその名の如く腎臓の内側上部に、ちょこんと乗っている低い三角錐状の内分泌器官です。腎臓の上にありますので**腎上体**とも呼ばれます。これは小さい器官ですが、左右一対あり、生体の内部環境の維持に働いています（27、30-1）。

この器官は外側を結合組織の被膜で包まれています。そして内部は、周辺部にある皮質《ひしつ》と中心部にある髄質《ずいしつ》に分かれています。これらは発生的に起源を異にする部分です（中胚葉と神経外胚葉に由来）。皮質は整然とした三つの細胞帯からできています。即ち、最外側の**球状帯**、その内側にある最も大きい**束**《そく》**状帯**、そして最内側で髄質に接している**網状帯**です。

2 副腎皮質

副腎皮質（27）においては、それぞれの細胞帯で異なった副腎皮質ホルモンが出され、全身に運ばれるとされています。即ち、球状帯においては**電解質コルチコイド**が、束状帯においては**糖質コルチコイド**が、また網状帯においては**男性ホルモン**が出されるとされています。

電解質コルチコイドとは電解質の代謝に関与するステロイドホルモンです。これの代表的なものは**アルドステロン**と呼ばれます。このホルモンが欠如しますと、腎臓の尿細管からのナトリウムイオンの再吸収が阻害されます。それによって血中のナトリウムが少なくなり、カリウムが多くなって電解質のバランスが崩れることになります。またこのホルモンは血圧を上昇させます。

糖質コルチコイドは、肝臓でのアミノ酸からの糖の新生に関与するホルモンです。しかし、そのほかに抗炎症的な働きなどもするホルモンです。このホルモンの主なものは**コルチゾール**（ハイドロコルチゾン）と呼ばれるもので、脳下垂体の**副腎皮質刺激ホルモン**（ＡＣＴＨ）によってその分泌が促進されます。

網状帯から出される**男性ホルモン**（アンドロゲン）は、精巣から出される男性ホルモンに比べて

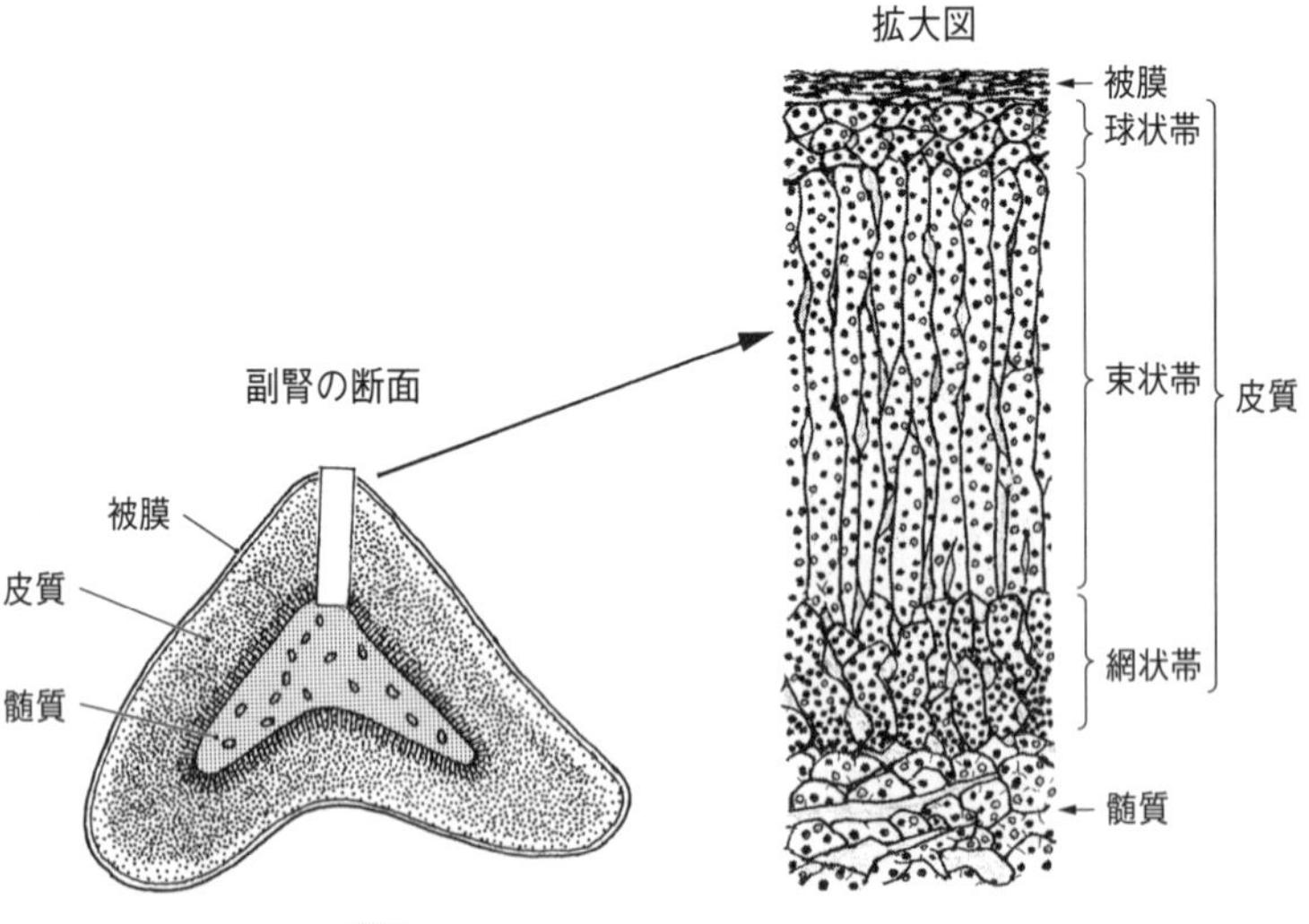

27 副腎の断面とその一部拡大[46改]

はるかに弱く分泌量も少ないといわれます。

3

副腎髄質

副腎髄質は副腎の中心部にあります。髄質の細胞は集まって細胞集団を作っています。髄質にはこのような集団が多くあり、その間に血管を伴った結合組織が入り込んでいます。

細胞集団は**クローム親性細胞**と呼ばれる重クロム酸カリに染まる細胞からなっています。これらの細胞から分泌されるホルモンも、クローム親性の**アドレナリン**や**ノルアドレナリン**と呼ばれる交感神経作用を持つ物質です。ヒトの場合、アドレナリン細胞が多いといわれます。これらのホルモンは、何れも身体を興奮状態にさせます。このうち特にアドレナリンは心拍数を増加させ、肝細胞からグルコースを放出させて血糖を上昇させます。

これら髄質の細胞は、交感神経の節前ニューロンの支配を受けているとされています。即ち、これらの細胞は軸索を持たず神経伝達物質を出さずにホルモンを分泌するようになった交感神経節細胞と考えられています。

第28章　皮膚《ひふ》

1

皮膚とは

皮膚は身体全体を覆っている大きな器官ともいわれるものです。この総面積は成人で平均一・六平方メートルあるといわれます。また皮膚のみ（**表皮**《ひょうひ》と**真皮**《しんぴ》）の重量は約三キロ（グラム）、皮下組織も加えると約九キロあるといわれます。しかし皮膚は単に身体を覆って、その保護作用を営んでいるのみではありません。いろいろな刺激の感受装置を持っている感覚器でもあり、皮脂や汗などを分泌する分泌兼排泄器でもあり、その広い部分に分布している血管を収縮させて体温を保持したり、逆に発汗などによって体温を放散させたりする体温調節器でもあります。また皮膚は紫外線を受けて、その先駆《せんく》物質からビタミンDも作ります。更にヒトでは退化しているものの、毛や爪なども持っています。

皮膚は表皮と真皮に分けられます。また深層には**皮下組織**があります。皮下組織はその名の如く厳密な意味では皮膚ではありませんが、通常皮膚の一部とされています。この皮下組織を加えますと、皮膚は三層で構成されていることになります。即ち、外胚葉《はいよう》性の表皮と中胚葉性の真皮と皮下組織です。

2

表皮

表皮は皮膚の最も皮膚らしい部分で、すべての層が見られる手掌《しゅしょう》などでは、基底側から**胚芽《はいが》層《そう》**（基底層）、**有棘《ゆうきょく》層**、**顆粒《かりゅう》層**、**淡明《たんめい》層**、**角質《かくしつ》層**が区別できます（28）。

表皮の層には何れ《いず》も特有の名前がつけられていますが、胚芽層はその名の如く表皮細胞の胚芽ができる、つまり細胞が生まれるところです。そして生まれた細胞が有《ゆう》棘層《きょくそう》を作ります。有棘とは棘《とげ》があるということで、光学顕微鏡標本において、隣り合った細胞が接している部分を残して収縮し、その残った部分が棘のように見えるところからつけられた名前です。

胚芽層では細胞分裂が行われて、新しい細胞がどんどん作られていきます。しかし、そのような細胞の間に、黒い色素である**メラニン**を作り出す長い複数の突起を持った細胞（**メラニン〔産生〕細胞**）も混じっています。そして、この細胞で作られたメラニ

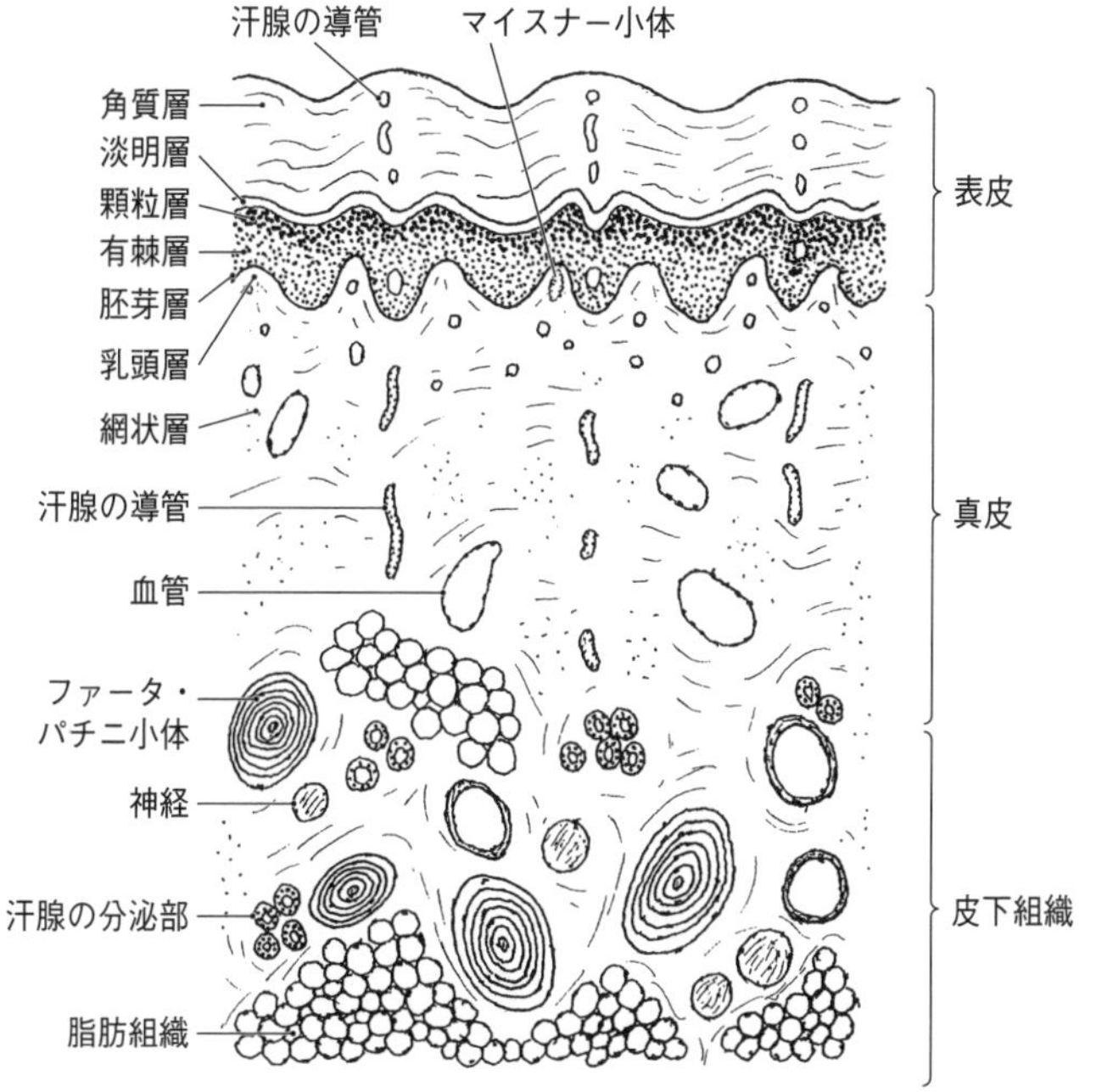

28 皮膚の層（模式図）46改

ンが、隣接した細胞や有棘層の細胞（ケラチン細胞または角質産生細胞）にも取り込まれて皮膚に色を着けています。メラニンは、皮膚が太陽からの紫外線を受けると、それによって胚芽層でできる新しい細胞の遺伝子が壊される危険がありますので、それを予防するために作られると考えられています。

メラニン細胞は加齢と共に少なくなります。これが局所的になくなると**老人性白斑**《はくはん》ができます。毛のできる**毛母基**《もうぼき》といわれる部分の色素細胞が少なくなったり、そのメラニン産生能力が衰えたりすると**白髪**になるといわれます。メラニン細胞がたくさん集まっているところが**黒子**《ほくろ》です。また、この細胞が異常に増殖し始め、付近の組織を破壊したり、遠くへ転移したりして広がったりするのが**悪性黒色腫**（悪性メラノーマ）と呼ばれるもので、予後の悪い癌として知られています。また**有棘層**には**ランゲルハンス細胞**という、突起を四方に伸ばした細胞が点在しています。ランゲルハンス細胞は皮膚における**抗原提示細胞**とされています。即ちこの細胞は、外来の異物（抗原）に反応して、その到来を体内のリンパ球に伝え免疫反応を起こさせます。

胚芽層、有棘層の次は**顆粒層**と呼ばれる薄い層です。この層の細胞には、その中にできた**ケラトヒアリン顆粒**が見られます。顆粒層の次が**淡明層**です。この層も薄い層ですが、その特徴は、この層の細胞が色素に染まりにくく、常に明るく見えることです。淡明層では細胞が既に核を失っており、ケラトヒアリン顆粒の代わりに光を強く屈折する**エライディン**という物質で満たされています。淡明層は手掌や足底《そくてい》で見られますが、どの皮膚ででも見られるものではありません。

最表層は**角質層**です。ここは表皮の細胞の残骸の山ともいうべきところです。即ち、魚の鱗《うろこ》のようになった、扁平な細胞の死骸がうず高く積まれている層です。この細胞の残骸は**ケラチン**を含んでいます。ケラチンは、毛や爪など皮膚の硬い部分を作っている一種のタンパクです。これは水に溶けません。従って最外層にあって、いろいろな意味で身体の防壁となっています。また、手掌や足底など特に外部と接触する部分では、この層が厚くなっています。

3 真皮

真皮は基底膜を境にして表皮と接しています。真皮は比較的緻密《ちみつ》な結合組織からなり立っています。これもその境界ははっきりしないものの、二つの層に分けられます。即ち、**乳頭層**と**網状層**です。

乳頭層は乳頭状になって表皮と接している層で、この乳頭状の突起は、更にその内容によって**神経乳頭**あるいは**血管乳頭**と呼ばれます。神経乳頭は、神経が入り込んでいるのでその名があります。つまり、触覚を感じる**マイスナー小体**(28)があります。また血管乳頭には毛細血管のループが入っています。このような乳頭を持った真皮は、ことに手掌や手指掌側で見られます。

乳頭層の下層には**網状層**があります。ここでは結合組織の線維(膠原《こうげん》線維と弾性線維)が割合密に、縦、横あるいは垂直に走っています。また線維芽細胞が見られます。更に血管、毛包、神経線維、脂腺、汗腺なども見られます。

4 皮下組織

皮下組織は疎性《そせい》の結合組織からなり立っており、皮膚の部位によって厚さが著しく異なります。皮下組織の間に、結合組織の一種で脂肪細胞を主とした**脂肪組織**が埋まっています。皮下の脂肪組織は女性でよく発達し、女性特有の丸みを持った身体を作るのに役立っています。皮下の脂肪組織は栄養分の貯蔵庫になっていると共に身体の機械的防御と保温の役割も果しています。

皮下組織には大小の動静脈のほかに神経線維束や汗腺も存在します。また、真皮から皮下組織にかけては圧や振動を感じる**ファータ・パチニ小体**（**層板小体**）が存在します。

第29章　皮膚の付属器《ふぞくき》と感覚受容器《かんかくじゅようき》

皮膚には**汗腺**《かんせん》、**脂腺**《しせん》、**爪**《つめ》、**毛**《け》など**付属器**といわれるものがあります。これらは皮膚の機能を拡大しています。また皮膚にはいろいろな神経の終末からなる**感覚受容器**があります。

皮膚の付属器

(1) 汗腺 29-1

暑い時には汗が出ます。汗には体液を外部に蒸発させて体温を下げ、環境温度の上昇に対して体温を一定に保たせようとする働きがあります。**汗腺**には二種類のものがあります。一つは**エックリン汗腺**または**漏出**《ろうしゅつ》**分泌腺**、あるいは普通汗腺と呼ばれているもので、比較的さらさらした汗を出します。もう一つは**アポクリン汗腺**と呼ばれるもので、比較的粘稠《ねんちゅう》な汗を出します。

① エックリン汗腺

エックリン汗腺は体表の皮膚のほとんどの部分にあり**小汗腺**とも呼ばれます。

この汗腺は**単一管状腺**と呼ばれる一本の細長い管からできています。この管の基底部は深層でとぐろを

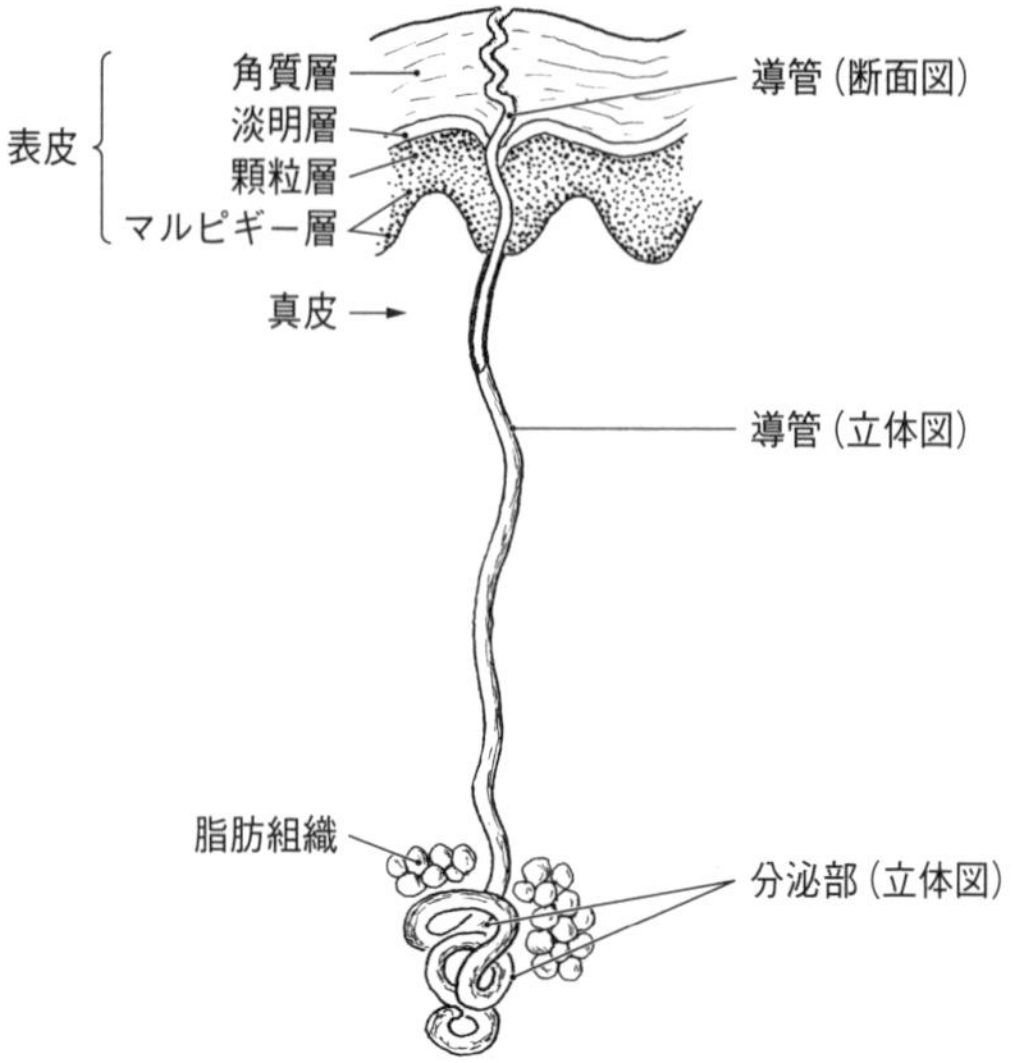

29-1 エックリン汗腺の模式図[46改]

巻いています。その**導管**は、この蛇が鎌首《かまくび》をもたげるように皮膚の表面へ伸び、表皮を貫通して皮膚の表面に開口しています。とぐろを巻いている部分は、汗を作る**分泌細胞**とそれを送り出す**筋上皮細胞**からできています。この汗腺は特に手掌や足底で多くなっています。

②アポクリン汗腺

アポクリン汗腺は単一管状腺で、**腋窩腺**《えきか》がその代表的なものです。また**大汗腺**とも呼ばれます。アポクリン汗腺は性ホルモンの影響を受けて思春期でよく発達し、粘稠な汗を分泌します。分泌は精神的なストレスを受けた時や性的興奮時になされるといわれます。

アポクリン汗腺は分泌部、導管部共にエックリン汗腺よりも内腔が広く、かつ構成細胞も大きくなっています。その分泌状態を顕微鏡で見ますと、分泌顆粒が大きくて、分泌細胞の一部があたかも千切《ちぎ》れて出されるように見えるのでアポクリン（**離出分泌**）という名がつけられたようです。しかし、この汗腺も漏出分泌を行っているといわれます。この汗腺はヒトでは腋窩、乳輪、肛門周囲などにあります。また体表には開かず**毛包**の上部に開口します。

(2) 脂腺 29-2

脂腺は**全分泌腺**、即ち**ホロクリン腺**と呼ばれます。ホロクリン（全分泌）の名は、エックリン（漏出分泌）、アポクリン（離出分泌）のように分泌形態につけられた名前で、この場合、細胞に分泌物質がたまり、細胞が壊れて内容が全部出される形で分泌されます。この内容を**皮脂**といい、腺を**皮脂腺**とも呼びます。

この腺は分泌細胞の詰まった袋が数個寄り合ったような状態で存在し、腺体は真皮にあります。そして毛に付属している導管は短く、毛包上部に開いています。また亀頭《きとう》、包皮《ほうひ》、小陰唇《しょういんしん》など毛のない場所に存在することもあります。このような脂腺は**独立脂腺**と呼ばれ、皮膚の表面に直接皮脂を分泌します。

皮脂の役割は、毛や皮膚の表面を覆って、その表面を潤《うるお》し、あらゆる物質の直接の接触による侵襲《しんしゅう》から防御すると共に、皮膚表面からの体液の蒸散《じょうさん》（**不感蒸散**）を防止することにあると考えられます。また思春期には脂腺の分泌が亢進して導管や毛包に分泌物が詰まったり、これに炎症性反応が加わったりして、いわゆる**にきび**（**尋常《じんじょう》 性痤瘡《せいざそう》**）の発生することがあります。

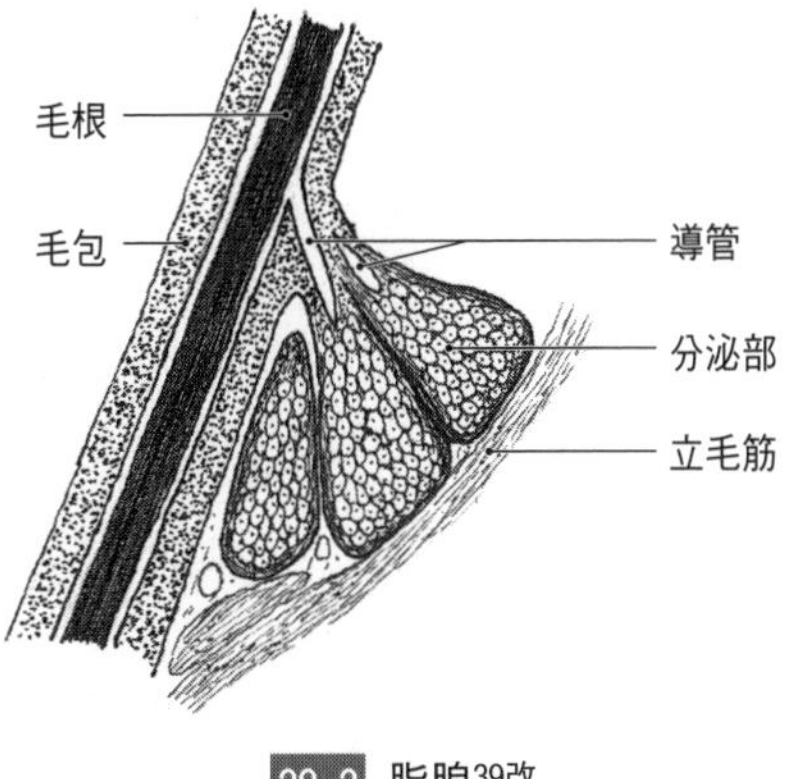

29-2 脂腺[39改]

(3) 爪 29-3

動物では**爪**がよく発達していて一種の武器になったり、あるいは**蹄**《ひづめ》となって靴のような役割を果したりしていますが、ヒトの場合は動物におけるほど大きな役割を持っているようには思えません。ただ指の先端に、このような硬い角質組織のあることは、鋭敏な感覚を持つ指先を傷害から守っているということのほかに、指頭の触覚を強める装置になっていると考えられます。

爪は指の先端背側にある角化した板状の組織で、皮膚の外に出ていて、そのほとんどを占める**爪体**《そうたい》と、皮膚の一部である**爪蓋**《そうがい》の下に隠れている小部分の**爪根**《そうこん》からなっています。また爪根の背腹と爪体後端部腹側（爪半月《そうはんげつ》）の胚芽層で構成されている部分を**爪母基**《そうぼき》または**爪母**といい、この部分から爪が成長して指の先端へと伸びていきます。その伸長度は、一日〇・一～〇・一五ミリといわれます。

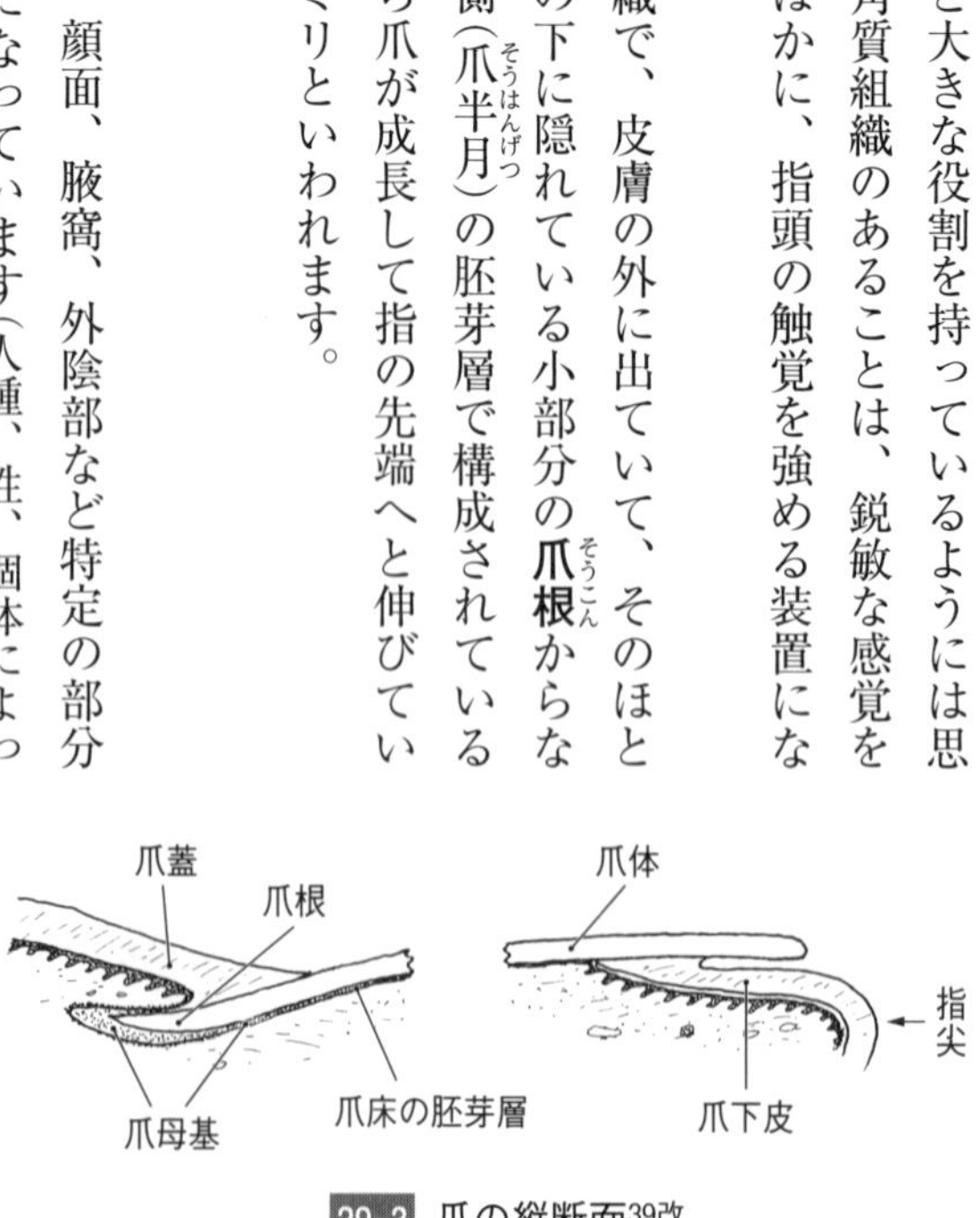

29-3 爪の縦断面[39改]

（4）毛 29-4

ヒトでは**毛**が退化して、**硬毛**《もう》（終毛）は頭部、顔面、腋窩、外陰部など特定の部分に限られ、それ以外は短くて細い無髄の**軟毛**になっています（人種、性、個体によって多少の違いはある）。毛はもちろん身体を寒冷から守り、体熱の放散を防止していますが、同時に皮膚を機械的接触や打撲による傷害などからも守っています。また眉毛《まゆげ（びもう）》や睫毛《まつげ（しょうもう）》は眼を額から流れる汗や塵埃《じんあい》などから守り、鼻毛《はなげ（びもう）》は気道への異物の吸入を防止しています。また毛は感覚受容器の一部にもなっています。

毛の発生は、胎生三カ月頃に表皮が深部へ陥没し、それが伸びて、やがて皮下の結合組織の一部を取り囲んで**毛球**《もうきゅう》を形成することに始まります。毛球は**毛乳頭**と、それを取り囲む上皮性の**毛母基**、更に外側の

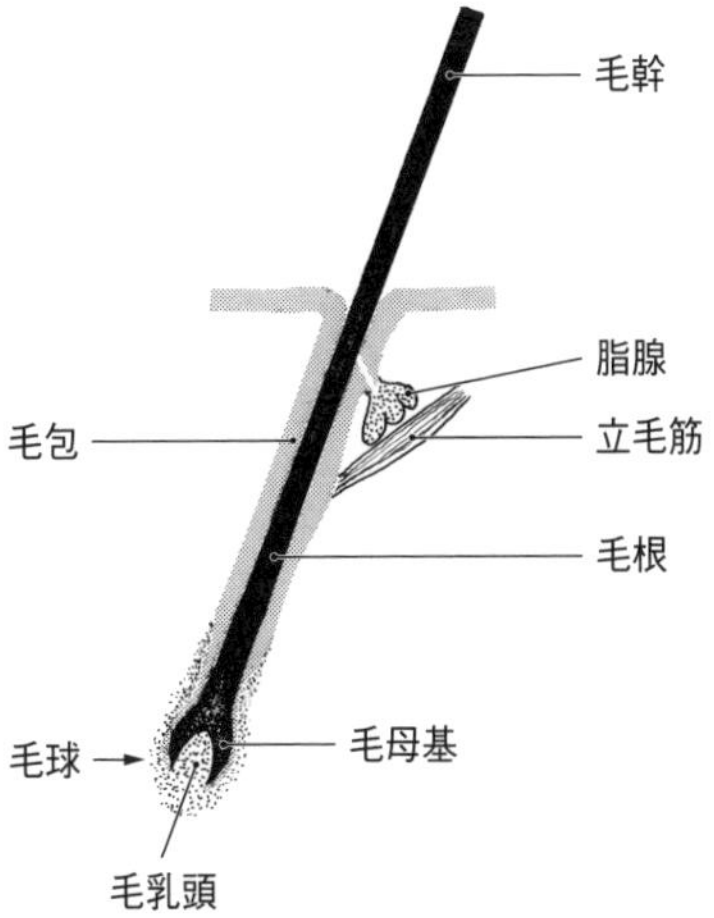

29-4 毛[46改]

毛包からなる膨らみです。そして、毛母基から表面に向かって毛が形成されていきます。

毛には**毛根**と**毛幹**《もうかん》がありますが、表皮の延長である毛包に囲まれて皮膚の中に埋まっている部分が毛根で、皮膚より外へ突出している部分が毛幹です。また毛を横断しますと、その中心部の**髄質**とその周りの**皮質**が区別されます。更に最外側には、これを覆う**毛小皮**《もうしょうひ》があります。また毛根を包む毛包には内根鞘と外根鞘があります。皮質にはメラニン顆粒を大量に含む細胞が多く、メラニン顆粒は毛母基に存在するメラニン産生細胞によって作られています。しかし歳《とし》をとると、この毛母基色素細胞のメラニン産生能力の衰退で、**白髪**《はくはつ》（しらが）が増加するようになります。

毛はその成長期には毎日〇・三五～〇・四四ミリ（頭毛の場合）伸びるといわれますが、退行期になると成長が止まり、毛乳頭と毛母基の退化が始まります。つまり毛母基が消失し、毛球部が表面へと移動し、**立**《りつ》**毛筋**《もうきん》の付着部のあたりで停止します。しかし毛の再生が始まると新しい毛母基と毛乳頭ができて、遺残の毛包を利用して、新しい毛が伸長しはじめ古い毛にとって代わるといわれます。

毛球は性ホルモンの影響を受けていると考えられています。毛の成長や脱落は性のみでなく、年齢や身体の部位によっても異なっています。

毛の付属器官としては、脂腺のほかに**立毛筋**《りつもうきん》があります。立毛筋は真皮の表層から毛に対して斜めに付着している細い平滑筋の筋線維束で、交感神経によって支配されており、その興奮によって収縮し、**立毛**（毛を皮膚表面に対して垂直に立てる）させます。

動物によっては交感神経の興奮で全身の毛が立ちます。ヒトの場合は「総毛立《そうけだ》つ」ともいわれますが、硬《こう》毛《もう》がないので毛を抜いた鳥の肌のようになり、「鳥肌《とりはだ》が立つ」とも表現されます。

2

皮膚の自由神経終末と感覚受容器 29-5

皮膚には多くの神経終末があります。まず遠心性の神経ですが、これは交感神経として汗腺などの腺や立毛筋、更に血管などに分布しています。

皮膚はまた身体の全外表面を覆《おお》っており、外界と直接接しています。そのために皮膚に分布している求心性の神経は、皮膚の受けるいろいろな刺激を、それ自身が受容器として、あるいはほかの細胞と共に特殊な仕組を作ったりして感受しています。

(1) 自由神経終末

自由神経終末は、シュワン細胞による髄鞘《ずいしょう》を失った神経終末で、表皮の深層まで見られ、痛覚、触覚、温度感覚を感受するといわれます。

(2) 感覚受容器

① マイスナー小体 29-5-①

マイスナー小体は触覚、特に**速い順応性を持つ触覚受容器**とされています。これは直径と長さがそれぞれ三〇~五〇、五〇~一五〇マイクロメートルのラグビーボールのような形の小体です。その中へ一~

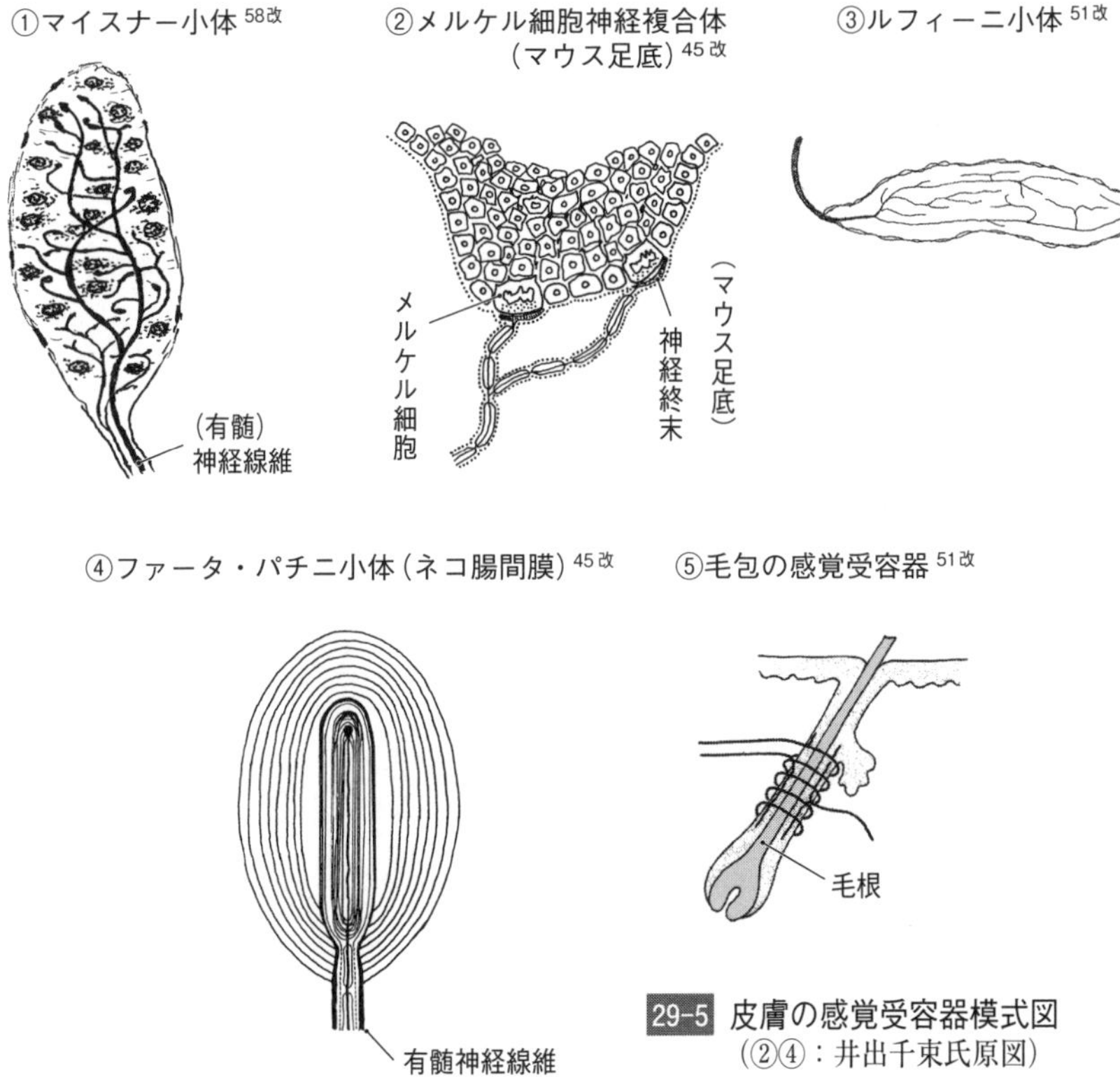

29-5 皮膚の感覚受容器模式図
(②④：井出千束氏原図)

数個の**有髄神経線維**が入り、無髄となって枝分かれして、重積した扁平な層の間に終っています。この扁平な細胞層はシュワン鞘の変化したものといわれます。マイスナー小体は皮膚の特に無毛部に見られ、真皮の乳頭層（神経乳頭）に縦にはまり込んだ状態で存在します。

② メルケル細胞神経複合体 29-5-②

メルケル細胞神経複合体は、表皮の深層（胚芽層）にあり、遅い順応性を持つ触覚受容器とされています。神経線維終末は扁平になって、胚芽層の底部にあるやや大きなメルケル細胞の底面に接しています。

③ ルフィーニ小体 29-5-③

ルフィーニ小体は、結合組織性の被膜に包まれた長さ一・〇～二・〇ミリ、幅〇・一ミリぐらいの細長い小体で、内部に無髄の神経線維が樹枝状に広がっています。指趾《しし》に多く見られ、皮下組織の緊張を感受する遅い順応性を持った受容器とされています。

④ ファータ・パチニ小体 29-5-④

ファータ・パチニ小体は、**速い順応性を持つ圧覚と振動覚の受容器**と考えられています。その神経線維は有髄で、更に幾層もの細胞の層に囲まれています。従って**層板小体**ともいわれます。この小体は主に皮下組織にありますが、関節包、靱帯、骨膜、腸間膜などでも見られます。その直径は〇・五〜一・〇ミリ、長さが一・〇〜四・〇ミリあるといわれます。

⑤ 毛包の感覚受容器 29-5-⑤

毛包のまわりには神経線維が見られます。これらは毛包に沿って柵状に並んだり、毛包を輪状に取り巻いたりしています。

第30章　腎《じん》臓《ぞう》と尿路《にょうろ》系の器官

尿を作って貯留し、それを排泄する器官系を泌尿器系といいます。その中心になる器官が腎臓で、尿の排出にかかわるのが尿路系の器官です。

1

腎臓とは

腎臓は泌尿器系の中心となる臓器で、尿を作っています。これは腹部背側の腹膜後隙《ふくまくこうげき》にあって、腎臓に密着する**線維被膜**、腎臓を副腎と共に包む**脂肪被膜**、更にそれらを覆う**腎筋膜**《じんきんまく》(Fascia renalis)

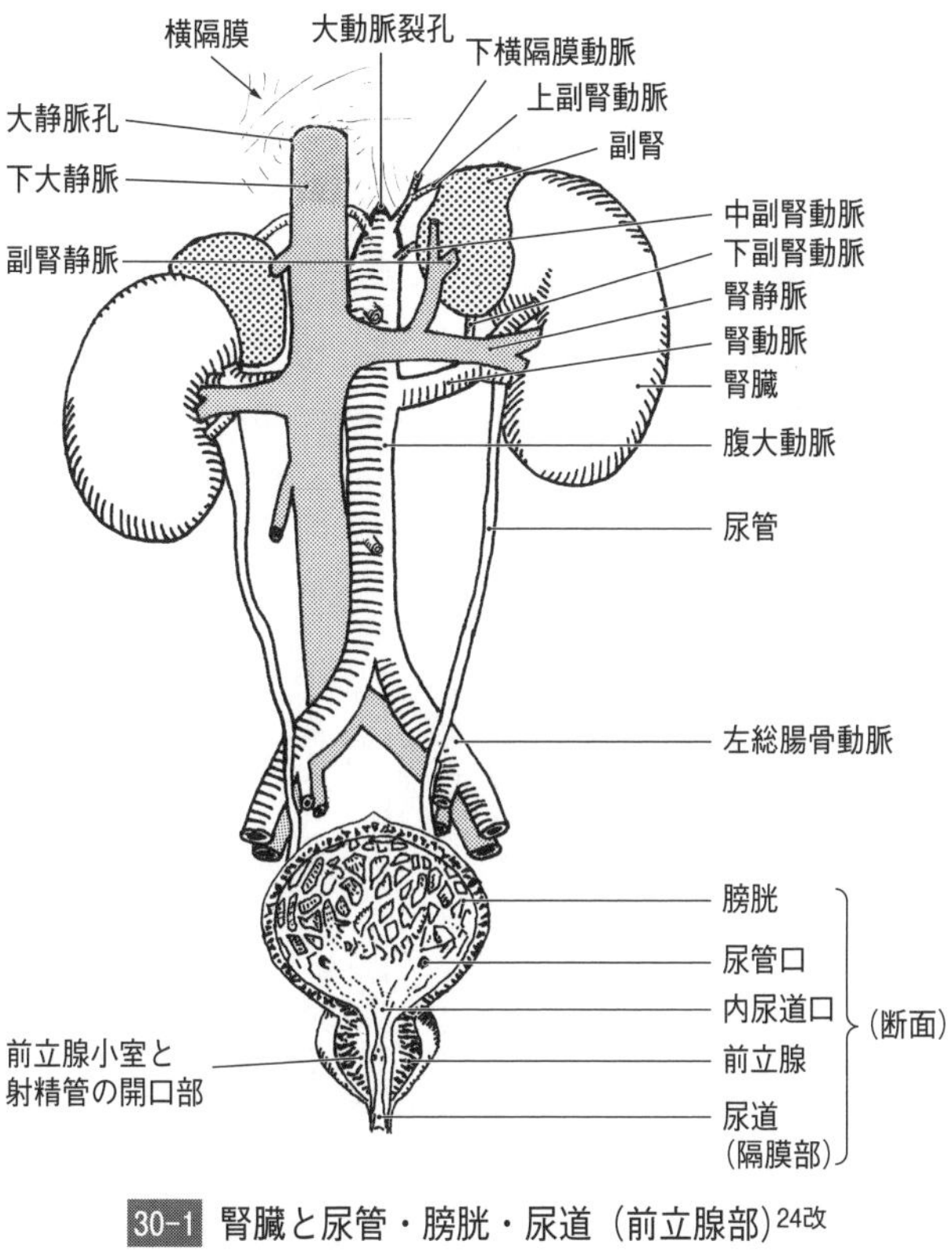

30-1 腎臓と尿管・膀胱・尿道（前立腺部）24改

に囲まれて存在します。

腎臓は長さが一〇～一二センチ、幅が五～六センチ、厚さが約四センチの**空《そら》豆状**をした器官です。空豆の窪んでいる方が内側になります。これを**腎門**といい、そこから**腎動脈**が入り、また**腎静脈**と**尿管**が出て行きます(30-1)。

腎臓の第一義的な機能は血液を濾過《ろか》して尿を作ることです。従って、その細部は血管と、それを濾過する装置と、できた**原尿**《げんにょう》から必要なものを再吸収し不要なものを分泌して最終的な尿にする**尿細管**からできています。このような機能の単位を**ネフロン**(**腎単位**)といいます。つまり腎臓はネフロンの集まりであるともいえます。一つの腎臓には約一〇〇万個のネフロンがあるといわれます(30-2)。

2

腎小体における濾過

ネフロン(**腎単位**)の濾過の仕組について説明します。腎動脈から枝分かれを繰り返して入ってきた**輸《ゆ》入《にゅう》細《さい》動脈**は、**有窓型毛細血管**となり、濾過部分の面積を広げます。しかしこれらの毛細血管は再び集まって一本の**輸《ゆ》出《しゅつ》細《さい》動脈**になり、輸入細動脈入口部の**血管極**《きょく》から出て行きます。これらの血管全体を**糸球体**《しきゅうたい》といいます。この糸球体を包み、糸球体で濾過された尿を集めているのが**ボウマン嚢**《のう》です。糸球体とボウマン嚢を**腎小体**(マルピギー小体)といいます。
糸球体を構成する毛細血管には、**基底膜**《きていまく》を介して濾過された原尿を集める袋であるボウマン嚢の、内壁を構成する細胞がぴったりとくっついています。この細胞は、**被《ひ》蓋《がい》細胞**または**足《そく》細胞**と呼ばれ、ボウマン嚢の外壁の細胞に連なり、更に**近位《きんい》尿細管**《にょうさいかん》の上皮細胞にも連なるもので、たくさんの足《そく》突起を出して、糸球体毛細血管を支えています（30-3）。

3

尿細管における再吸収

次にボウマン嚢に集められた原尿がどのように流れるかです。ボウマン嚢は一種の漏斗《ろうと》ですので、その先端は腎小体血管極の反対側の尿管極にあります。尿管極に連なる管を近位尿細管といいます。糸球体で濾過され、ボウマン嚢に集められた原尿は、**近位尿細管**、**ヘンレのループ**（**係蹄**《けいてい》）、**遠位尿細管**へと順に流れて**集合管**に集まります。この腎小体から遠位尿細管までが**ネフロン**（腎単位）です（30-2）。

原尿を流すネフロンの長い管系には、腎小体の輸出細動脈の続きである毛細血管が取りまいています。再吸収を主とした物質のやりとりは、この毛細血

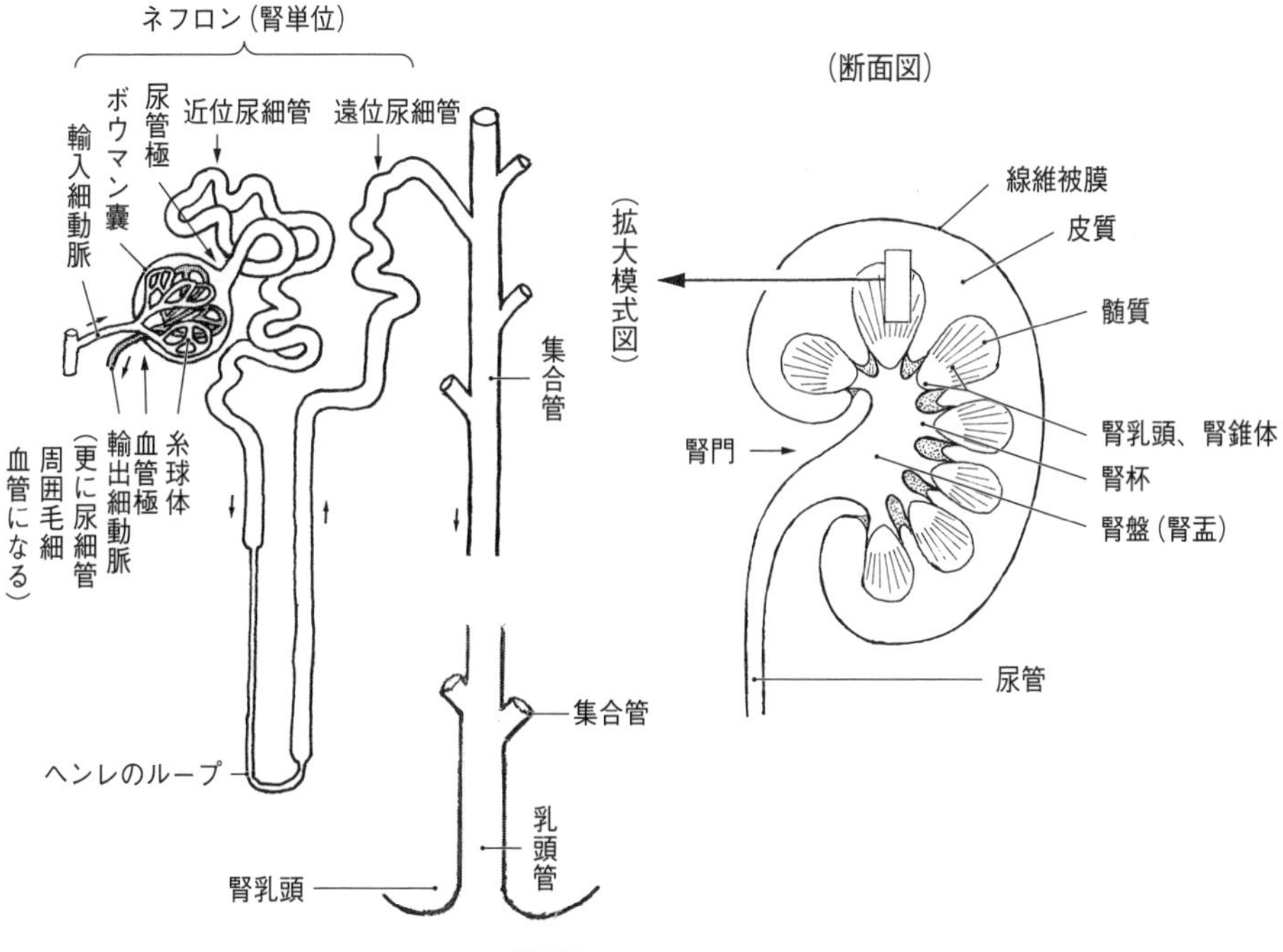

30-2 腎臓と腎単位[46]改

管と尿細管との間でなされます。

腎小体、近位尿細管、遠位尿細管は腎臓の**皮質**と呼ばれる外側の部分にありますが、長いヘンレのループの大部分や集合管の大部分は**腎盤**に近い**髄質**にあります。また**集合管**が集まって**乳頭管**になり、**腎錐体**《すいたい》の先端の**腎乳頭**から**腎杯**《ぱい》に尿を流し込むことになります。各腎乳頭へは二〇〜四〇本の乳頭管が開口するといわれます。

糸球体での濾液は一日に一五〇（女性）〜一八〇（男性）リットルといわれますが、尿細管でそのほとんどが再吸収されますので、尿として排泄されるのは成人で一〜二リットルということになります。

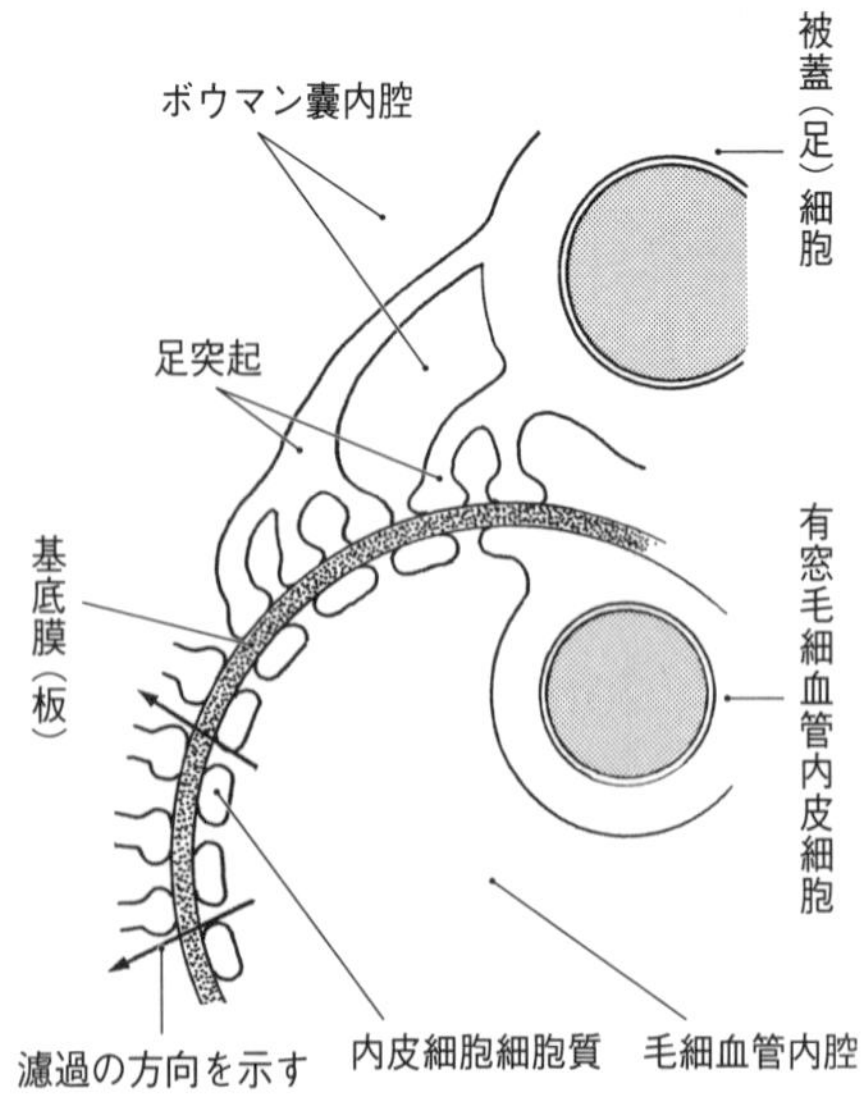

30-3 糸球体濾過部位の拡大模式図[46改]

4 その他の腎機能

腎臓は尿を作る機能以外に、**レニン**と呼ばれる血圧を上昇させる物質を分泌する機能も持っています。

レニンは酵素の一種で、血漿の中にあるアンギオテンシノゲンという物質をアンギオテンシンⅠにします。

アンギオテンシンⅠは更に別の酵素で**アンギオテンシンⅡ**や**アンギオテンシンⅢ**になります。これらはそれ自身が血管を収縮して血圧を高めると共に、副腎皮質に働いて血圧上昇物質でもある**アルドステロン**を分泌させて血圧を上げます。

レニンを分泌する細胞は、腎小体への輸入細動脈の平滑筋《へいかつきん》細胞が変化したものと考えられています。即ちレニンは、血管極の腎小体への入り口にある輸入細動脈壁の**糸球体傍《ぼう》細胞**から出されるといわれます。

また腎臓は骨髄における赤血球の産生を促す**エリスロポエチン**というホルモンを産生・放出したり、**ビタミンD**を活性化したりするといわれます。

5 腎杯《じんぱい》と腎盤《じんばん》（腎盂《じんう》）

ネフロン（腎単位）で作られた尿は、**腎杯**から**腎盤**に集められ、**尿管《にょうかん》**を通って**膀胱《ぼうこう》**に蓄えられ、ある程度たまった段階で**尿道《にょうどう》**から排出されます。腎杯と腎盤は尿管や膀胱と同様、内面を移行上皮で覆われており、尿路系の始まりになっています。

6 尿管

尿管は腎盤に集められた尿を膀胱に送ります。尿管は腹膜の後にあってその名の如く尿を輸送する管に過ぎないように思われます。しかし、尿管壁の平滑筋層は一分間に一～五回収縮して、蠕動によって尿を膀胱に送っています。また、ひとたび尿が膀胱内に入ると膀胱粘膜の小さなヒダの作用で逆流が出来ないようになっています。またその長さは三〇センチ弱で、三カ所に狭窄部を持っています。これらは腎盤を出たところ、尿管が総腸骨動静脈と交叉するところ、膀胱の壁内貫通部です（30-4）。これらの部位は、腎結石が生じたとき尿路結石として詰まりやすいところです。

尿管壁は組織学的には三つの層からなっています。即ち、**粘膜**、**筋層**、**外膜**です。粘膜は移行上皮からなる上皮層と、その下にある固有層から作られています。筋層は平滑筋から構成されており、およそ上部三分の二は内縦《ないじゅうそう》走筋層と外輪走《がいりんそう》筋層の二層からなり、下部三分の一はこれに更に外層の縦走筋層が加わるとされています。これらの筋層の筋は腎盤側から順番に収縮して、腎盤の尿を膀胱へ送ります。筋層の外層は結合組織の外膜です。

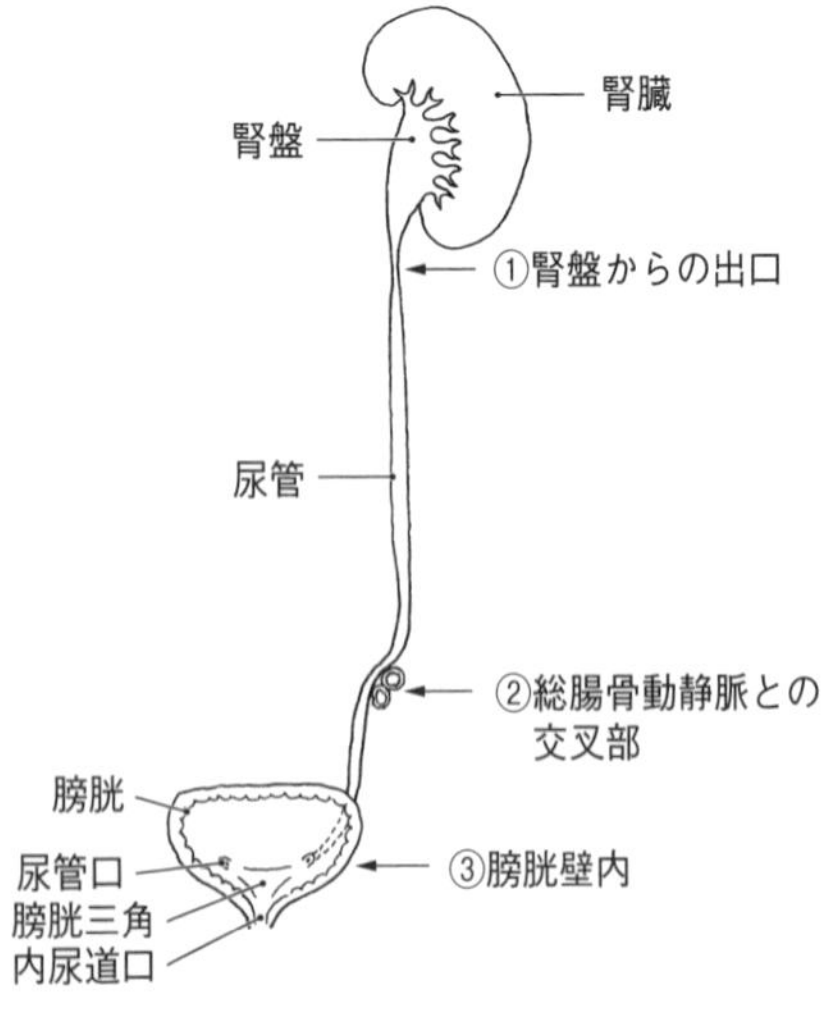

30-4 尿管の三狭窄部[15改]

7 膀胱

膀胱は尿をためておいて、いっぱいになったら排出する尿の貯留器官です。その位置は骨盤腔の前部にあります。

膀胱では、尿の流入部の両側の**尿管口**が**内尿道口**の後部にあって、これら二つの入り口と一つの出口が**膀胱三角**を作っています。膀胱の容積は男性で〇・七〜〇・八リットルとされていますが、個体差も大きいと考えられます。だいたい〇・一五〜〇・三リットル程度尿がたまると、尿意を感じるといわれています。

膀胱の壁の構造は基本的に尿管と同じで、**粘膜**、**筋層**、**外膜**または**漿《しょう》膜**の三層構造になっています。粘膜は移行上皮であり、筋層は平滑筋の三層（内縦走筋、中輪走筋、外縦走筋）から構成されています。最外層には外膜と呼ばれる結合組織がありますが、上表面は腹膜（漿膜）で覆われています。

8

尿道

尿道は尿を膀胱から外尿道口まで導く器官ですが、男性と女性で大きく異なっています。即ち男性では陰茎《いんけい》の中を通りますので、一五〜二〇センチと長く、部位も（膀胱の）**壁内部**、**前立腺《ぜんりつせん》部**、**隔膜《かくまく》部**、**海綿体《かいめんたい》部**（陰茎部）に分けられます。女性ではこのうちの前立腺部や海綿体部がなく、尿道は尿生殖隔膜を通過するとすぐ膣前庭《ちつぜんてい》に開口しますので、二・五〜四・〇センチと短くなっています。

第31章　男《だん》性《せい》生《せい》殖器《しょくき》

男性の場合、生殖器には生殖細胞を作る精巣《せいそう》と、精子をその交接器まで運ぶ管や精子の活動を助ける付属生殖腺と、そして精子を卵子と合わせるための交接器（陰茎《いんけい》）の三種があります。

1

精巣　31-1、2、3、4、5

(1) 精巣下降と鼠径《そけい》ヘルニア

精巣は**睾丸**《こうがん》とも呼ばれます。精巣は腹膜の後壁で腎臓の近くに生じますが、**精子**を作るためには体温より少し低い方がよいとされており、胎児の発達と共に下降して陰嚢《いんのう》に入ります。これを**精巣下降**といいます。陰嚢は精巣の下降に先立って腹壁の下前方が膨れ出したものですが、同時に腹膜腔も膨出して**腹膜**《ふくまく》**鞘状突起**《しょうじょうとっき》を作ります。

腹膜鞘状突起は精巣下降後精巣にくっついている部分（**鞘膜腔**《しょうまくくう》）を残して閉鎖されますが、それが閉鎖されずに残っている時、腸の一部がそこへ出てくることがあります。これが男児に起ることのある**鼠径ヘルニア**（ヘルニア＝脱出）と呼ばれるものです。

（2）精巣の内部構造

成熟した精巣は白膜によって取り囲まれています。白膜は厚くなり、**精巣網**を含む縦隔《じゅうかく》を形成します。縦隔から伸びる線維性の中隔は精巣を二五〇～三〇〇の小葉に分けます。この小葉は末梢で広がり、精巣網のある側で狭くなっています。精巣は全体としてやや扁平になっていますので、扁平な面に平行に縦断しますと、扇子《せんす》を広げたように細長い部屋が放射状に並んでいます。この部屋（小葉）の中は精管に続く迂《う》曲《きょく》した**曲《きょく》精細管**で占められています。

曲精細管は扇子でいえば紙の張られていない要《かなめ》に近い部分で**直《ちょく》精細管**になり、要にあたる**精巣縦隔**では互いに迷路のように交通しあって**精巣網**を作った後、十数本の**精巣輸出管**となって**精巣上体管**に連なります。この精巣輸出管と精巣上体管のある部分が**精巣上体（副睾丸）**になります。

ところで、この曲精細管と呼ばれる管の内側こそが精子の生まれる場所なのです。この管の内壁は**精上皮**と呼ばれ、精巣の分化初期に**卵黄嚢**に出現しそこから移動してきた**原始生殖細胞**に由来する細胞群があります。即ち、**精祖《せいそ》細胞**、**精母《せいぼ》細胞（一次精母細胞）**、**精娘《じょう》細胞（二次精母細胞）**、**精子細胞**などが、壁側から内腔側へ積み重なるように並んでいて、分裂を繰り返し、精子を作り出しています。そして精祖細胞から精子細胞になる間に**減数分裂**が行われます。ここで精母細胞、精娘細胞などといいますが、これは便宜的な命名で、ここでできた細胞はまだ男性でも女性でもありません。しかし、減数分裂でできた精子は、二三個の染色体の中にXかYかのどちらかの性染色体を一個持っていますので、同じように減数分裂を行ってXのみを持っている卵子と合体した時に男性になる受精卵（XY）と、女性になる受精卵（XX）がほぼ同数生まれます。

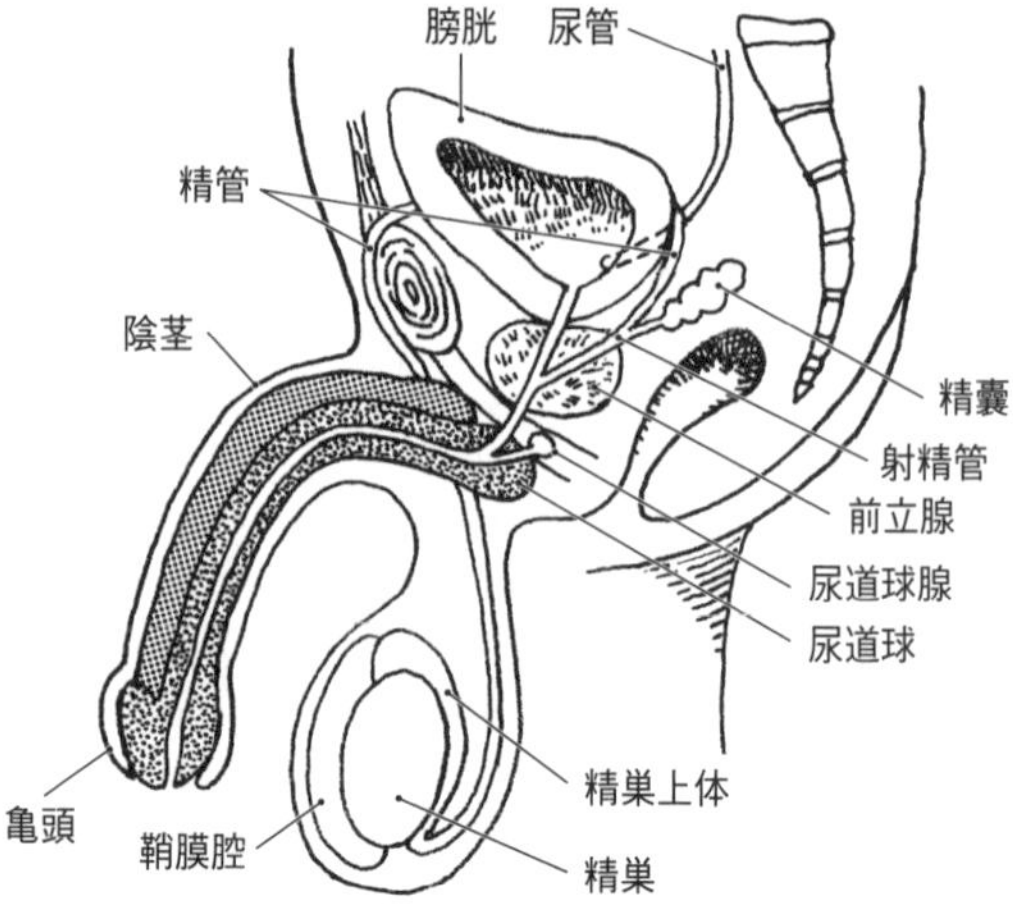

31-1 男性生殖器（矢状断模式図）46改

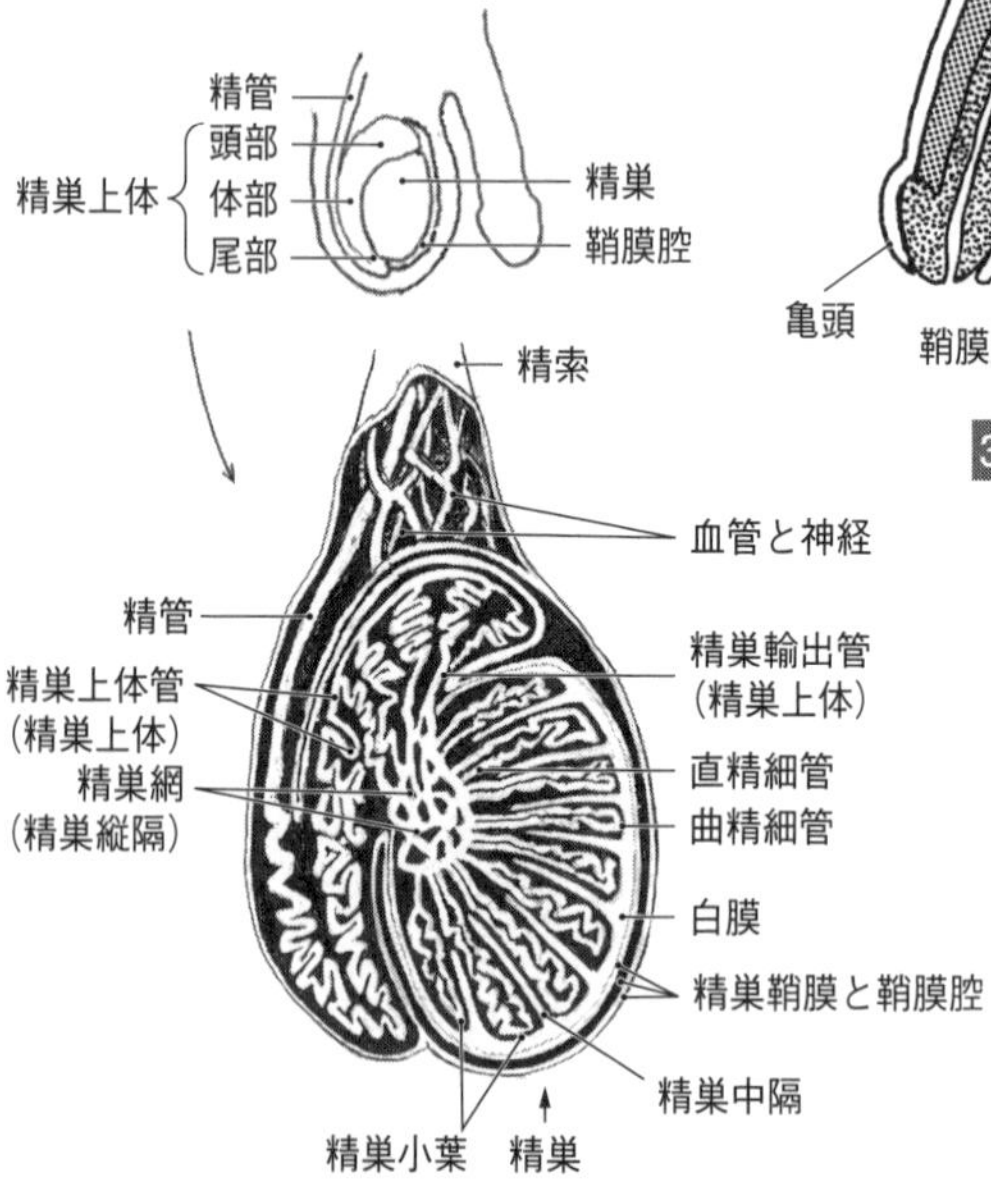

31-2 精巣と精巣上体14改

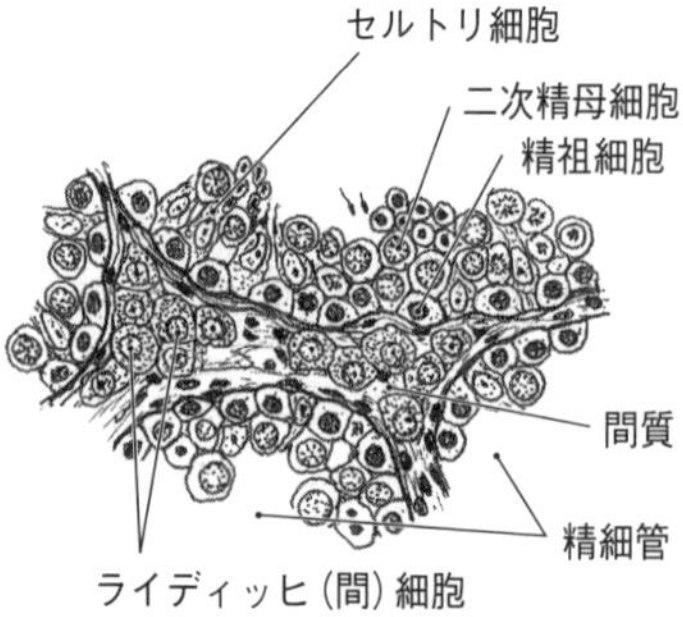

31-3 精細管と間質5改

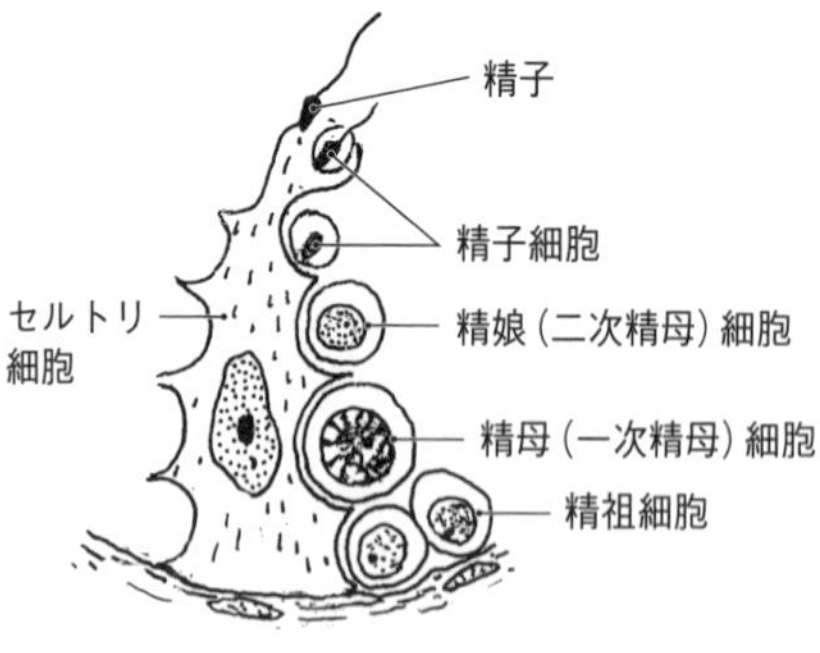

31-4 精子ができるまでの細胞を順に並べた精細管壁の模式図（実際にはこのように諸段階が揃わない）34改

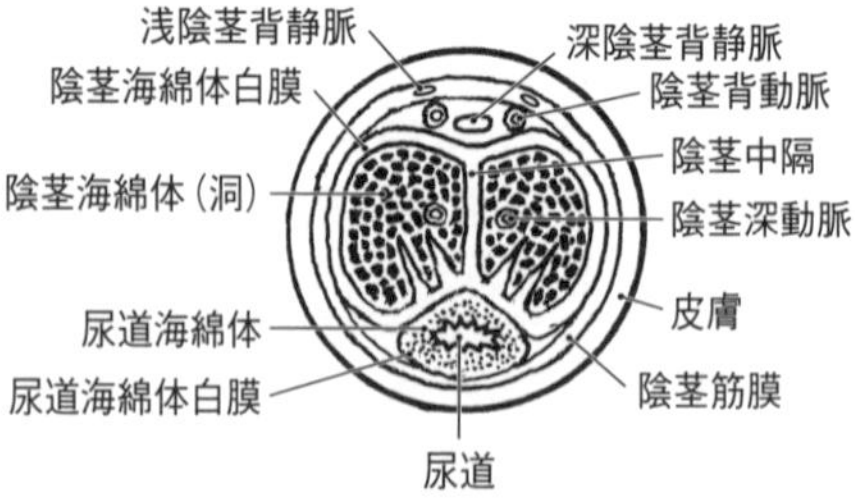

31-5 陰茎の断面15改

(3) ライディッヒ細胞とセルトリ細胞

精巣の中には、このような生殖細胞のほかに二種の大切な細胞があります。その一つは間《かん》細胞と呼ばれる、迂曲している精細管の外側を埋める結合組織(間質)の中にあるもので、**ライディッヒ間細胞**、あるいはライディッヒ細胞と呼ばれています。この細胞は男性ホルモン(**アンドロゲン**—その中の主なものを**テストステロン**という)を分泌する細胞です。このホルモンは副生殖器の発育を促進し、男性の二次性徴を出現させます。これによってひげが生えたり、声変わりしたりします。

また、もう一つは、精細管の中で造精細胞以外の精上皮として生殖細胞を育て、成熟した精子の放出に関与しているセルトリ細胞です。

2

精路《せいろ》と付属生殖腺 31-1、2

精巣には**精路**として**精巣上体管**と**精管**がついています。更に**精嚢**、**前立腺**、**尿道球腺**の三つの**付属生殖腺**があります。

(1) 精巣上体

精巣上体は睾丸(精巣)に対して**副睾丸**とも呼ばれます。精巣上体のほとんどは、くねくねと屈曲した**精巣上体管**と呼ばれる管の集まりで、頭、体、尾の三つの部分に分けられます。頭部は上端部で、一五〜二〇本の精巣輸出管を受け入れています。それらは体部と尾部では迂曲した一本の精巣上体管になります。

そして尾側端で方向を変え、精管になります（31-2）。精巣輸出管と精巣上体管は、精巣上体を構成しています。精巣上体管は単なる精子の貯蔵と通過の場所ではなく、精子はここで成熟すると考えられています。

（2）精管

精巣上体管には**精管**が続きます。精管は四〇～五〇センチもある長い管で、精巣上体管から前立腺の中にある**射精《しゃせい》管**まで精子を運びます。従って精管は、**陰嚢《いんのう》部**、**精索《せいさく》部**、**鼠径《そけい》部**、**骨盤部**の四つの部分に分けられます。精管の特徴は、筋層がよく発達していることです。この筋の働きによって、精巣上体にためられていた精子が尿道に運ばれます。精管は最後に膨大部になり精嚢の導管と合して射精管になります。射精管は、**精丘《きゅう》**と呼ばれる高まりの外側下方で左右別々に尿道に開きます（31-1）。

（3）精嚢

精嚢は精子をためていると考えられて、このような名前がつけられたようですが、精嚢の液には**果糖**が含まれており、精子の栄養となる、また塩基《えんき》性で精子の運動を活発にする、などと考えられています。その液は精液の約六〇％を占めるといわれます。

（4）前立腺

前立腺は膀胱の下にあって尿道を取り巻いています。この前立腺に取り巻かれている尿道の部分に射精管が開口し、またたくさん（二〇～三〇本）の**前立腺管**が開口します。前立腺は全体が栗形で、内部は管状の腺構造になっていますが、その間にある結合組織には多くの平滑筋線維が混じっています。前立腺の分泌物は特有の臭気(精臭)を持ち、精子の運動能力を高めるといわれます。また、この平滑筋は射精時に前立腺からの分泌物のみならず、射精管や前立腺内の尿道からの精液の放出にも働きます。前立腺は高齢になると、腺や間質の部分が増えて大きくなります(**前立腺肥大《ひだい》症**)。このため尿線が細くなり、排尿に時間がかかるようになります。また癌になることがあります。

(5) 尿道球腺(カウパー腺)

尿道球腺は、**尿道球**(尿道海綿体の後端での膨《ふく》らみ)の両側にある豌豆《えんどう》大の腺で、尿道へ塩基性の粘液を分泌します。この粘液は性的興奮の際に分泌されて尿道中の尿、あるいは膣《ちつ》液などの酸性度を中和すると共に、亀頭でその表面を滑らかにするといわれます。

3 陰茎《いんけい》 31-1、5

陰茎は海綿体が多くの部分を占める**交接排尿器官**です。この海綿体の周りには**陰茎海綿体白膜**、**尿道海綿体白膜**という結合組織があります。またそれらが共に筋膜と皮膚に包まれています。陰茎を横断しますと海綿体は三つの部分に分けられます。このうち上部両側にある陰茎海綿体は大きく白膜も厚くなっていますが、下部中央の尿道海綿体は海綿体が繊細で、白膜も薄くなっており、中央に尿道を通しています。

左右の陰茎海綿体は、それぞれの中央部に**陰茎深動脈**を通しています。陰茎深動脈は**陰茎海綿体洞《どう》**に血液を送る主動脈です。この動脈は多くの枝を出しています。これらの枝は弛緩時はラセン状になって迂《う》曲《きょく》していますので**ラセン動脈**といわれます。ラセン動脈は陰茎海綿体間に開口します。即ちこの部分は動静脈吻合《ふんごう》の場になっています。

第32章　女性生殖器《じょせいせいしょくき》

1 卵巣《らんそう》

(1) 卵巣とは

卵巣は一対の母指頭大で卵円形をした器官で、骨盤腔の両側にあって、腹膜（卵巣の部分は単層の**胚上皮**と呼ばれる層で覆われ、その下に白膜がある）で覆われ腹腔に突出しています。**卵巣**、**卵管**《らんかん》、**子宮**《しきゅう》はほぼ一体となっておりますが、これを分かりやすく表現しますと、ちょうど振袖の着物を着た女の人が両腕を後外方に伸ばして、手掌を下に向けて広げ、それぞれボールを掴もうとしている状態です。この場合、女の人の身体が子宮で、両上肢が卵管、手の指が**卵管采**《さい》、ボールが卵巣になります。また振袖は、腹膜の一部である**子宮広間膜**《こうかん》にあたります。卵巣はこのように腹腔の中に少し突き出ているような位置にありますので、これを固定するための索《さく》があります。即ち、上から卵巣を吊っているのが**卵巣提索**《ていさく》、横から子宮の方へ引っ張っているのが**固有卵巣索**です（32-1、2）。

(2) 卵胞《らんぽう》の成熟と受精

卵巣の場合、腹膜上皮にあたる**胚《はい》上皮**の直下には結合組織の白膜があります。その下は卵巣の皮質になっています。卵巣はいうならば一つの大部屋で、成熟した女性では、皮質の中に種々の発育段階の**卵胞**があります。一番小さな卵胞の主人は、単層の扁平な卵胞上皮細胞に囲まれた卵母細胞です。この卵胞を**原始卵胞**といいます。卵母細胞は、胎生の初期に卵黄嚢に出現した**原始生殖細胞**の移動してきたものです。

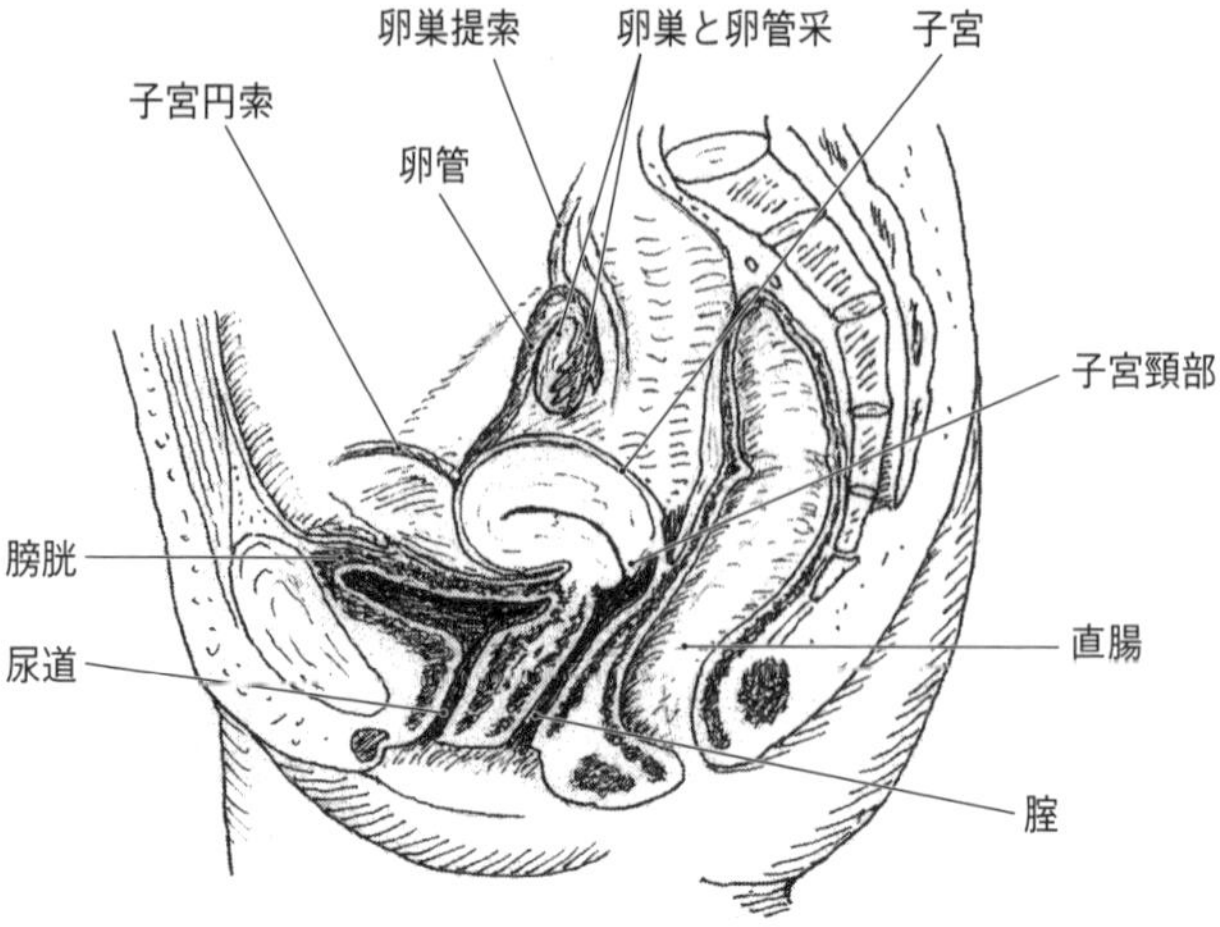

32-1 女性の生殖器(正中矢状断面)

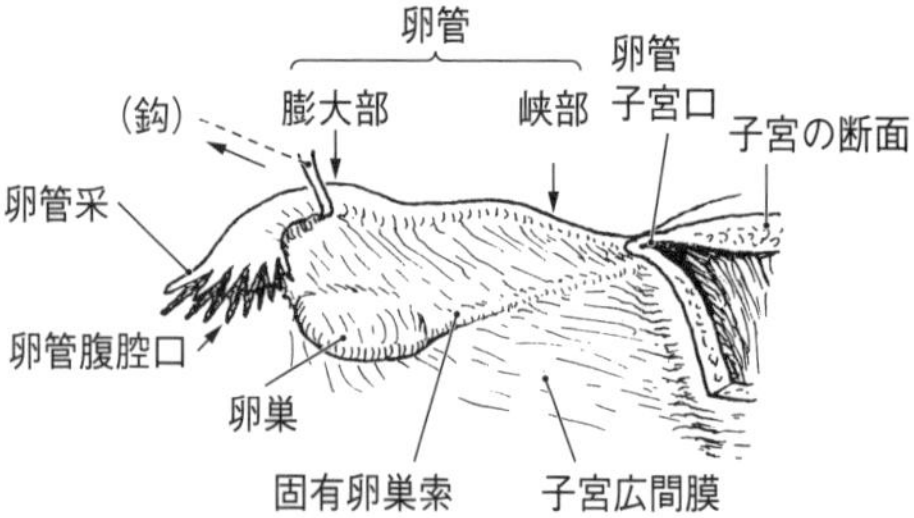

32-2 卵管と卵巣[41改]

出生前に多くの卵母細胞が生まれて第一減数分裂を始めていますが、出生時はその前期でこれを中止した状態になり、思春期に至ります。一方、卵胞上皮細胞はどんどん増殖して、やがて卵母細胞を何重にも覆うようになります(32-3、4)。

卵胞上皮細胞は更に増え続けて、卵胞が大きくなり、内部に卵胞上皮細胞のない部分ができて、そこに液がたまります。このように中に胞《ほう》ができたものを**胞状卵胞**、更に大きくなったものを**成熟卵胞**あるいは**グラーフ卵胞**と呼

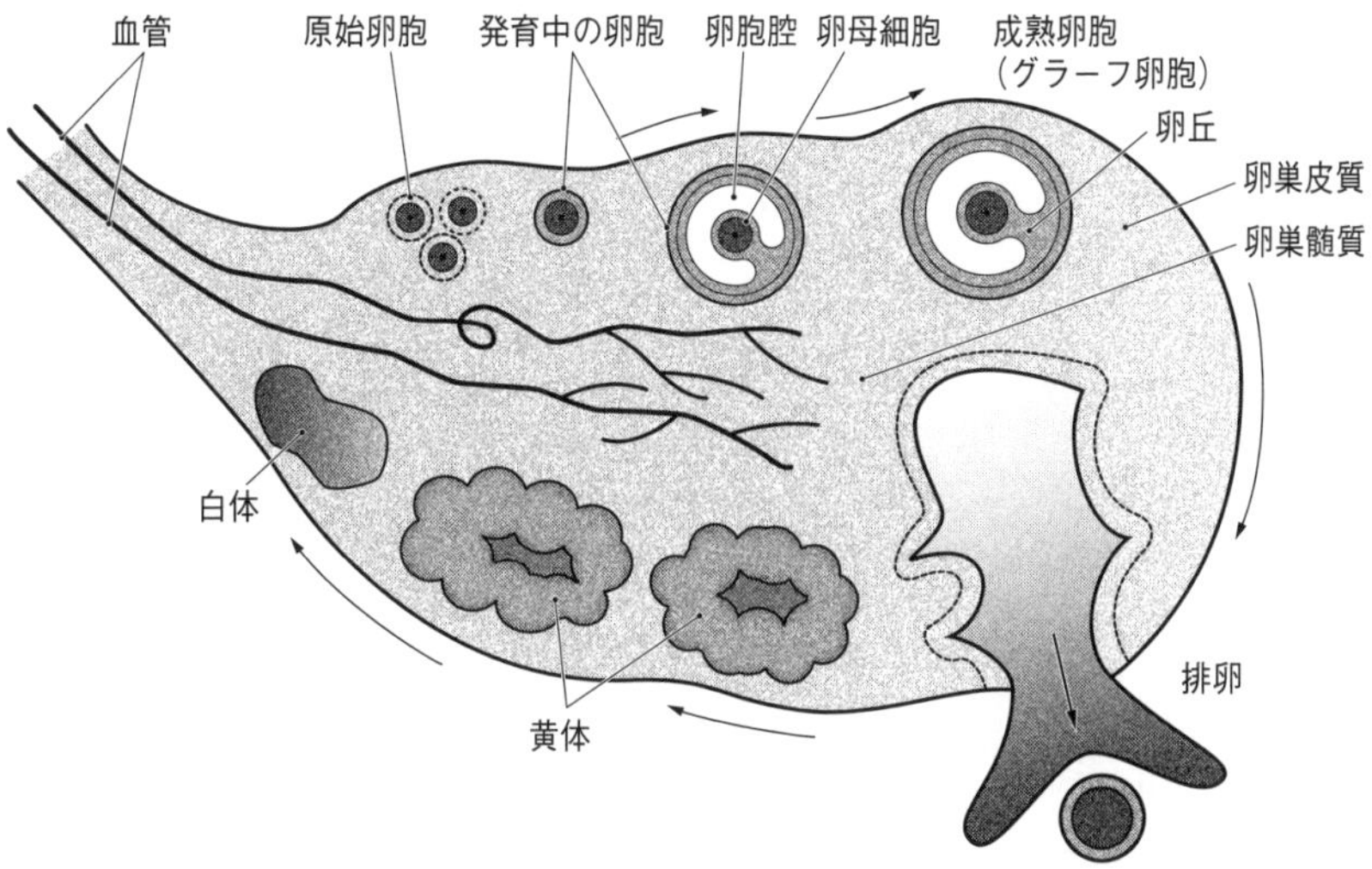

32-3 卵胞から白体までの模式図[26改]

びます。そして卵母細胞は、その周りを卵胞上皮細胞に囲まれ、**卵胞液**で満たされた卵胞の中の**卵丘**《きゅう》に位置するようになります。活動期にある卵巣には、このような成熟卵胞が次から次へとできています（32-3、4）。

成熟の極みに達した卵胞は通常、左右交互に二八日ごとに一個ずつ破裂して**排卵**が起るとされています。排卵の前に長く中止状態であった第一減数分裂が再開完了され、排卵直前、卵母細胞は**卵娘**《じょう》**（二次卵母）細胞**になって第二減数分裂を始めていますが、それを中期の状態で中止して排卵されます。そして排卵された二次卵母細胞に精子が進入すれば、第二減数分裂が再開完了されます。即ち、卵母細胞は受精卵と第二極体に分かれます。

一方、破裂した卵胞には出血が起ります。そして空の卵胞には血液がたまりますので**赤体**《せきたい》と呼ばれます。血液は間もなく吸収され、その後にやや黄色の細胞が増殖します。これが黄体細胞で、全体を**黄体**《おうたい》と呼びます。黄体細胞は**黄体ホルモン**（**プロゲステロン**）を分泌します。放出された卵子が受精しますと、黄体の細胞は更に増殖して、大きくなり、ホルモンの分泌を盛んに始めます。これを**妊娠黄体**と呼びます。しかし多くの場合、卵子は精子と出合わず、間もなく死んでしまいます。この場合、黄体も発育せず、

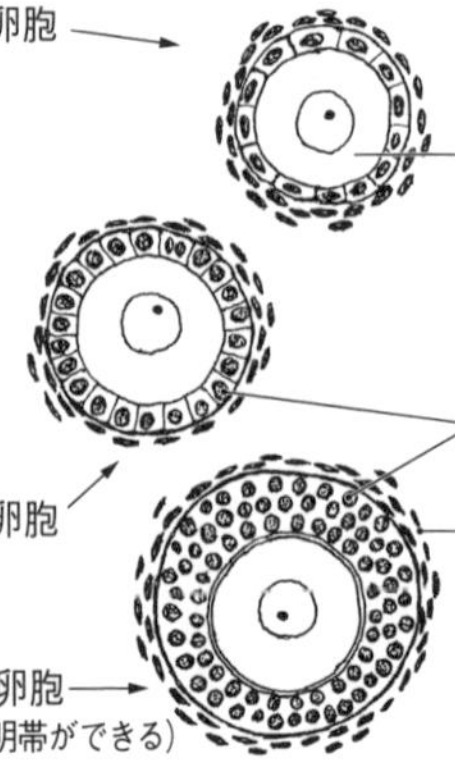

32-4 卵胞の拡大図[39改] (合成図)

周辺の結合組織が増殖し、自らも萎縮・変性して**白体**《はくたい》になります。そして、やがて結合組織に取って代わられます(32-3)。

(3) 女性ホルモン

次は内分泌器官としての卵巣です。卵巣は二種類の女性ホルモンを出します。その第一は卵胞ホルモンです。卵胞には卵胞を包む細胞層があり、外卵胞膜と内卵胞膜が区別されます。そして内卵胞膜の細胞は、卵胞ホルモンである**エストロゲン**を分泌します。このホルモンは卵胞が発育すると分泌され、その成長に伴って量が増すといわれます。エストロゲンは代表的な女性ホルモンで、思春期の女性の二次性徴の発現、即ち女性生殖器の発育・成熟を促進させると共に、子宮に対しては月経周期の前半にあたる子宮粘膜の増殖期に働いて粘膜を増殖させます。

これに対して、黄体から出される卵巣からの第二の女性ホルモンの**プロゲステロン**は、月経周期の後半に働いて、粘膜に腺や血管を増殖させ、子宮粘膜に受精卵が着床し、発達しやすいようにします。受精卵の着床がない場合、黄体は退縮しますので、分泌はなくなりますが、着床が起ると妊娠黄体になりますので、プロゲステロンが長期間分泌され、妊娠の維持に働きます。

2

卵管 32-1、2

卵管は腹腔内へ出された卵子を取り込んで、子宮へ送る管です。しかし単なる管ではなく、この中で受精が起ると考えられています。卵管はラッパのように先端が広がり、指のような多数の采（**卵管采**）をその入口に持っています。このラッパ状の入口を**卵管腹腔口**といいます。腹腔口に近い部分は少し膨大していますので**卵管膨大部**といいます。また子宮に近い方は細くなっていますので**卵管峡部**《きょうぶ》といいます。更に卵管は子宮に連なりますので、この部分を**卵管子宮口**といいます。卵管上皮の粘膜には非常に多くの皺《しわ》があって、たくさんの線毛細胞があります。また分泌細胞もあります。粘膜の外層には内輪外縦《ないりんがいじゅう》に近いラセン状の筋層があります。

受精した卵は、この中を子宮へ移動します。

3

子宮 32-1、2

子宮は、膀胱と直腸の間にある、やや扁平な、茄子《なす》状の中空筋性の器官です。大きさは、長さが約七センチ、幅が約四センチ、厚さが約二・五センチです。そして前方に屈曲しています。先端の方を**子宮底**といいます。また、ほとんど全体の部分を**子宮体**、膣への出口を**外子宮口**、外子宮口に続く部分を**子宮頸**といいます。子宮はその上半分が腹膜で覆われており、その下に子宮と卵巣をつなぐ**固有卵巣索**《さく》、子宮を前方へ引っ張っている**子宮円索**などがあります。子宮円索は子宮の外側やや上部から出る靱帯で、鼠径《そけい》管を通って大陰唇の皮下に終るといわれます。

子宮は、その粘膜に特徴があります。即ち、粘膜が増殖と脱落をほぼ二八日周期で繰り返していることです。この変化は初潮から閉経期までの四〇～四五年間、常に起っています。粘膜には、基底層という脱落しない層と、機能層と呼ばれる脱落層とがあります。この機能層が月経期の二～五日間に剝離、脱落し、月経後期の一〇日間、月経間期の七日間、月経前期の七日間に増殖します。そして通常、月経第一日から数えて、だいたい一四日目に**排卵**が起ります。排卵時に痛みを感じたり、基礎体温が一度ほど上昇したりします。従って注意していれば、この時期を知ることができます。

4

膣《ちつ》と周辺の腺

（1）膣

膣は外陰《がいいん》部と子宮頸を結ぶ約八センチの管状器官で、交接器であると共に分娩時の産道となるものです。膣では、粘膜、筋層、外膜が区別されます。

粘膜は、重層扁平上皮からなりますが、角化することはありません。粘膜固有層は密な結合組織で、多くの乳頭を作っています。粘膜には腺がなく、子宮頸腺の分泌によって潤《うるお》されています。膣内には一種の乳酸菌が住んでいて、その内容をpH四・〇～四・五の酸性に保っています。

筋層は種々の方向に交錯する平滑筋線維で構成されていますが、内層には縦走線維が多く、外層には輪走線維が多いといわれます。

外膜は弾性線維に富む疎な結合組織からなり、血管や神経を含んでいます。

処女膜《しょじょ》は膣口を後方から閉ざす半月状の粘膜ヒダで、薄い結合組織の両面が重層扁平上皮（外表面は角化、内表面は非角化）で覆われたものです。

（2）大前庭腺（バルトリン腺）

大前庭腺は、男性の尿道球腺にあたります。膣口後壁の両側で前庭球に接してあり、豌豆《えんどう》から大豆くらいの大きさの腺です。導管の開口部は膣口の外側後部にあり、交接時に粘性のある分泌液を出し、前庭部を潤します。

（3）小前庭腺

小前庭腺は、膣口付近に開く、幾つかの小さな粘液腺です。

5 外陰部

外陰部としては**小陰唇**《しょういんしん》、**膣前庭**《ちつぜんてい》、**大陰唇**《だいいんしん》、**陰核**《いんかく》、**恥丘**《ちきゅう》などがあります。**小陰唇**は、膣口の周りを囲んで存在し、これで囲まれている部分を**膣前庭**といいます。膣前庭の左右で大陰唇の基部には**前庭球**と呼ばれる、男性の尿道海綿体にあたる構造物があります。また膣前庭の前端には**陰核**があります。これは男性の陰茎にあたるものです。**大陰唇**は小陰唇を囲んで、恥骨上縁から会陰にかけてある大きな皮膚の皺《しわ》で、男性では陰嚢にあたるものです。**恥丘**は恥骨結合《ちこつ》の前上部にある皮膚の隆起で、皮下脂肪が特に多くなっています。恥丘と大陰唇には**陰毛**が生えています。

6

乳腺と乳房

女性では思春期になりますと、乳腺が発達して**乳房**が大きくなります。乳房の中央には、色素を持つ細胞の集まりでできる**乳輪**があり、その中央部には**乳頭**があります。乳頭には一五〜二〇本の乳腺の腺房からの導管である**乳管**が開口しています。

乳汁の産生と分泌は**プロラクチン**(催乳《さいにゅう》ホルモン)と呼ばれる下垂体前葉ホルモンによってなされますが、授乳期の乳汁の射出(射乳)には**オキシトシン**が働きます。

第33章　神《しん》経《けい》組《そ》織《しき》

1　神経組織とは

神経組織とは基本的な組織の一つで、情報を受け取ってそれを処理し、その結果を伝達する細胞の集団です。**神経細胞**と呼ばれる細胞群とそれを助ける**神経膠**《こう》**細胞**と呼ばれる細胞群を中心にして神経組織はなり立っています。

2　神経細胞とその突起

神経細胞は**ニューロン**（**神経単位**または**神経元**）とも呼ばれます。この細胞は神経組織において主役を演じる細胞で、通常二種類の突起を持っています。即ち**軸索**《じくさく》と呼ばれる、軸索小丘から出る一本の長い突起と、**樹状**《じゅじょう》 **突起**と呼ばれる短くて数の多い突起です。

神経細胞がその突起を含めて全体としてニューロン（神経単位）と呼ばれるようになったのは、突起が多くて完全に独立した一つの細胞として光学顕微鏡の視野におさまりきらなかったためと思われます（33-1）。

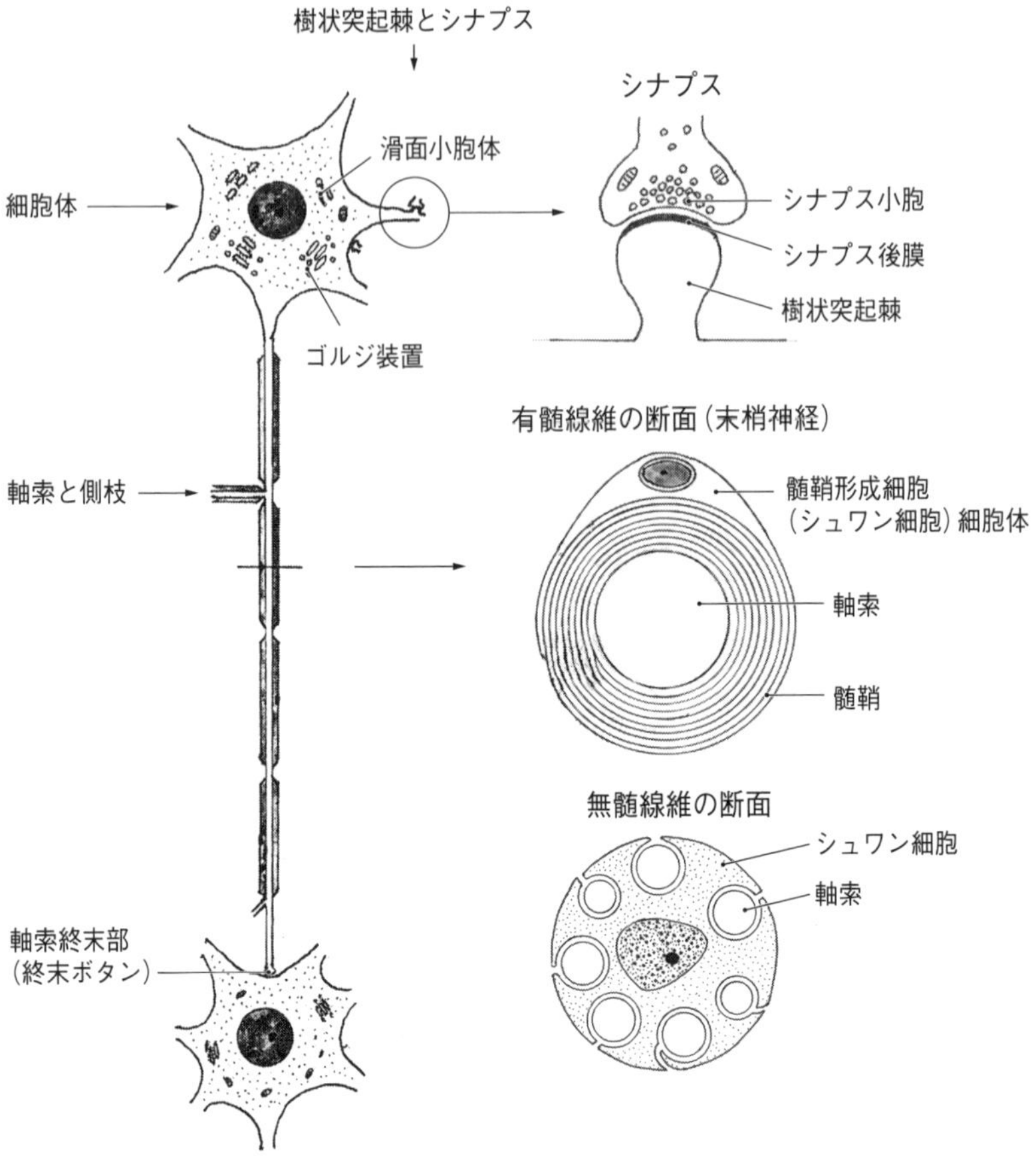

33-1 ニューロンと軸索

また神経系が独立した一つ一つの細胞からなり立っているのか、それとも多くの突起どうしが融合した合胞体のような網状構造からなり立っているのかについては、研究者達の意見が一致しなかったようです。神経系が一つ一つの細胞を単位とした多くのニューロンの結合からなるというカハールのニューロン説が、ゴルジが唱えていた網状説に対して正しいと誰もが考えるようになったのは、電子顕微鏡によって神経細胞のシナプス結合がはっきり見えるようになってからのことではないかと思われます。

光学顕微鏡で神経細胞として見えるのは、核とその周辺の細胞質のみですので、その部分はニューロンに対して（神経細胞の）細胞体と呼ばれて区別されます。

神経細胞はこのように細胞体、樹状突起、軸索の三つの部分に分けられ、それぞれの部分が異なった働きをしています。

(1) 神経細胞体

神経細胞の突起を除いた核と細胞質を**神経細胞体**と呼びます。

神経細胞における細胞体の特徴は、ミトコンドリアやゴルジ装置など通常の細胞（内）小器官以外に、**ニッスル小体**と呼ばれる数多くの顆粒構造物を持っていることです。

私はアメリカにしばらく滞在した時、初めて電子顕微鏡を使うことができたので、まずそれまで使っていた神経細胞を染めるニッスル染色で染まってくる小体の本体を知りたいと思い、これを電顕による強拡大で見てみました。するとこの小体は、小胞体と呼ばれる細長い管状の嚢《のう》の集合と、その袋の表面にくっついて存在する数多くのリボソームと呼ばれるタンパクを作る小粒子からなり立っていました。しかしそれは既に明らかにされていた事実で、私はそれを自分の目で確認したということでした。

(2) 樹状突起

突起の中で樹状突起と呼ばれるものはその名の如く樹の枝のように細胞体から数多く出て、枝分かれしています。樹状突起は多くの他の神経の軸索の終末部とシナプスを作っています。またそのための小突起（**樹状突起棘**）を数多く持っています。

樹状突起は多くの細胞からの情報を受け取る部位になっています。

(3) 軸索

軸索は数が多くて短い樹状突起に対して、終末部に到《いた》って分枝したり、途中で側枝を出したりするものの、軸索小丘から出る一本の長い突起です。つまりこの突起は樹状突起で受けとり、まとめられた情報をその細胞の出力として遠くへ伝えるものです。

軸索には髄鞘《ずいしょう》を持つ有髄《ゆうずい》線維とそれを持たない無髄《むずい》線維とがあります。有髄線維の場合、中枢神経系では一個の希《き》突起膠細胞が複数の突起を伸ばし、それぞれの突起が一定の長さの髄鞘を作っていますが、末梢神経の場合一個の**シュワン細胞**が一本の軸索の一定の長さで髄鞘を作っています。髄鞘の切れ目を**ランビエの絞輪《こうりん》**といい、二つの絞輪間の髄鞘を**髄鞘節**または**輪間節**と呼びます。

無髄神経の場合は一個のシュワン細胞が複数の軸索を細胞体で包む形になっています。有髄線維では、軸索の膜を伝わる興奮は髄鞘のないランビエの絞輪の部分の細胞膜にのみ生じますので興奮は跳躍的に伝えられ、神経線維の伝導速度が無髄線維にくらべてはるかに速くなるといわれます。

軸索の内部には、微小管(神経細管)が並んでいて、長軸方向に走っています。この微小管に沿って細胞体で作られ、神経終末で出される伝達物質などが運ばれています。これを**軸索輸送**といいます。このような輸送は逆方向にも行われています。これは**逆行性軸索輸送**と呼ばれます。

軸索の終末は少し膨らんで**終末ボタン**と呼ばれる構造になっています。そして他の細胞との間に**シナプス**を形成します。この終末ボタンの部分には細胞体から送られてきた神経伝達物質を入れた小胞がたくさんあって、軸索の興奮が伝わると、この伝達物質がシナプス間隙《かんげき》に出され次のニューロンに伝えられます。このように興奮の伝導は、ニューロンどうしやニューロンと筋線維の間では化学的に行われます。またシナプスには、興奮性のシナプスと、抑制性のシナプスがあります。

(4) ニューロンの形態と機能

ニューロンにはいろいろなものがあります。まずその形態による分類では、**単極ニューロン**、**双極ニューロン**、**偽単極ニューロン**、**多極ニューロン**があります（33-2）。

単極ニューロンは、細胞体から突起が一本だけ軸索として出ているものです。網膜の杆状体や錐状体細胞が相当すると考えられます。

双極ニューロンは、中枢性突起と末梢性突起が細胞体の対極から一本ずつ出ているものです。このようなニューロンには網膜の双極細胞などが属します。

偽単極ニューロンは、脊髄神経節などで見られるもので、細胞体から出た一本の突起がすぐ中枢側と末梢側の二本に分岐するものです。

以上三種のニューロンは何れも感覚性のニューロンになります。

多極ニューロンは多くの樹状突起と一本の軸索を持ったものをいいます。

ニューロンの機能による分類には、**運動ニューロン**と**感覚ニューロン**と**介在ニューロン**と

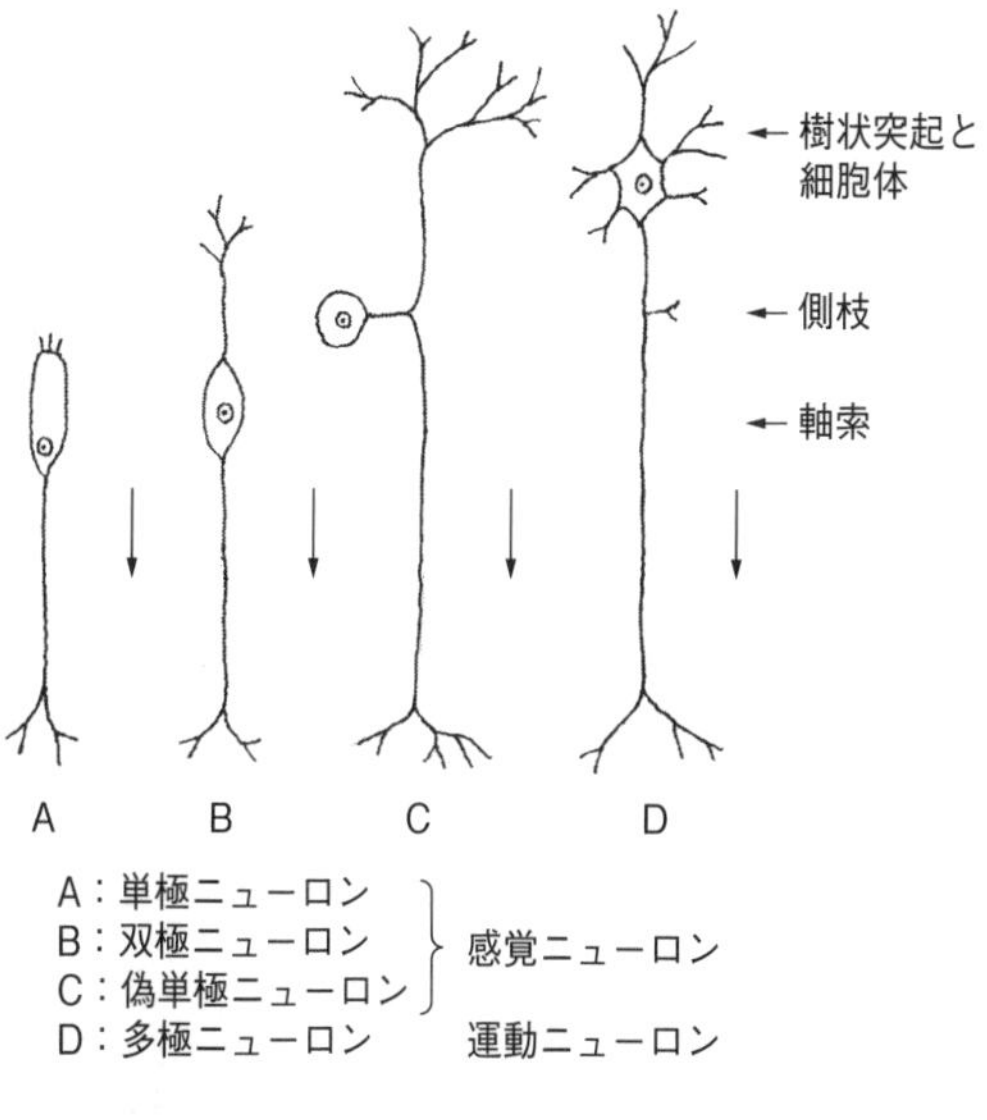

33-2 ニューロンの形態18改

があります。運動ニューロンは樹状突起からの入力をまとめて軸索によって出力し、情報を次のニューロン、あるいは筋に伝えます。感覚ニューロンは、これとは逆の方向、つまり末端から得た情報を中枢側へ伝えます。またこれらのニューロン間を連絡するのが介在ニューロンです。介在ニューロンには興奮性のものと抑制性のものとがあります。

3

神経膠細胞

神経膠細胞という名前の由来は、病理学者のウィルヒョウ(Rudolf Virchow〔1821-1902〕)によってそう呼ばれていた神経膠様物質(nerve glue)を意味するといわれます。しかしこの細胞は単に間を埋めているのではなく、その数は神経細胞より九倍も多く、神経細胞を助けていろいろな働きをしていることが明らかにされています。

神経膠細胞には中枢神経系に属するものと末梢神経系に属するものがあります。即ち、星状膠《せいじょうこう》細胞、希《き》突起《とつき》膠細胞、小膠細胞、上衣《じょうい》細胞は中枢神経系に属するものであり、シュワン細胞と外套《がいとう》細胞は末梢神経系に属するものです(33-3)。

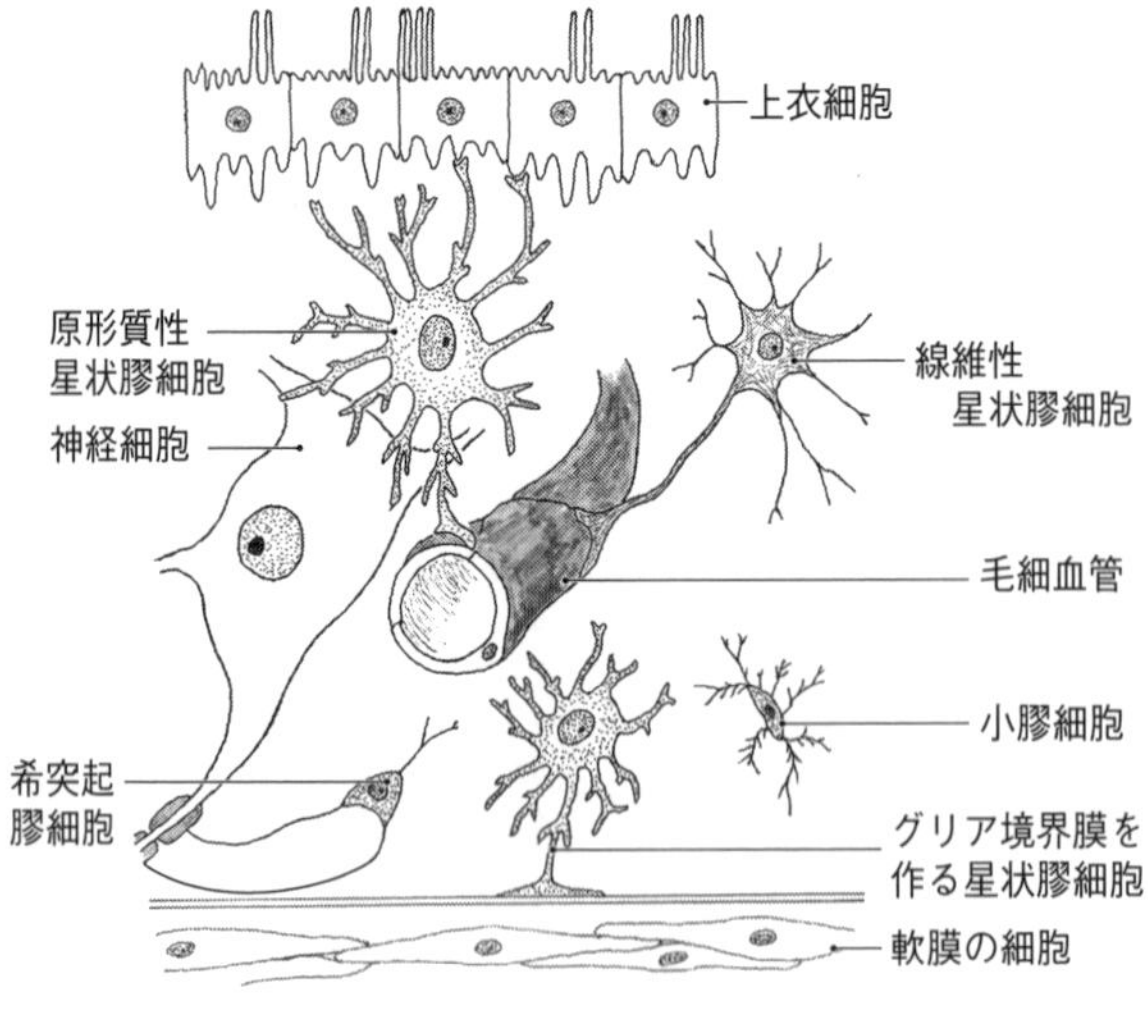

33-3 神経細胞と神経膠細胞(模式図)61改

（1）星状膠細胞

星状膠細胞は、神経膠細胞の代表的なもので、その名の如く細胞体は星形で周囲に突起を出しています。この細胞は、更に脳の白質の中に多く見られる**線維性星状膠細胞**と灰白質の中に多く見られる**原形質性星状膠細胞**の二種類に分けられます。原形質性星状膠細胞の中でも灰白質の外側縁にあるものは突起を脳軟膜の存在する脳の表面に出して、灰白質の外側を取り巻く**境界膜**（**グリア境界膜**）を作っており、特に**辺縁性**の星状膠細胞と呼ばれます。また線維性星状膠細胞は、細胞質の中に多数のグリア細糸《さいし》とも呼ばれる線維を持っています。

星状膠細胞の役割には次のものがあるといわれます。

①星状膠細胞は細糸を含むので構造的に強靱で、ニューロンを支持する
②発生初期におけるニューロンの成長や移動に関与する
③血液脳関門の維持に関与する
④活動電位を発生させるための化学的環境の維持を助けている
⑤脳に損傷があれば瘢痕《はんこん》を形成して修復する

（2）希突起膠細胞

希突起膠細胞は中枢神経系において髄鞘を作っている細胞です。この場合、一つの細胞が複数の軸索の**輪間節**を作っています。

(3) 小膠細胞

小膠細胞は**貪食**《どんしょく》**性**の細胞で、神経組織内に生じた異物を貪食して神経系の清掃係の役割をしています。

(4) 上衣細胞と脈絡叢《そう》上皮細胞

上衣細胞は脳室の壁を作っている一層の円柱状あるいは立方状の細胞です。この細胞は線毛を持っています。また脳室の**脈絡叢上皮細胞**は脳脊髄液を産生します。

(5) シュワン細胞

シュワン細胞は末梢神経の髄鞘を作っている細胞です。この場合、一つの細胞が一つの輪間節の髄鞘を作っています。また無髄神経線維に対しては、一個のシュワン細胞が複数の軸索をその細胞体の中に包み込んでいます。

(6) 外套《がいとう》細胞

外套細胞は末梢神経系の**神経節**において神経細胞の細胞体を取り巻いている細胞です。一個の神経細胞の細胞体を複数の外套細胞が取り巻いています。この細胞は神経細胞の細胞体を構造的、機能的に支持していると考えられます。外套細胞は**衛星細胞**とも呼ばれます。

第34章　中枢《ちゅうすう》神経《しんけい》系《けい》　その一　大脳《だいのう》（終脳）

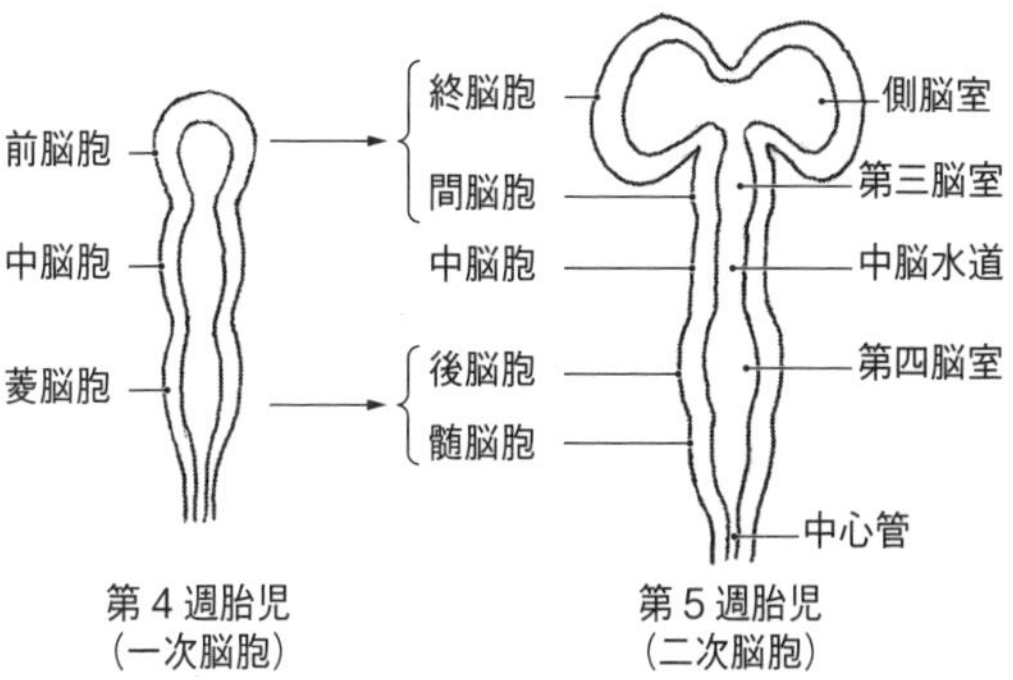

34-1 脳の初期発生[32改]

中枢神経系は脳と脊髄から構成され、それぞれ頭蓋骨と脊柱に囲まれて存在します。頭蓋骨・脊柱と、脳・脊髄の間には、中枢神経系を包む**髄膜**と呼ばれる三重の膜があります。即ち、外側から**硬膜**、**クモ膜**、**軟膜**です。

硬膜は内外二葉からなる厚い結合組織の膜です。クモ膜は硬膜の下にある薄い結合組織性の膜です。クモ膜と中枢神経系をぴったりと覆う軟膜との間のクモ膜下腔は、脳脊髄液で満たされています。

脳は発生的に**前脳**、**中脳**、**菱**《りょう》**脳**に分けられます。中脳は発生の過程であまり変化しませんが、前脳は更に**終脳**（**大脳**）と**間脳**に分かれ、菱脳は**後脳**と**髄脳**（**延髄**）になります。また後脳は**小脳**と**橋**《きょう》になります。

中脳、橋、延髄はまとめて**脳幹**と呼ばれます。中枢神経系を大脳、間脳、小脳、脳幹、脊髄の五章に分けて説明します。

1 大脳とは

脳は発生的には**外胚葉**《はいよう》にできた**神経溝**の縁が発生の進行と共に盛り上がり、融合して**神経管**を形成し、この神経管の最吻側部《さいふんそくぶ》の周囲に発達した細胞群です。最初は**前脳胞**、**中脳胞**、**菱**《りょう》**脳胞**の三つの膨らみ（脳胞）として始まりますが、この中の前脳胞が最もよく発達して、**終脳胞**になります。終脳胞は更に左右の**側脳室**になり、それぞれの周囲で神経細胞がよく増殖して**大脳半球**を作ります（34-1）。

大脳半球は、ことにヒトでは、多くの細胞を限られた頭蓋の容積の中で順序よく配列させるために、その表面に**溝**《こう》と**回**《かい》を作ります。また半球の基底部には**大脳基底核**と呼ばれる細胞集団が作られます。

2 大脳皮質

(1) 大脳皮質の構造

大脳皮質は大脳の一番外側を占める部分で、神経細胞の集合体です。ここでは神経細胞が六層になって並んでいます。しかし皮質の厚さは一定ではなく、一次運動野では厚く、一次体性感覚野では薄くなっています（34-2）。また**歯**《し》**状回**《じょうかい》などでは、三層になっています。

ヒトの脳で大脳皮質を説明しますと、次のようになります。

大脳は**大脳縦裂**によって同じ大きさの**左半球**と**右半球**の二つの半球に分けられます。そして一つの半球の皮質は大きく五つの**葉**《よう》に分けられます。即ち、**中心溝**（ローランド溝）より前の部分を占める**前頭**《ぜんとう》**葉**、

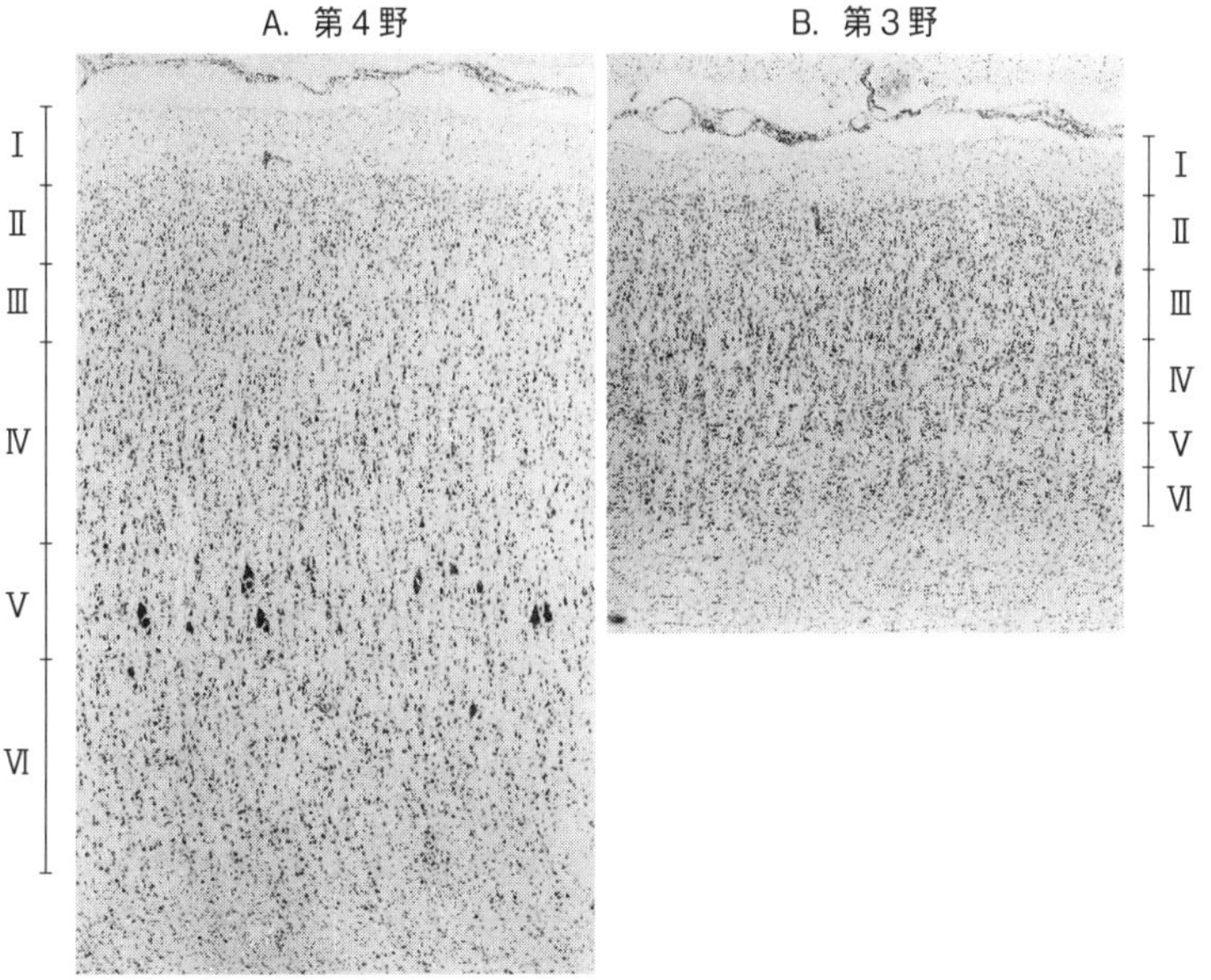

34-2 大脳皮質運動野(4野)と感覚野(3野)の層構造[45改](三木明徳氏原図)

中心溝より後の部分を占める**頭頂《とうちょう》葉**、これらと**外側溝**(シルビウス溝)で隔てられ、それより下部を占める**側頭《そくとう》葉**、そして半球の最後部を占める**後頭《こうとう》葉**です。また外側中央やや下部の外側溝の終るあたりの部分では、大脳皮質が内部に陥入していて、表面からは隠れて見えない皮質があります。これが**島《とう》(葉)**です。

中心溝は大脳半球外側面のほぼ中央を縦に走っており、この溝の前と後に**中心前回**と**中心後回**という回を作っています。回とは溝によって作られる隆起部です。また頭頂葉と後頭葉、側頭葉と後頭葉の境界として、それぞれ半球上部に**頭頂後頭溝**が、半球下部に**後頭前切痕**があります。

(2) 大脳皮質の機能局在

大脳皮質には機能の局在があります。それを示す場合には**ブロードマンの皮質領野**が使われます。ブロードマン(Korbinian Brodmann 一八六八~一九一八)は大脳皮質の細胞構築を調べ、その違いによって皮質を**52**(48~51は欠番)の領野に分けました。ブロードマンの領野

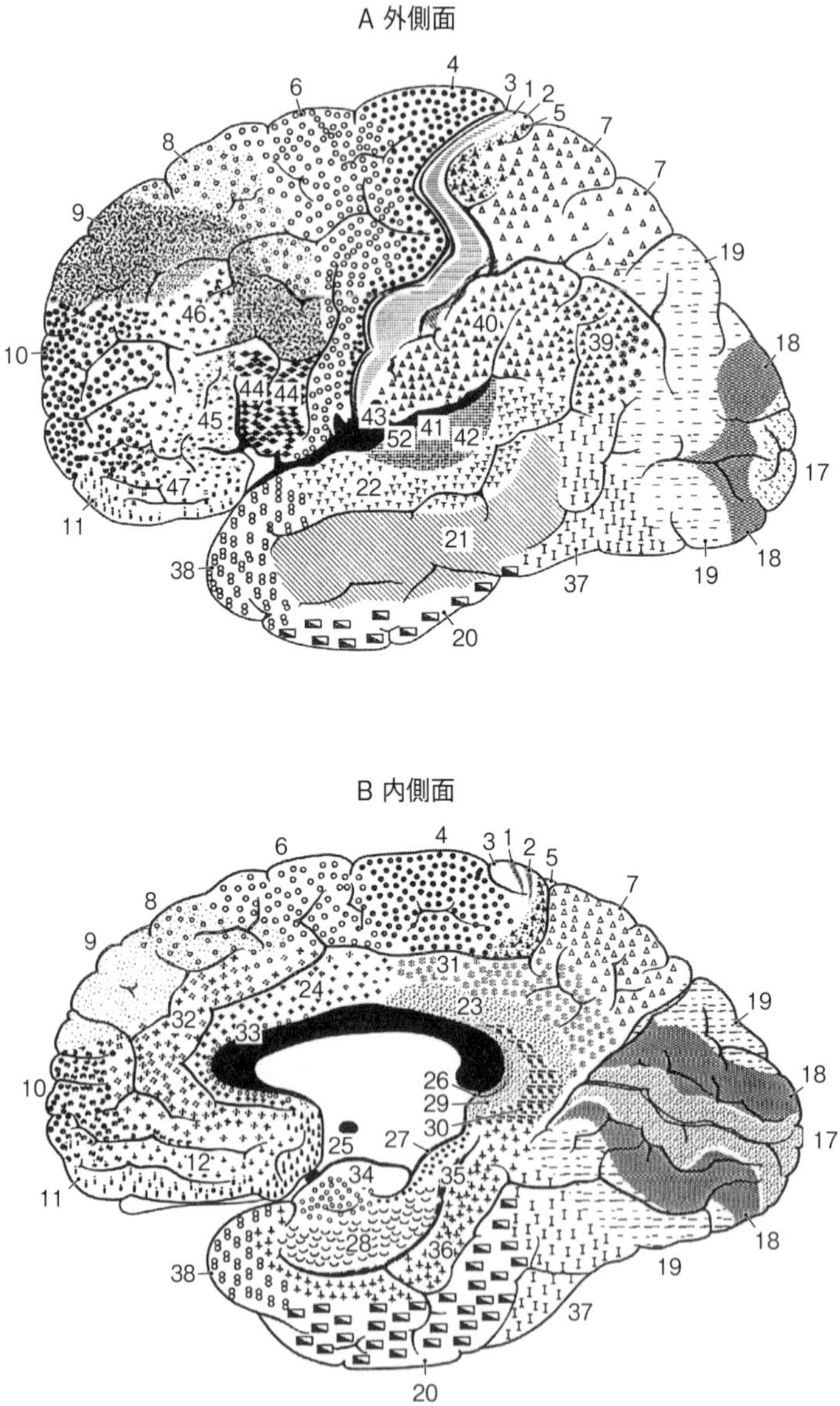

34-3 ブロードマンの領野

A. 大脳の左半球外側面と小脳・脳幹

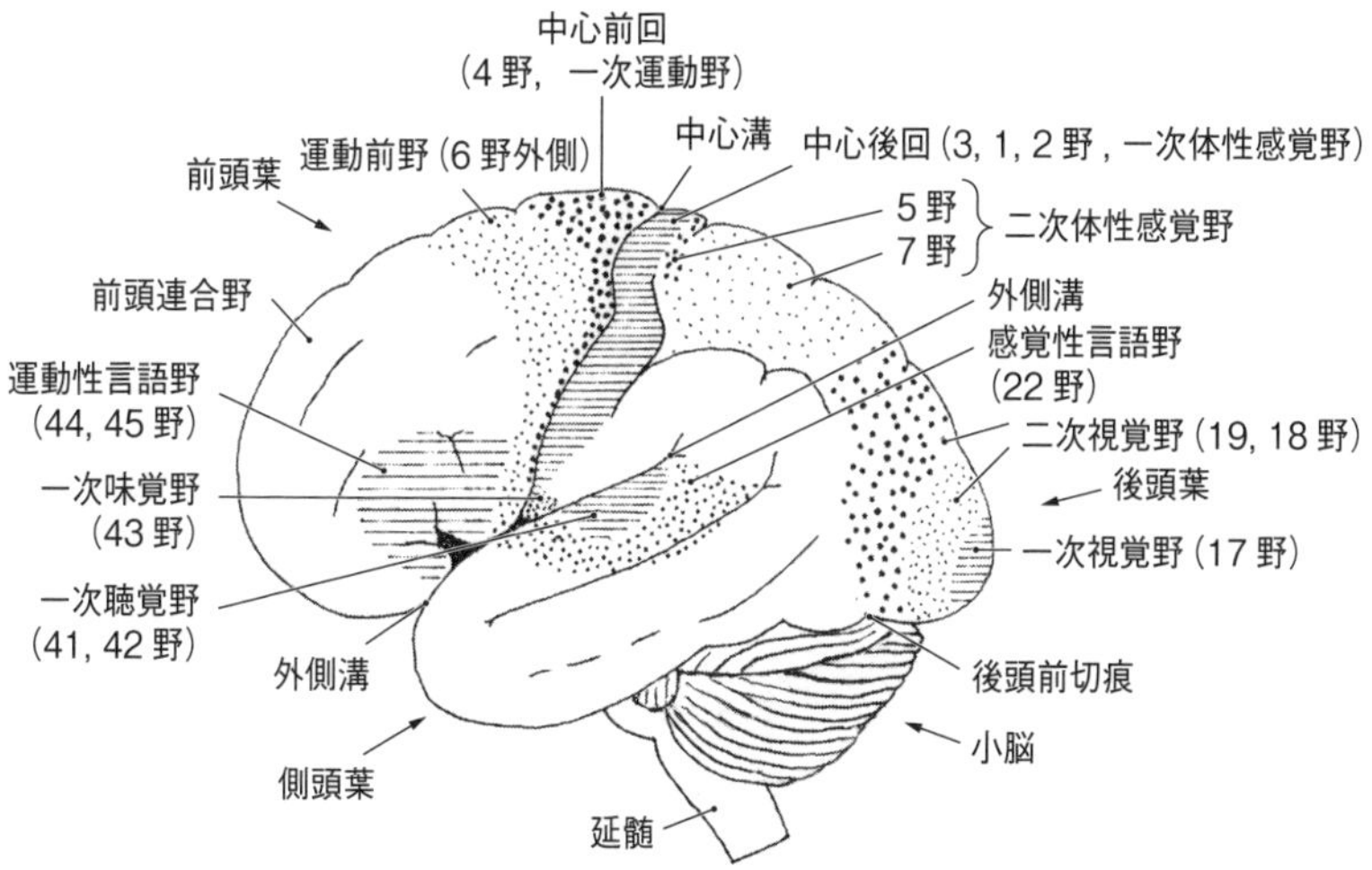

B. 大脳の右半球内側面と小脳・脳幹

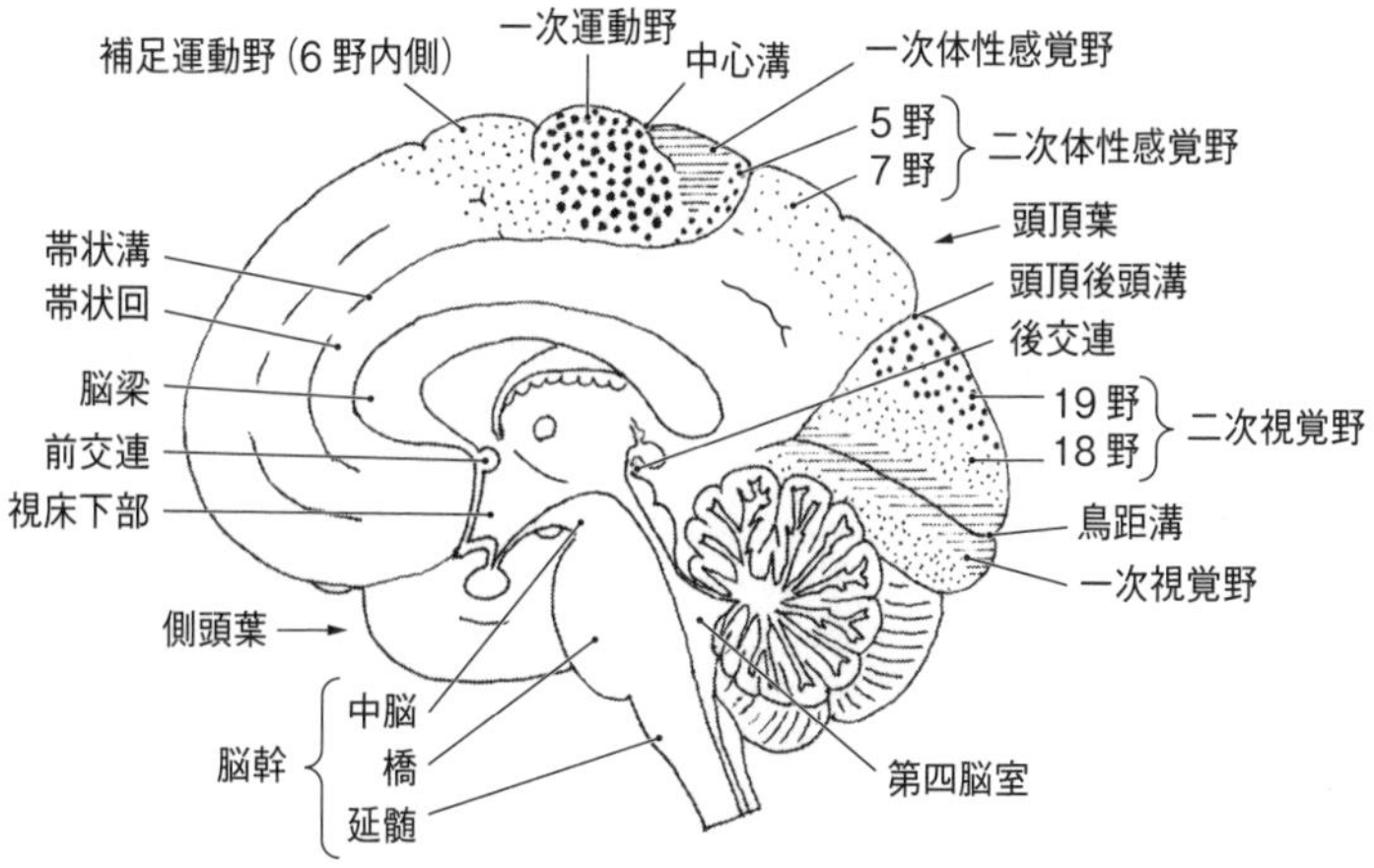

34-4 脳の外側面と内側面

による大脳半球の機能の局在は次のようになります。

① **運動野**

まず中心前回には**一次運動野**（ブロードマンの**4野**）があります。ここは反対側の身体各部の随意運動中枢で体部位の局在があります。その前部にある**6野**は、半球外側部にある**運動前野**と内側部にある**補足運動野**に分かれています（34-2、3）。

② **感覚野**

触覚、圧覚、痛覚などの**一次体性感覚野**は反対側の中心後回（**3・1・2野**）にあります。後頭葉の最後部（**17野**）は**一次視覚野**です。側頭葉の上部には**一次聴覚野**（**41・42野**）があります。また一次体性感覚野の下部には**一次味覚野**（**43野**）があります（34-3A、4A）。

③ **連合野**

第一次運動野と第一次感覚野を除く大脳皮質領域は連合野です。

一次体性感覚野の後部には頭頂葉の大部分を占める**5・7野**の**頭頂連合野**（二次体性感覚野）があります。頭頂連合野は**空間識**とも呼ばれる自己と周囲の状況との関係を把握する中枢です。

また側頭葉の大部分を占める**側頭連合野**（**20・21・22野**）は、視覚や聴覚による刺激を記憶と照合して、見たものが何であるのか、聞いたものが何を意味するのかを認識する中枢です。

前頭葉下部（**44・45野**）は**ブローカ**の**運動性言語野**、側頭葉の背側後部にあたる**22野の一部と42野の一部**は**ウエルニッケ**の**感覚性言語野**といわれます（34-4A）。ブローカとウエルニッケはそれぞれの中枢の発見者です。更にその上部の、頭頂葉下部にあたる左半球の**39・40野**は、**読み書きの中枢**と考えられています。前頭葉の前部から下部にかけて存在する**前頭連合野**（**9～12野**）はいろいろな情報を集め、総合的に判断して行動を選択する高次の中枢とされています。

④ **辺縁葉**

辺縁葉に属する皮質領域は大脳半球の内側面にあるので、**海馬**、**海馬傍回**、**帯状回**、**梁下野**などからなり、輪状に連なっています。これらの皮質は発生的に古く、感情の形成や記憶や自律神経系と関係があるとされています。

また辺縁葉は視床の前核や視床下部の核などと共に**辺縁系**とも呼ばれます。

3

大脳白質

細胞体の密集している**灰白質の皮質**に対して髄質の部分を**白質**と呼びます。ここには皮質どうしや皮質とそれより下位の部位とを結合している**神経線維**があります。これらの線維はその結合する部位によって、連合線維、交連線維、投射線維の三つに分類されています。

(1) 連合線維

連合線維とは同じ側の半球の異なる部位どうしを結合する線維です。近隣の回（大脳回）どうしを結合する線維は、その形状から**弓状線維**と呼ばれます。また前頭葉下部と側頭葉前部の連合線維

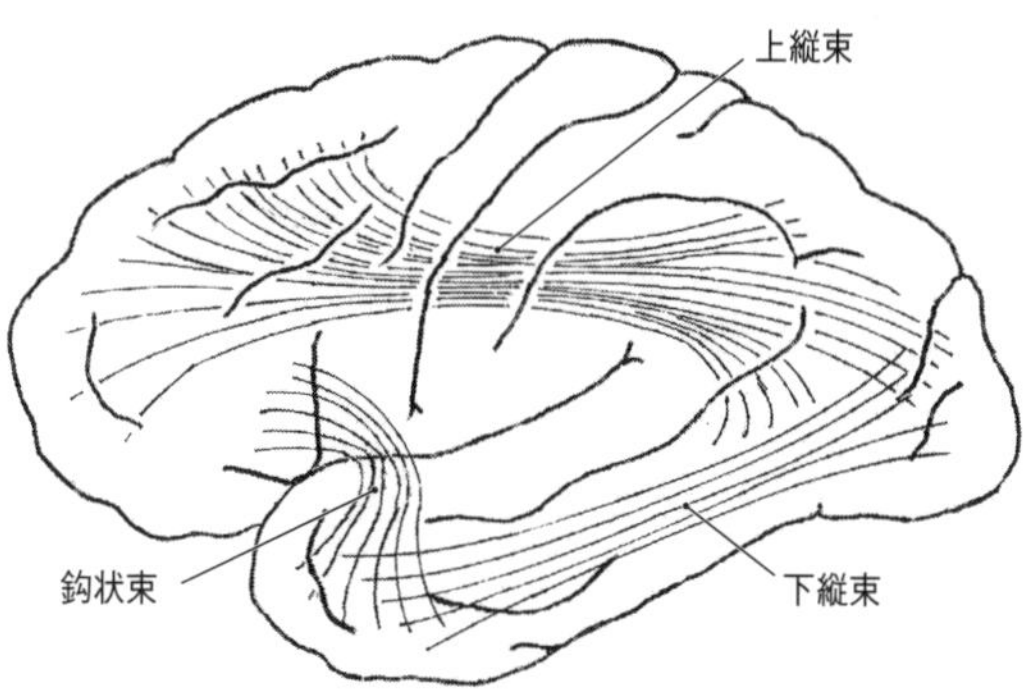

34-5 大脳の連合線維

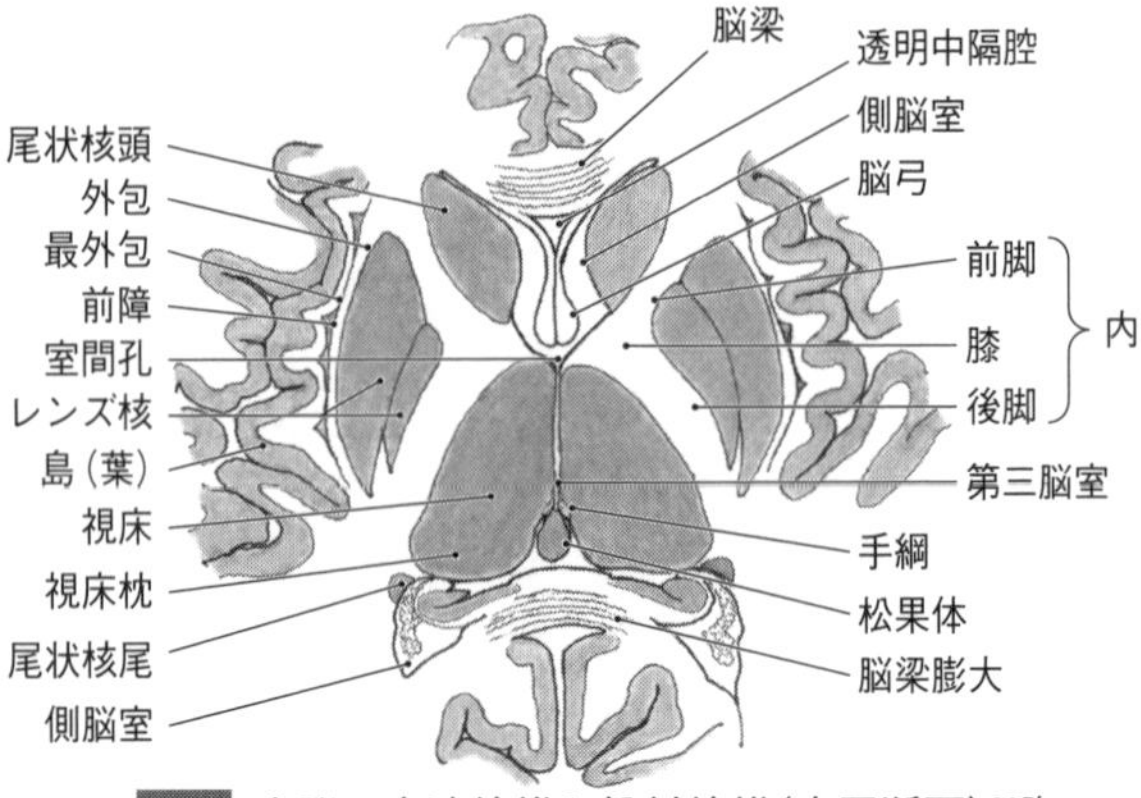

34-6 大脳の交連線維と投射線維（水平断面）[20改]

である**鉤《こう》状束**もその形状からそのように命名されています。前頭葉から頭頂葉、また前頭葉から後頭葉、側頭葉に到る、長い連合線維の**上《じょう》縦束**、側頭葉と後頭葉を結ぶ**下《か》縦束**は、その部位と走行から名前がつけられています（34-5）。

(2) 交連線維

交連線維は左右の半球の対応する部位を結合する線維です。大脳の場合、この線維はほとんどのものが**脳梁**と呼ばれる大きな線維束として、脳の正中矢状断面では、その断面が第三脳室を覆うような「つ」の字型（あるいは反対側で見ると逆「つ」の字型）をしています。脳梁には約二億本の線維が集まっているといわれます（34-6）。

(3) 投射線維

大脳半球皮質の求心性遠心性投射線維の大部分は**内包**に集まっています。内包は水平断切片で見れば「く」の字型（あるいは逆「く」の字型）をして、前脚は尾状核頭とレンズ核の間、後脚は被殻あるいは淡蒼球と視床の間に存在します。

前脚には前頭葉への入出力線維が、**後脚**には後頭葉、側頭葉、頭頂葉への入出力線維が走行しています。

また前脚と後脚の間の**膝部**には中心溝前後の皮質への入出力線維が走行しています（34-6）。

4

大脳基底核

大脳基底核は各大脳半球の深部にある細胞の集合体で、単に**大脳核**あるいは**基底核**とも呼ばれます。解剖学的に基底核は、前頭部から側頭部にかけて脳室の弯曲に沿って伸びる勾玉《まがたま》状の**尾状核**と端の**扁桃体**、内包を隔ててその外側に位置する被殻と淡蒼球から構成されるとされています（34-7）。基底核と機能的に関連する核に中脳の**黒質**と間脳の**視床下核**があります。

黒質の軸索は尾状核や被殻に終っています。視床下核は淡蒼球と相互に連絡しています。

大脳基底核は大脳皮質から入力を受け、視床を経由して皮質の運動野に出力しています。また基底核の神経核は互いに広く連絡をとりあっています。

大脳基底核の主たる機能は運動の開始と停止への関与であり、不必要な運動の抑制であると考えられています。またそれ以外にも注意、記憶、計画などの認知過程の開始と停止に関与し、大脳辺縁系と共に情動にも関与している可能性があるといわれます。

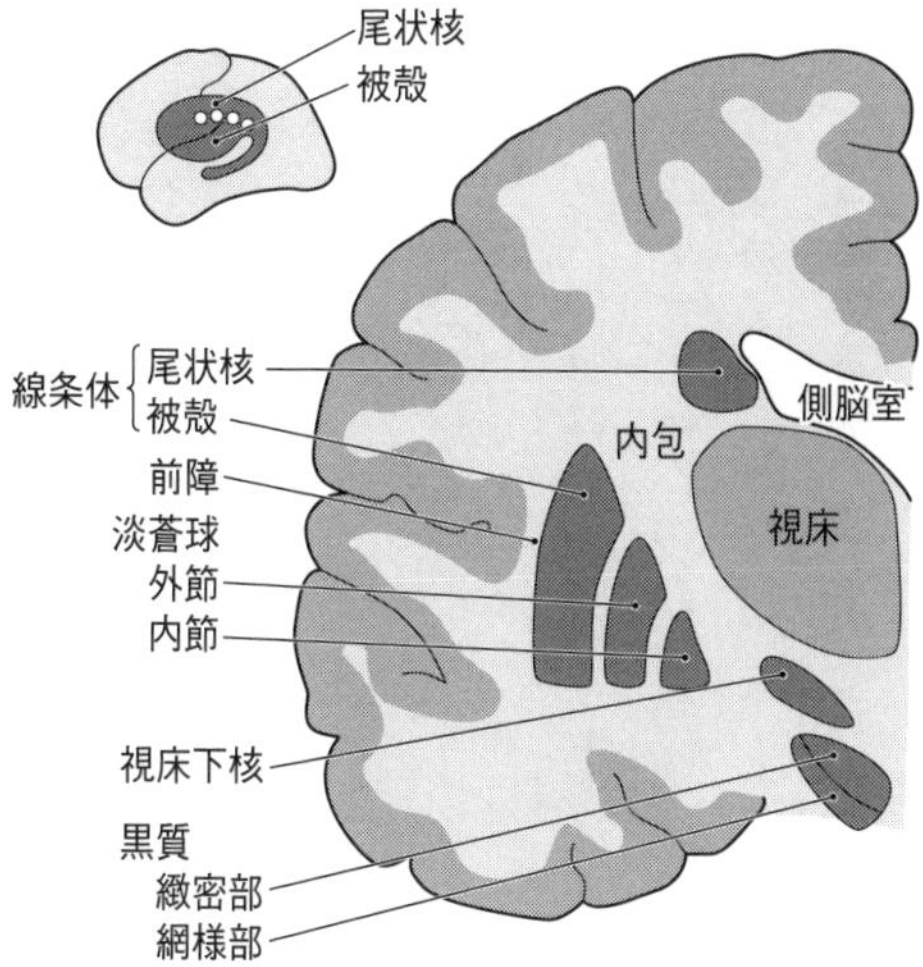

34-7 大脳基底核（前頭断面と側面からの透視図）[13改]

1

第35章 中枢神経系 その二 間《かん》脳《のう》

間脳とは

間脳は、大脳の中心部にある**第三脳室**の周囲に発達した神経細胞の集団です。第六週の胎児で間脳は、その内側壁にできる背側溝、中溝、腹側溝の三つの溝で、**視床《ししょう》上部**、**背側視床**（単に**視床**とも呼ばれる）、**腹側視床**、**視床下部**の四つの部分が区別されるようになります。その後胎児の発育と共に背側視床がよく発達して、視床上部を背側に押し上げ、腹側視床を外側に押しやって、第三脳室壁ではその約半分を占めるようになり、中溝と腹側溝がなくなって**視床下溝《かこう》**になります（35-1）。

これら間脳の四つの部分は左右のものが対になり、それぞれがほぼ独立した状態で第三脳室を囲んで存在します。ただ背側視床の中央やや前上部に**視床間橋《かんきょう》**と呼ばれる灰白質の結合部が存在しますが、二〇％のヒトではこれが欠落しているといわれます。

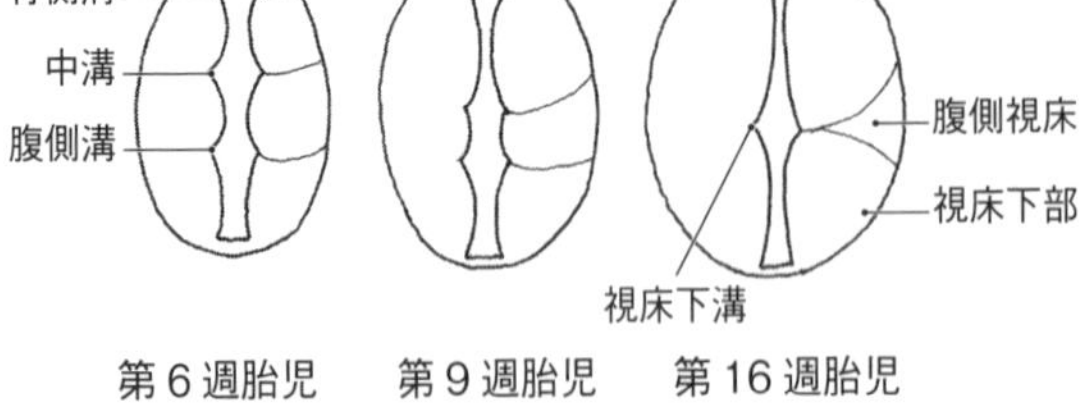

35-1 第三脳室と間脳[32改]

2

視床（背側視床）

視床（背側視床）にはいろいろな機能を持つ細胞集団（核群）があります。これらの核群は、特殊核、連合核、非特殊核の三つに大別できます。

（1）特殊核（中継核）

特殊核は特定の入力を大脳皮質へ中継する核で、中継核とも呼ばれます。これには、感覚性の中継核としては**外側膝状体**《しつじょうたい》（視覚の中継）、**内側膝状体**（聴覚の中継）、**後（内側及び外側）腹側核**（味覚及び体性感覚の中継）が属します。

また**前腹側核**と**外側（中間）腹側核**の中継は運動性で、小脳の歯状核及び淡蒼球内節の線維を受けてそれぞれ前頭葉の運動野と運動前野、及び補足運動野と運動前野に投射しています。

（2）連合核

連合核は大脳皮質と相互に連絡を持っている核で、**視床枕**《ししょうちん》（二次、三次視覚野、側頭連合野と連絡）、**後外側核**（頭頂連合野と関連）と**背外側核**（帯状回と連絡）、**（背）内側核**（前頭葉と連絡）、前核群などが属します。

前核群は乳頭体からの入力を受けて帯状回に出力しています（**ペーペズ〔Papez〕の情動記憶回路＝海馬—脳弓—乳頭体—視床前核—帯状回—海馬**）。

（3）非特殊核

非特殊核には、内側髄板内に存在する正中《せいちゅう》中心核や束傍核などの**髄板内核群**《ずいばんないかくぐん》が含まれます。これらの核は意識と関係する**上行性網様体賦活系**《じょうこうせいもうようたいふかつけい》に属しているといわれます。

3 視床網様核と視床下核

（1）視床網様核

視床網様核は左右の視床を外側から両手で包むようにして存在する核で、背側視床から皮質への投射を調節しています（35-2）。

（2）視床下核

視床の腹外側にあたる部分に、**腹側**《ふくそく》**視床**に分類される**視床下核**があります。これは視床下部と同じ名前がつけられていますが、機能的には大脳基底核の一つとして体性運動の調節に関与しています（34-7）。

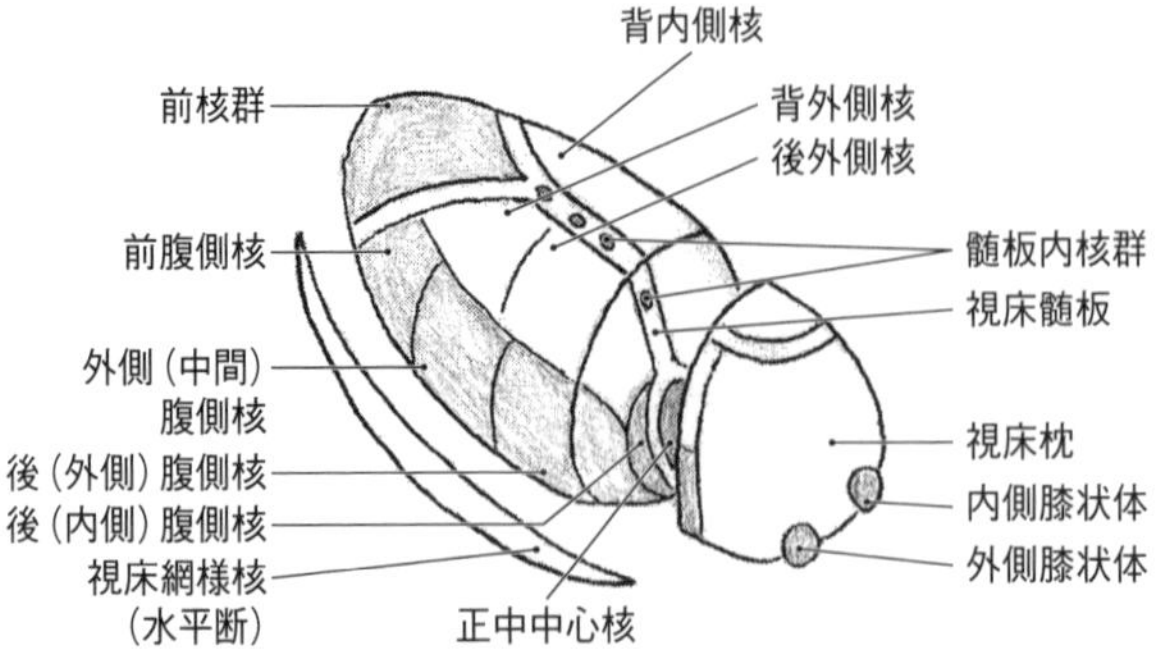

35-2 視床の核（立体的模式図）

4

視床下部

視床下部は視床の腹側（下部）にある細胞群で、第三脳室の内側壁では比較的浅い**視床下溝**で背側視床と境されています。これらの細胞群はいろいろな核を構成しており、それらの核の視床下部内での位置と機能をまとめると次のようになります（35-3）。

（1）室周《しつしゅう》部の核

①**漏斗《ろうと》核**　弓状《きゅうじょう》核ともいう。下垂体前葉ホルモンの調節因子を分泌し、下垂体前葉を通じて内分泌の調節を行う

②**室傍《しつぼう》核**　**オキシトシン**（子宮収縮ホルモン）とバソプレッシンを分泌する（太字は主な分泌物）

（2）視索周辺の核

③**視索上核**　**バソプレッシン**（抗利尿ホルモン）とオキシトシンを分泌する

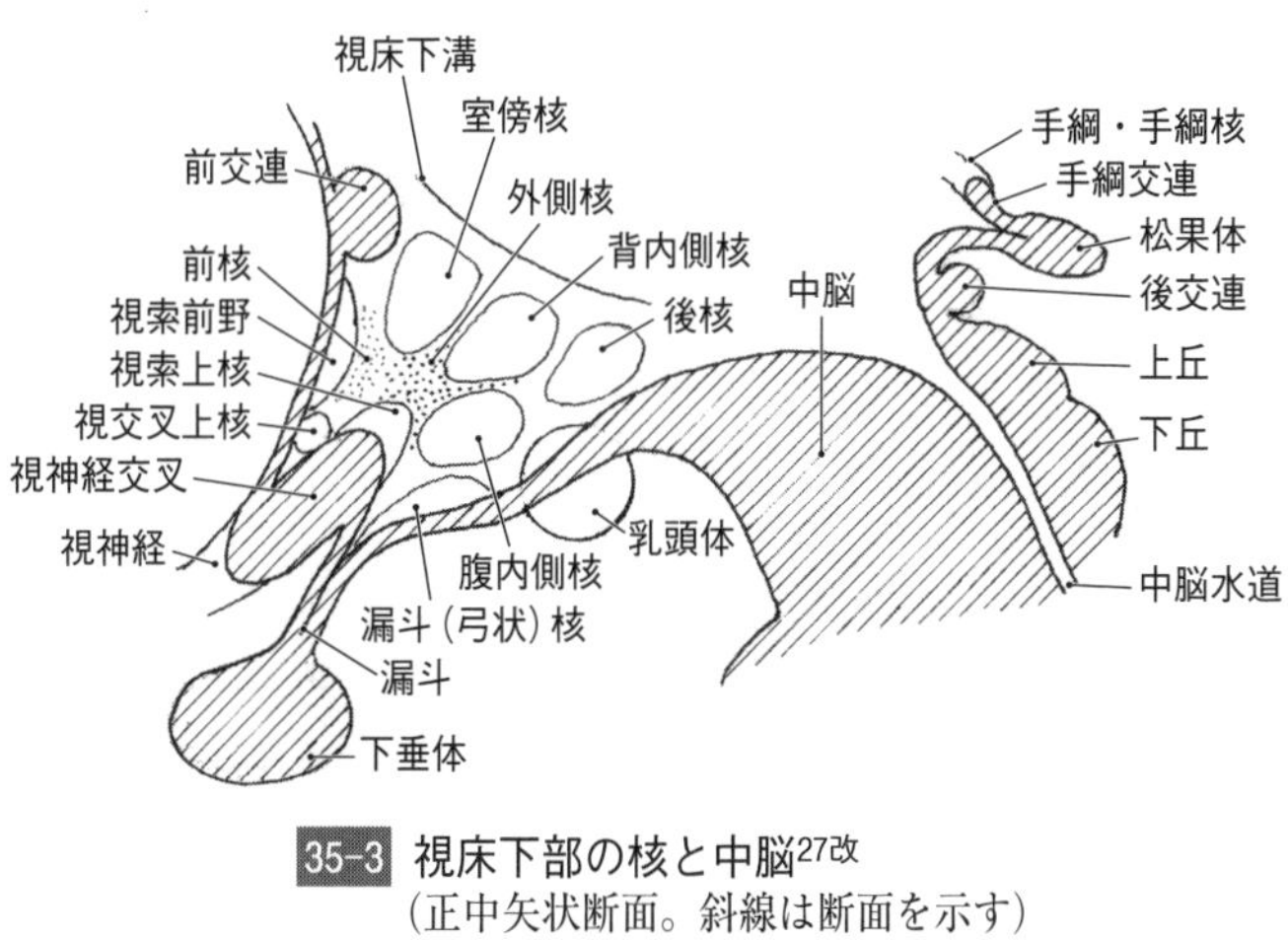

35-3 視床下部の核と中脳[27改]
（正中矢状断面。斜線は断面を示す）

（3）内側核群

④**視索前野**　下垂体からの**性腺刺激ホルモンの分泌を制御**する

⑤**視《し》交叉《こうさ》上《じょう》核**　**概日《がいじつ》（夜昼）リズム**を作る

⑥**背内側核**《はいないそく》　**食餌《しょくじ》同期《どうき》性《せい》時計**（食餌に同期した概日行動をとらせる核）になっている

⑦**腹内側核**《ふくないそく》　摂食制限に働く（**満腹中枢**ともいわれる）。副交感神経に関与している

（4）外側核と前視床下野

⑧**外側核**　脳弓の外側にある。摂食に働く（**空腹中枢**ともいわれる）。交感神経に関与している

⑨**前視床下野**　**体温調節中枢**がある。温冷二種の温度感受細胞がある

（5）後部の核

⑩**後核**　交感神経系と連絡しているといわれる

⑪**乳頭体**　ペーペズの回路の一環として記憶に関与している。また乳頭体被蓋路で中脳と橋に投射している

このように視床下部は、狭い限られた場所にあっていろいろな機能を持つ多くの核で構成されていますが、その機能をまとめますと、自律神経系の中枢として求心性の刺激に応答し**恒常性**《こうじょうせい》**の維持**に働いているといえます。

5

視床上部

視床上部は視床の背内側部を走行する**視床髄条**《ずいじょう》と呼ばれる線維束と、そのすぐ腹側にある**外側手綱**《たづな》**核**及び**内側手綱核**、これらの構造物の最後部中央に存在する**松果**《しょうか》**体**《たい》、その前部にある視床髄条の作るループである**手綱交連**、また松果体の腹側部にある交連線維の集まりである**後交連**《こうこうれん》などで構成されています（35-3）。

この中では松果体が一番よく知られていると思われます。一七世紀、デカルトは松果体を心身を統合する器官と考えました。しかし現在松果体は、体内時計である視交叉上核の興奮で**メラトニン**を分泌し、身体の日周リズムの制御に関与しているとされています。

後交連は、上丘前部の**視蓋**《しがい》**前野**や**後交連核**などの左右両側の同じ部位や核を相互に連絡する線維を通しています。

また辺縁《へんえん》系からの線維を受ける**手綱核**は中脳の**脚間核**に投射しており、大脳辺縁系の活動を中脳に伝える中継核といわれます。

第36章　中枢神経系　その三　小脳《しょうのう》

1　小脳とは

小脳は脳幹の中央部の**橋**《きょう》と呼ばれる部分の背側に存在する、ラテン語で小さな脳(cerebellum)の名を持つ中枢神経系の一部です。小脳は身体の平衡や運動の制御に関与し、随意運動の円滑な遂行に重要な役割を果しています。即ち小脳は大脳皮質運動野に始まる意図された運動を実際の運動と比較し、円滑なものに調整しています。

2　小脳の構成

小脳は発生的かつ機能的に三つの部分から構成されています。即ち、**原**《げん》**小脳**、**古**《こ》**小脳**、**新小脳**です。

原小脳は、**片葉小節葉**《へんようしょうせつよう》あるいは**前庭小脳**とも呼ばれる部分で、**後外側裂**《こうがいそくれつ》によってその他の小脳部分と境されています。

古小脳は、小脳の中央部を占める**虫部**《ちゅうぶ》と、その両側で前後に帯状に伸びる**傍**《ぼう》**虫部**(**中間部**)からなるもので**脊髄小脳**とも呼ばれます。

また原小脳と古小脳以外の小脳の大きな部分を**新小脳**あるいは**大脳小脳**と呼びます。この部分は**橋**《きょう》**小脳**や**半球部**とも呼ばれます(36-1)。

3 小脳の細胞と入出力線維

(1) 小脳皮質の神経細胞

小脳皮質の層は三層、即ち、**分子層**、**プルキンエ細胞層**、**顆粒**《かりゅう》**層**です(36-2)。また皮質を構成する神経細胞は、分子層の**星状**《せいじょう》**細胞**と**籠**《かご》**細胞**、プルキンエ細胞層の**プルキンエ細胞**、顆粒層の**ゴルジ細胞**と**顆粒細胞**の五種類です。このうち顆粒細胞のみが**興奮性**の細胞で、他は**抑制性**の細胞です。顆粒細胞は小脳内のいろいろなニューロンの連絡をしているといわれます。この軸索は「T字状」に二つに分かれて平行線維となり、プルキンエ細胞の樹状突起と興奮性のシナプスを作っています。

籠細胞は近くのプルキンエ細胞を、またゴルジ細胞は近くの顆粒細胞を抑制しています。

(2) 小脳の入出力線維

小脳の入出力線維は**上**、**中**、**下**の**小**《しょうのうきゃく》**脳脚**を通って出入します。上小脳脚には**結合腕**《けつごうわん》、中小脳脚には**橋**《きょう》**腕**《わん》、下小脳脚には**索状体**の別名があります。

① 入力線維

小脳への主要な入力線維には、**登上**《と(う)じょう》**線維**と**苔状**《たいじょう》**線維**があります。

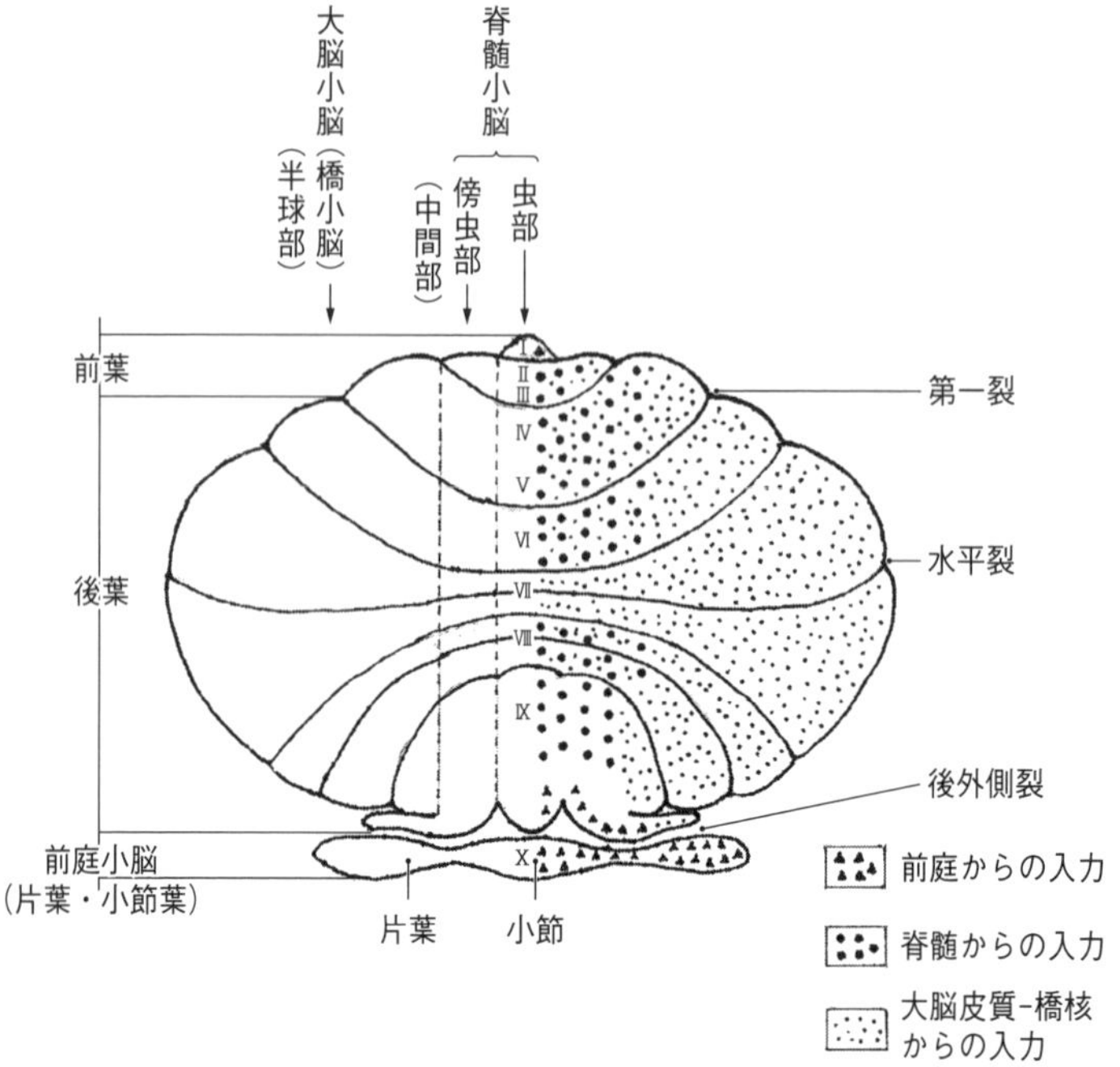

36-1 小脳皮質の区分(小脳を前後に伸展した状態)と入力線維の分布[13改]
視覚性及び聴覚性入力がⅥ〜Ⅷ(ラルセル Larsell の小葉番号)の虫部に重なって認められている。

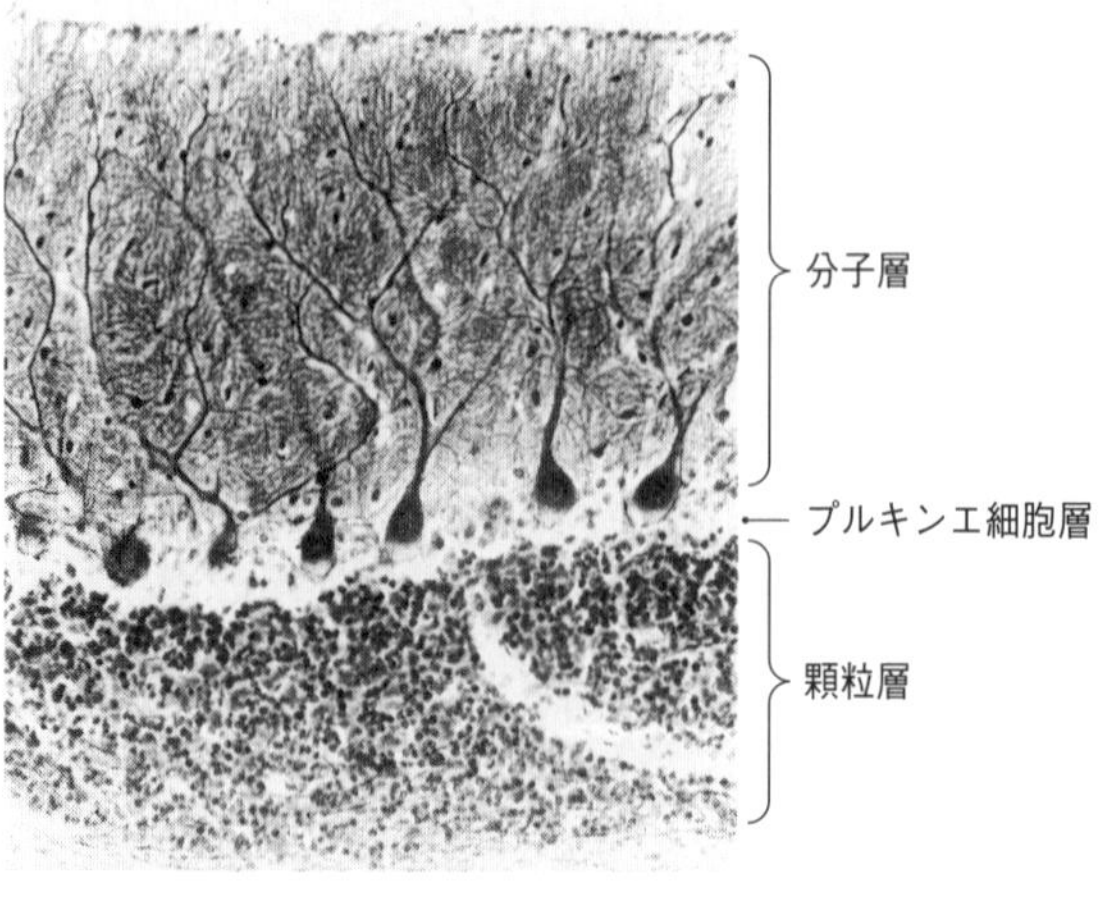

36-2 小脳皮質の層構造(強拡大)[45](三木明徳氏原図)

登上線維は延髄の**下オリーブ核**からのもので、下小脳脚を通って、小脳へ入り、小脳核に側枝を与えた後、すべての抑制性の細胞に終ります。特にプルキンエ細胞のよく発達した樹状突起には、まとわりつくようにして終るといわれます。

苔状線維は、前庭器、脊髄、橋などに由来し、それぞれ前庭小脳、脊髄小脳、橋小脳に投射します。苔状線維は顆粒細胞と興奮性のシナプスを形成します。

② 出力線維

出力線維は**プルキンエ細胞の軸索《じくさく》**です。この軸索は四つの**小脳核**と**前庭神経外側核**に終ります。その伝達物質は抑制性の**GABA**（ガンマ・アミノ酪酸）です（36-3）。また四つの核は**室頂《しつちょう》核**（**内側核**）、**栓状《せんじょう》核**（**前中位核**）、**球状核**（**後中位核**）、**歯状核**（**外側核**）です。

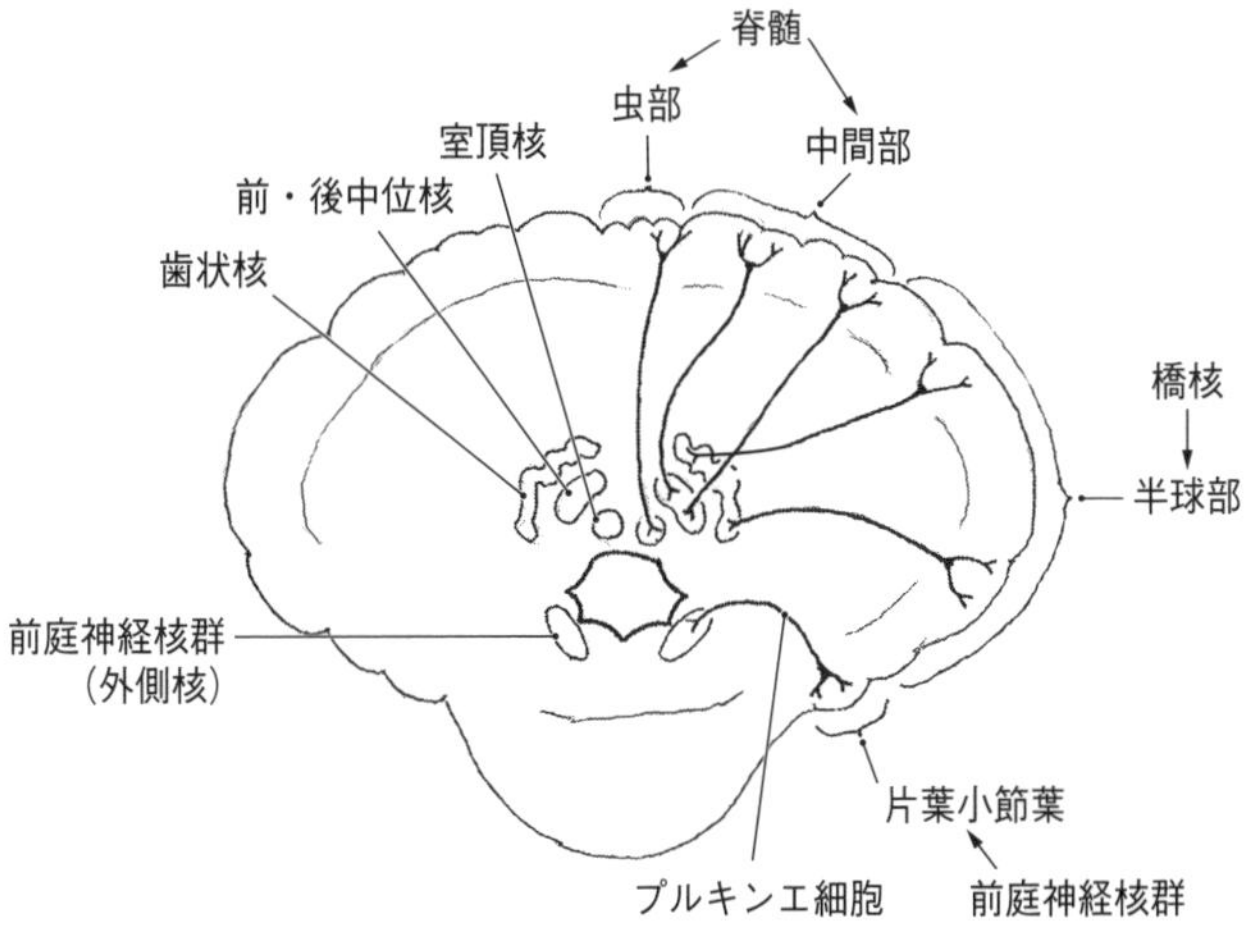

36-3 小脳皮質への入力と小脳核への投射6改

4 小脳各部の回路と働き

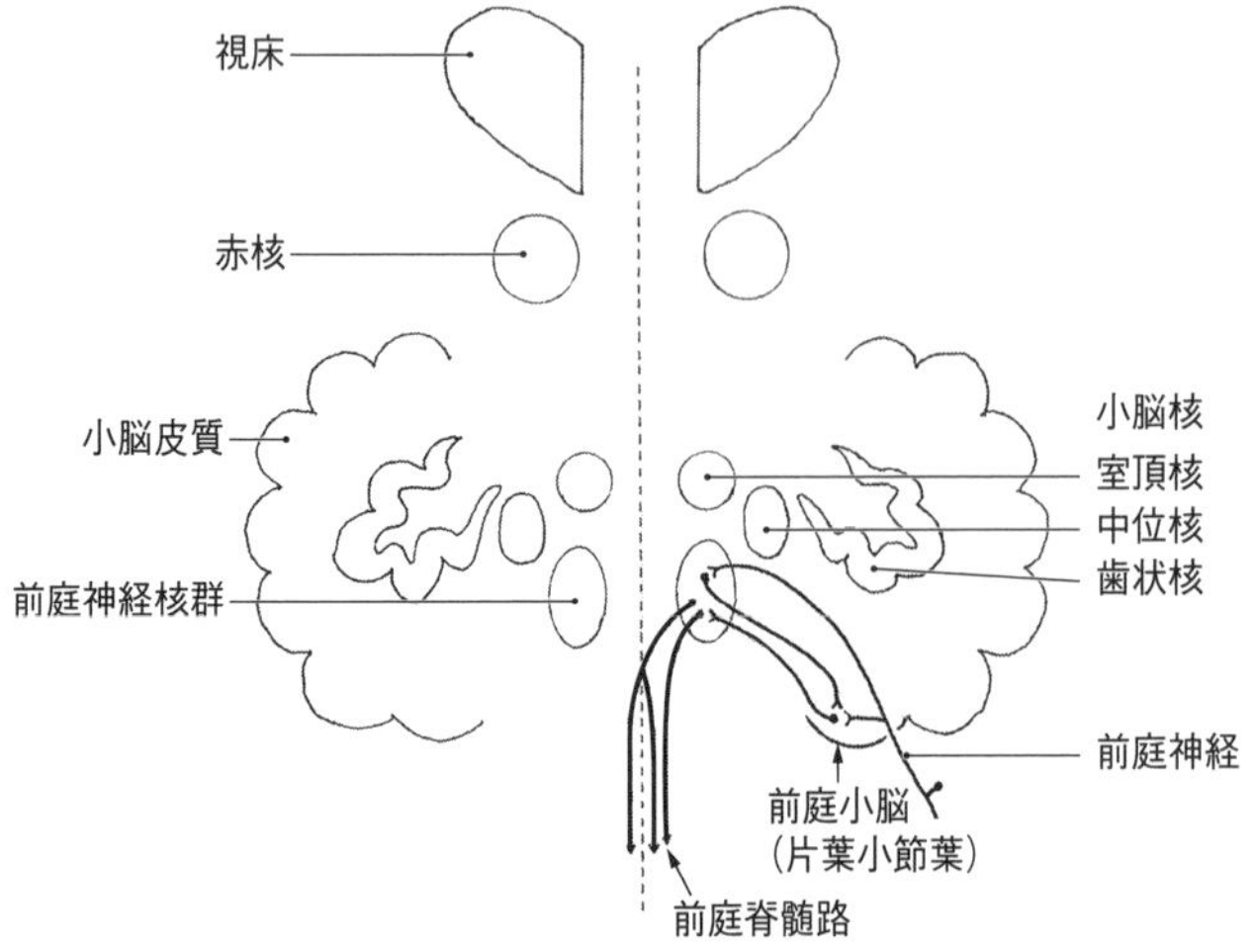

36-4 前庭小脳の回路[6改]

(1) 前庭小脳の回路と働き

前庭小脳は苔状線維を介して半規管及び平衡斑《はん》から頭部の動きや重力に対する相対的な位置の情報を受けています。前庭小脳のプルキンエ細胞は**前庭神経内側核**及び**外側核**のニューロンを抑制しています。これらの一部は前庭動眼反射(歩いたり走ったりしている時でも注視点を保持する)などに関与しています。また前庭神経外側核からは**内側**及び**外側前庭脊髄路**が出ています。これらは主として体幹の筋や四肢の伸筋(抗重力筋)の働きを調節しています(36-4)。

(2) 脊髄小脳の回路と働き

脊髄小脳には体性感覚(下肢の筋や関節の固有受容器から)の情報が脊髄からの幾つかの経路を介して送られています。主な経路は背側(後)及び腹側(前)脊髄小脳路からで、脊髄灰白質のニューロンから出て、**苔状線維**となって伝えられます。これを受ける脊髄小脳には体部位の局在があります。室頂核ニューロンは脳幹網様体及び前庭神経核に両側性に投射しており、網様体脊髄路及び前庭脊髄路を介して内外の調節要素のうちの**内側要素**として抗重力筋の活動の調節をしています（36-5）。

更に**中間部**のプルキンエ細胞は中位核（栓状核と球状核）のニューロンを抑制しています。中位核ニューロンは上小脳脚を経由して一部は反対側の赤核《せきかく》の大細胞部、残りは反対側の視床の外側（中間）腹側核／前腹側核に投射し、ここから皮質一次運動野の四肢の動きを支配する領域に投射しています。このようにし

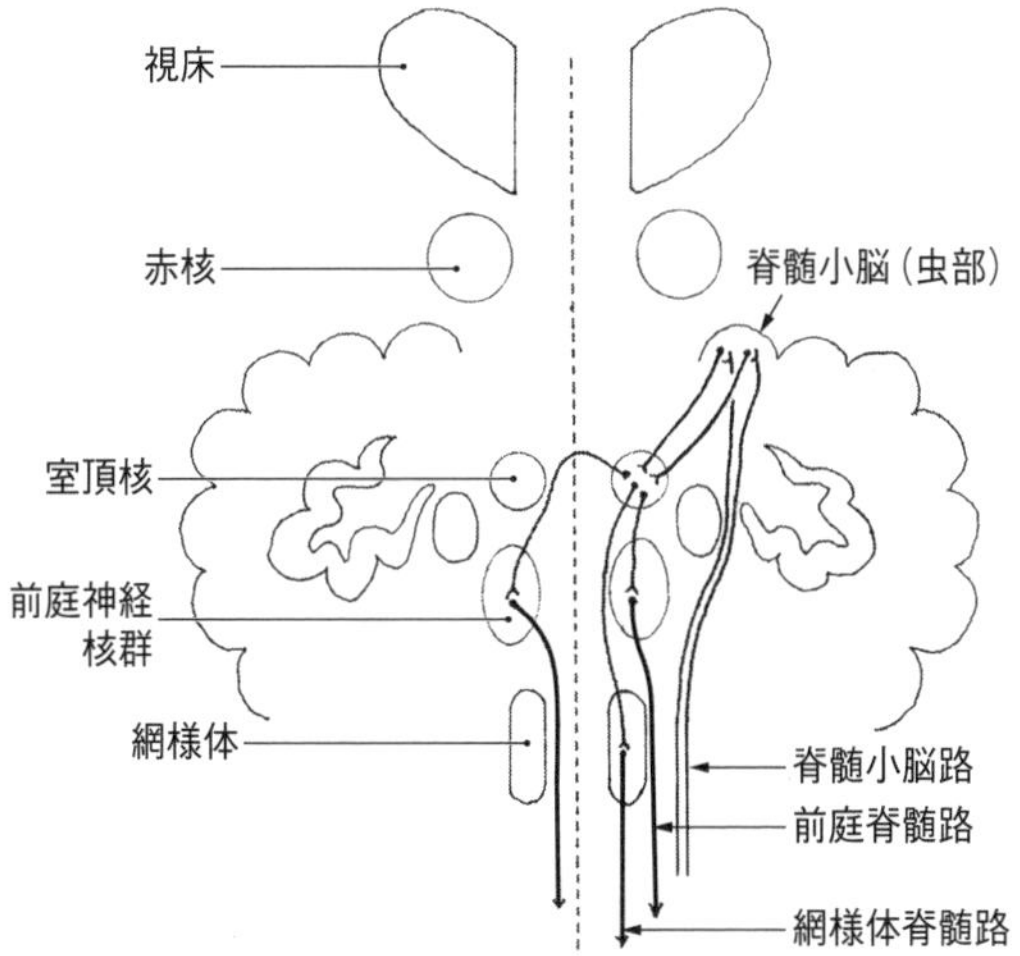

36-5 脊髄小脳の回路1（内側要素）
（虫部－室頂核－脳幹回路）6改

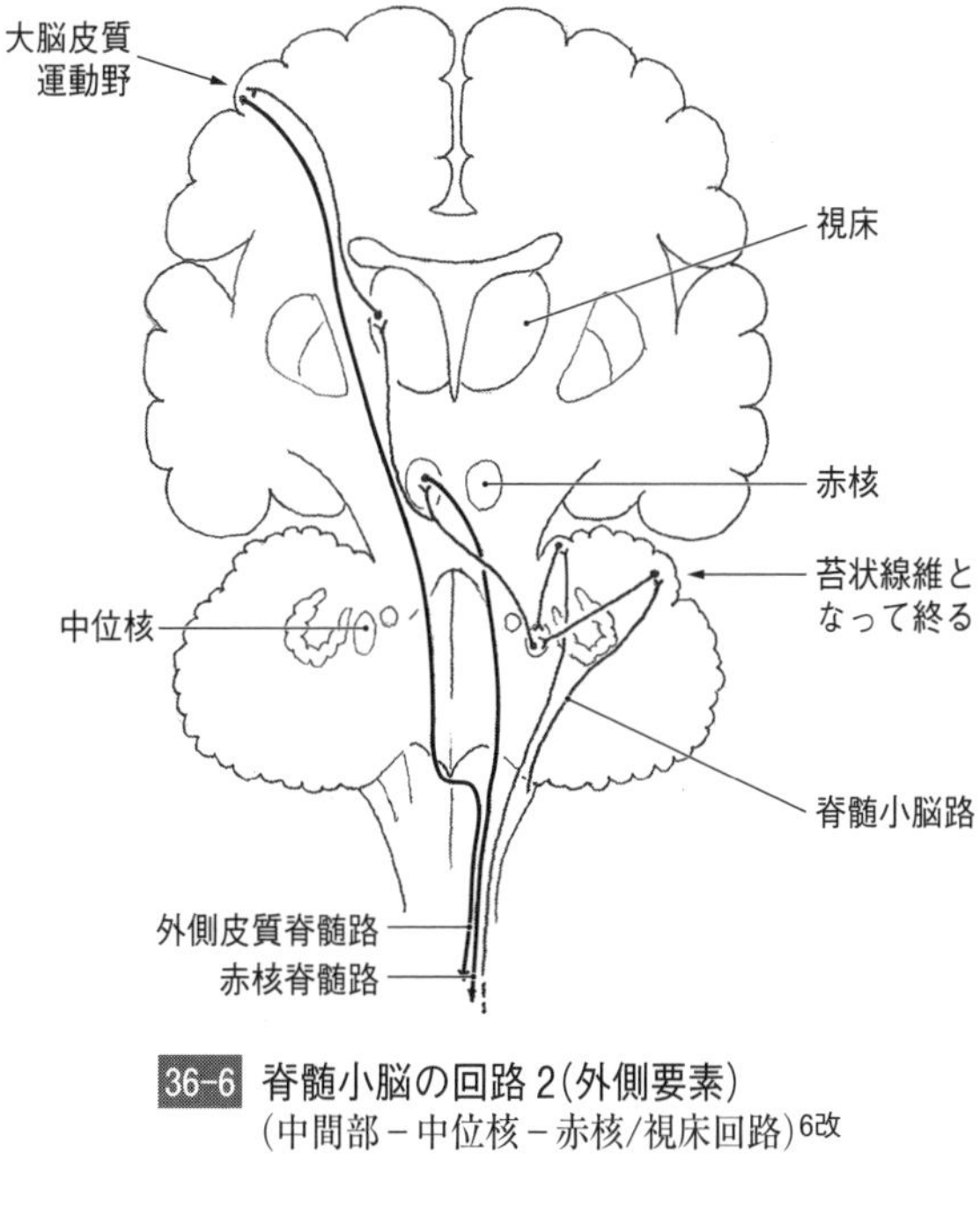

36-6 脊髄小脳の回路2（外側要素）
（中間部－中位核－赤核/視床回路）6改

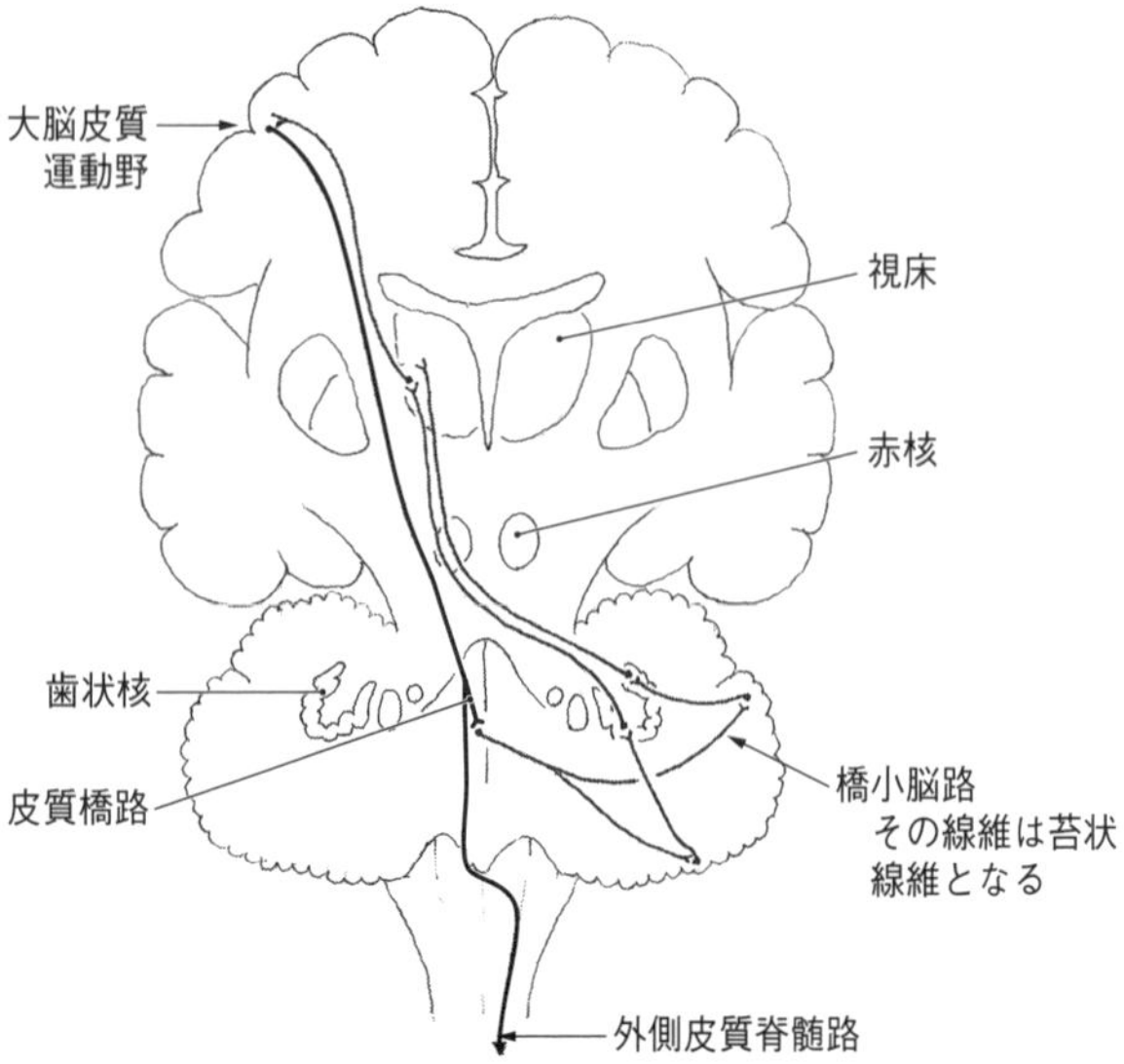

36-7 大脳小脳の回路[6]改

て中間部は赤核脊髄路及び外側皮質脊髄路を介して**外側要素**として四肢の筋の活動を調節しています(36-6)。

(3) 大脳小脳の回路と働き

大脳小脳は大脳皮質からの入力を受けています。この情報は**橋核**《きょうかく》で中継され、中小脳脚《のうきゃく》を通って苔状線維として反対側の大脳小脳に入力します。この部分のプルキンエ細胞は**歯状核のニューロン**を抑制しています。歯状核のニューロンは、上小脳脚をへて(再交叉《さいこうさ》して)同側の**視床外側(中間)腹側核**に投射し、更にここからのニューロンが運動前野や一次運動野に興奮性の投射をします。即ち、**大脳皮質—大脳小脳—運動皮質**というループが存在します。このループの働きで運動のプランが作られ、上位の皮質からの運動指令は大脳小脳を経て運動皮質に送られ、運動が始まると考えられています(36-7)。

脊髄小脳は主に運動が行われている時その調整(即ち運動の実行とフィードバック調整)に関与し、大脳小脳は実行されるべき協調的な運動プログラムの準備に重要と考えられています。

(4) 歯状核—赤核—下オリーブ核回路

歯状核は赤核小細胞部にも投射します。赤核のこの部分は赤核脊髄路の線維を出すニューロンは含まず

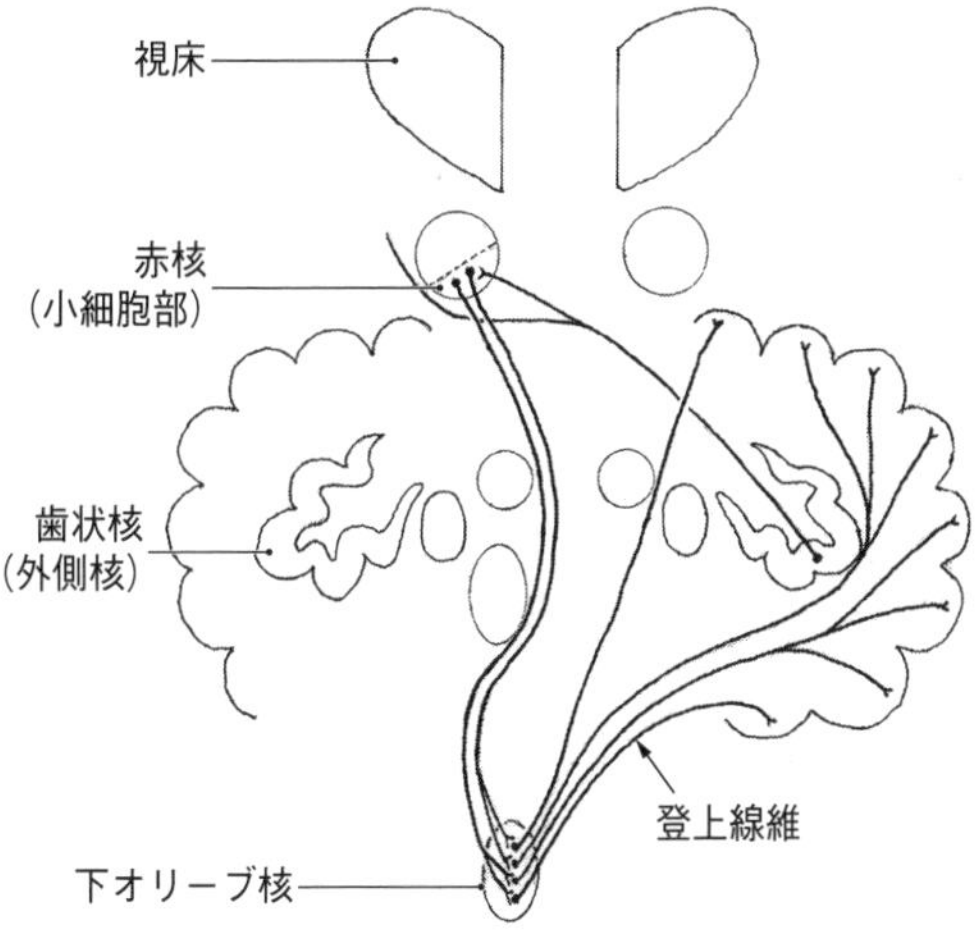

36-8 歯状核ー赤核ー下オリーブ核回路[6改]

同側の下オリーブ核に投射します。下オリーブ核は反対側の小脳の全域に登上線維を送ります。**歯状核ー赤核ー下オリーブ核回路**は、このようにすべての機能的区域に存在するプルキンエ細胞の活動をフィードバック調整する経路です(36-8)。

第37章　中枢神経系　その四　脳《のう》幹《かん》

中脳《ちゅうのう》、橋《きょう》、延髄を合わせて通常**脳幹**と呼びます。脳幹には上行性と下行性の神経路とその関連核、多くの脳神経核、視覚と聴覚それぞれの中継部位である上丘と下丘があります。

1　中脳

(1)　中脳とは

中脳は脳幹のはじまりで間脳と橋にはさまれた狭い部分です。中脳は背腹方向に区分しますと、**中脳蓋**《がい》（**四**《し》**丘**《きゅう》**体**〔板〕ともいう）、と**大脳脚**《きゃく》（広義）に分けられます。また広義の大脳脚は更に**中脳被蓋**《ひがい》と**大脳脚底**《きゃくてい》（狭義の大脳脚）に分けられます。

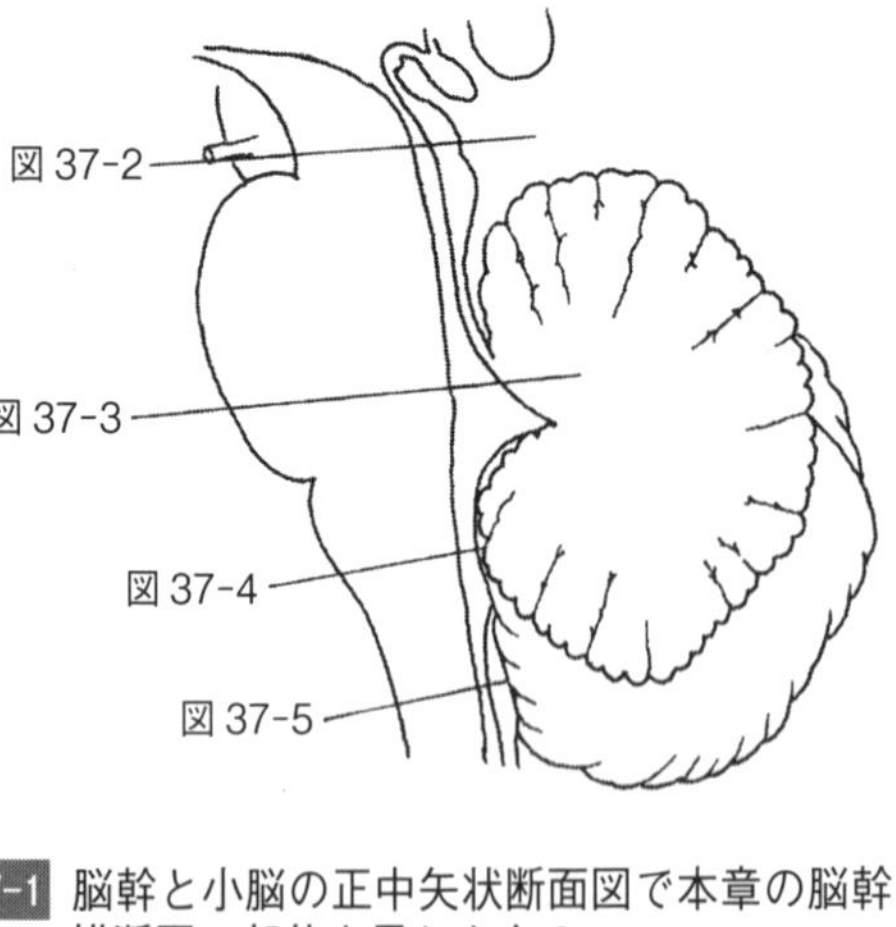

37-1　脳幹と小脳の正中矢状断面図で本章の脳幹横断図の部位を示したもの

（2）上丘《じょうきゅう》・下丘《かきゅう》と視蓋前野

上丘の浅層には網膜からの投射があります。上丘は両眼からの入力を受け、眼球の定位反応に関与しています。定位反応とは、視野に入った興味ある対象物に視線、頭部、あるいは身体を向けることです。

下丘は上行性の聴覚情報を受け取り視床に送っています。ここには**中心核**の他に**外側核**と**周囲核**がありますが、下丘のほとんどを占めるのは中心核で、外側毛帯の終止部位であり、周波数に対応した層状の構造があるとされています。下丘からの聴覚情報は**内側膝状体**《ないそくしつじょうたい》を経て大脳皮質の**聴覚野**に投射されます。

上丘のすぐ吻側《ふんそく》には**視蓋《しがい》前野**といわれる間脳との境界領域があります。この部分は視索の線維を受けています。この線維を受けた副交感性の**動眼神経副核**（エディンガー・ウェストファール核）が**毛様体神経節**を介してその節後線維を**瞳孔《どうこう》括約筋**（**縮瞳**）と**毛様体筋**に送っています。

（3）中脳被蓋

中脳被蓋は中脳蓋と狭義の大脳脚を除く中脳の大部分です。ここには、小脳から出て行く線維や脳と末梢を連絡する線維なども通っていますが、主な核としては、脳神経の核と、赤核と黒質があります（37-2）。**脳神経の核**としては第三の脳神経である**動眼神経核**があります。これは眼球を動かす筋（**外眼筋**）と**上眼《がん》瞼挙筋《けんきょきん》**を支配しています。動眼神経核の近くには副交感神経性の**動眼神経副核**もあります。また動眼神経核の尾方に**滑車《かっしゃ》神経核**があります。ここから出る**滑車神経**は左右が交叉して脳外に出て**上斜筋**を支配しています。

赤核は大脳皮質からの運動性下行線維の中継核で、そこから出る**赤核脊髄路**は反対側の屈筋群の筋緊張

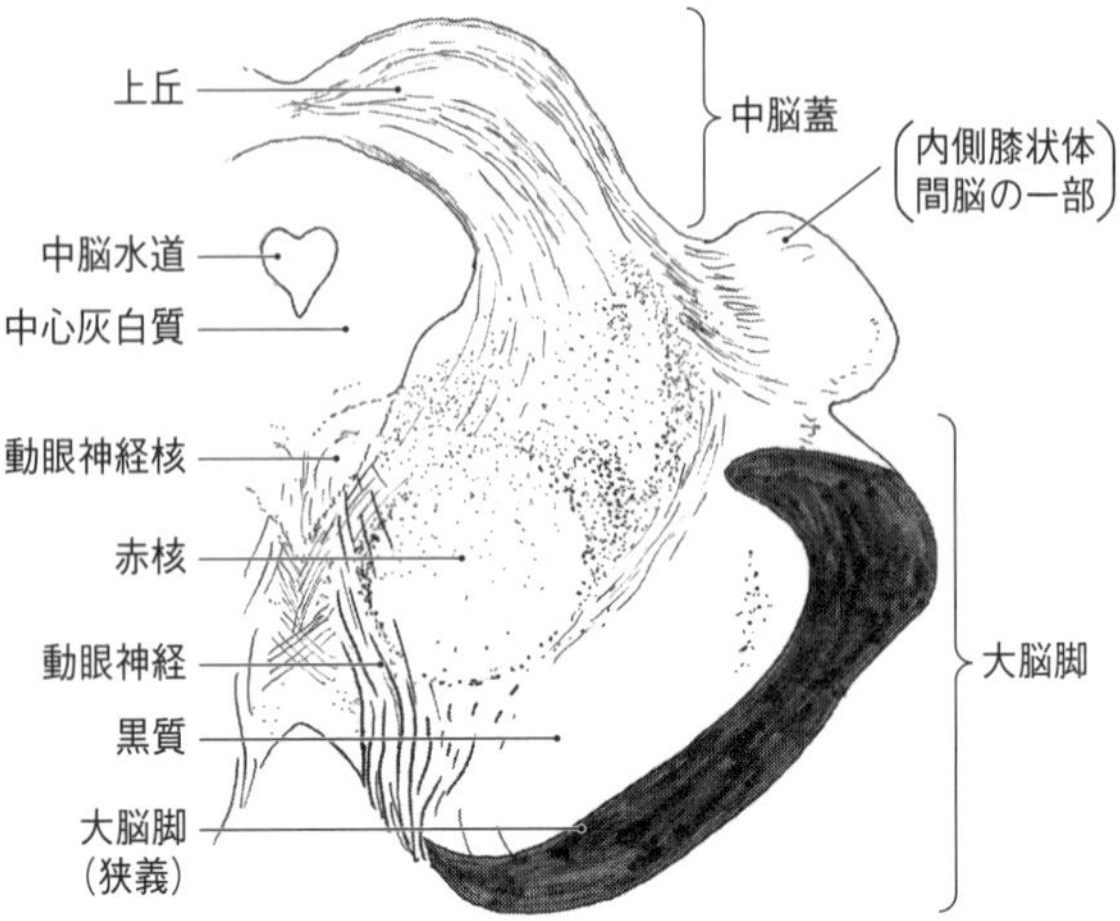

37-2 上丘を通る中脳の横断面[60改]

の促進（ヒトでは発達が悪い）に関与しているといわれます。また赤核は小脳歯状核からの線維を受け、下オリーブ核に線維を送っています。

黒質《こくしつ》は大脳脚（狭義）のすぐ背側にある大きな核で、大脳基底核の一部を構成し、運動の調節に関与していると考えられています。この核の細胞はドーパミン（ノルエピネフリン、エピネフリンの前駆物質）を含み、その多くは黒質線状体線維によって**線条体**に送られるといわれます。この核が障害されると**ドーパミン**作動性ニューロンの欠落による**パーキンソン病**になります。

（4）狭義の大脳脚

狭義の大脳脚は下行性の線維束で構成されています。即ち中央部を錐体路線維が占め、その両側を皮質橋路が下行しています（37-2）。

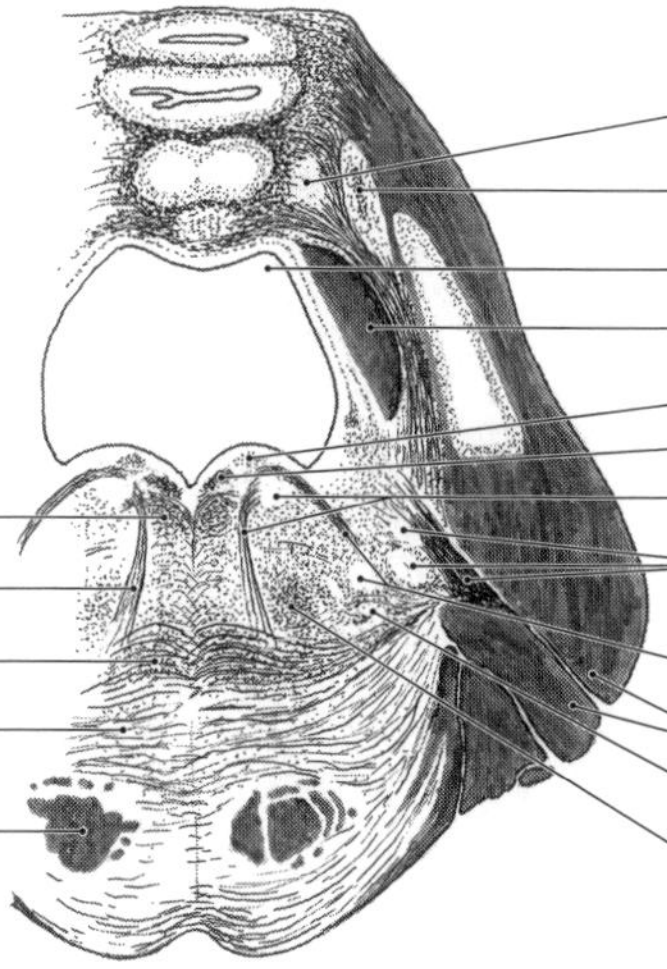

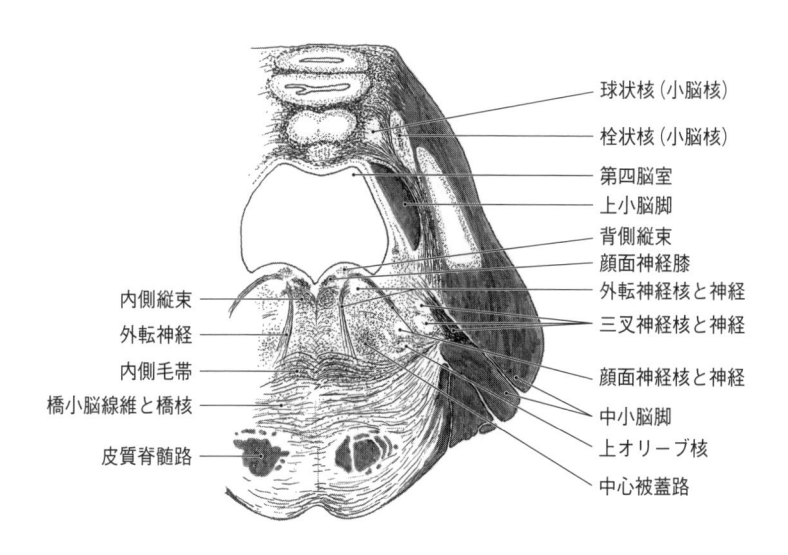

37-3 橋の横断面[60改]

中脳に続いて小脳の腹側にあたるところに**橋**があります。橋は腹側部が大きく膨《ふく》らんでいますので、その吻側の中脳や尾側の延髄と容易に区別がつきます。この膨らみの部分は**橋底部**にあたります。橋底部は、**橋核**の細胞群と、そこから反対側の小脳皮質に向かう**横橋線維群**が主体になって構成されています。そしてこれらが小脳の左右の半球を結合しているように見えるので橋という名前もつけられたようです。

橋の背側部では中脳水道が大きく広がり、**第四脳室**を作っていますが、この第四脳室と橋底部の間は**橋被《きょうひ》蓋《がい》**になっています。橋被蓋の腹側部には感覚を伝える線維束である左右の**内側毛帯《もうたい》**が通っており、またその背側には**中心被蓋路**と呼ばれる孤束核から視床核への第二次味覚線維を通したり、赤核から延髄の**下オリーブ核**に向かう下行線維を通したりしている神経線維束があります。

橋被蓋にある神経核には、まず脳神経の核として**三叉《さんさ》神経の核**や外眼筋の外側直筋を支配する**外転神経核**があります。更に**顔面神経の核**もあります。三叉神経運動核の腹内側には聴覚の中継核である**上オリーブ核**もあります（37-3）。

3 延髄

(1) 後索核とその他の核

延髄は脊髄と橋をつなぐ部分で、脳幹の下位を占めています。延髄の背側部には薄《はく》束と**薄束核**が、また楔《けつ》状束と**楔状束核**があります。これらの核は、脊髄の後索《こうさく》を上行する線維の中継核です。二つの後索核のうち薄束核には下半身からの、楔状束核には上半身からの感覚線維が終っています（37-4、5）。ここでニューロンを換えた線維は内弓状《ないきゅうじょう》線維となって腹側に向かって核を出て、**毛帯交叉**《もうたいこうさ》を行った後、**内側毛帯**となって上行し、視床の**後外側腹側核**に投射します。

また延髄にはその背内側に**舌下神経核**、その外側に**迷走**《めいそう》**神経背側核**、**孤束核**《こそくかく》、**前庭神経内側核**などがあります。更に孤束核の腹側には**三叉神経脊髄路核**が、また中間野の網様体の領域には**疑核**《ぎかく》があります。

(2) 下オリーブ核群

延髄上部の横断面では、腹外側に**下オリーブ核群**が見られます。これらは**主オリーブ核**と、**背側副**及び**内側副オリーブ核**からなるもので、主に脊髄オリーブ路の線維を受けて、自己の出す線維を対側の下小脳脚から**登上線維**として**小脳皮質**に送っています。つまり運動の調節に大切な役割を果している核群です。

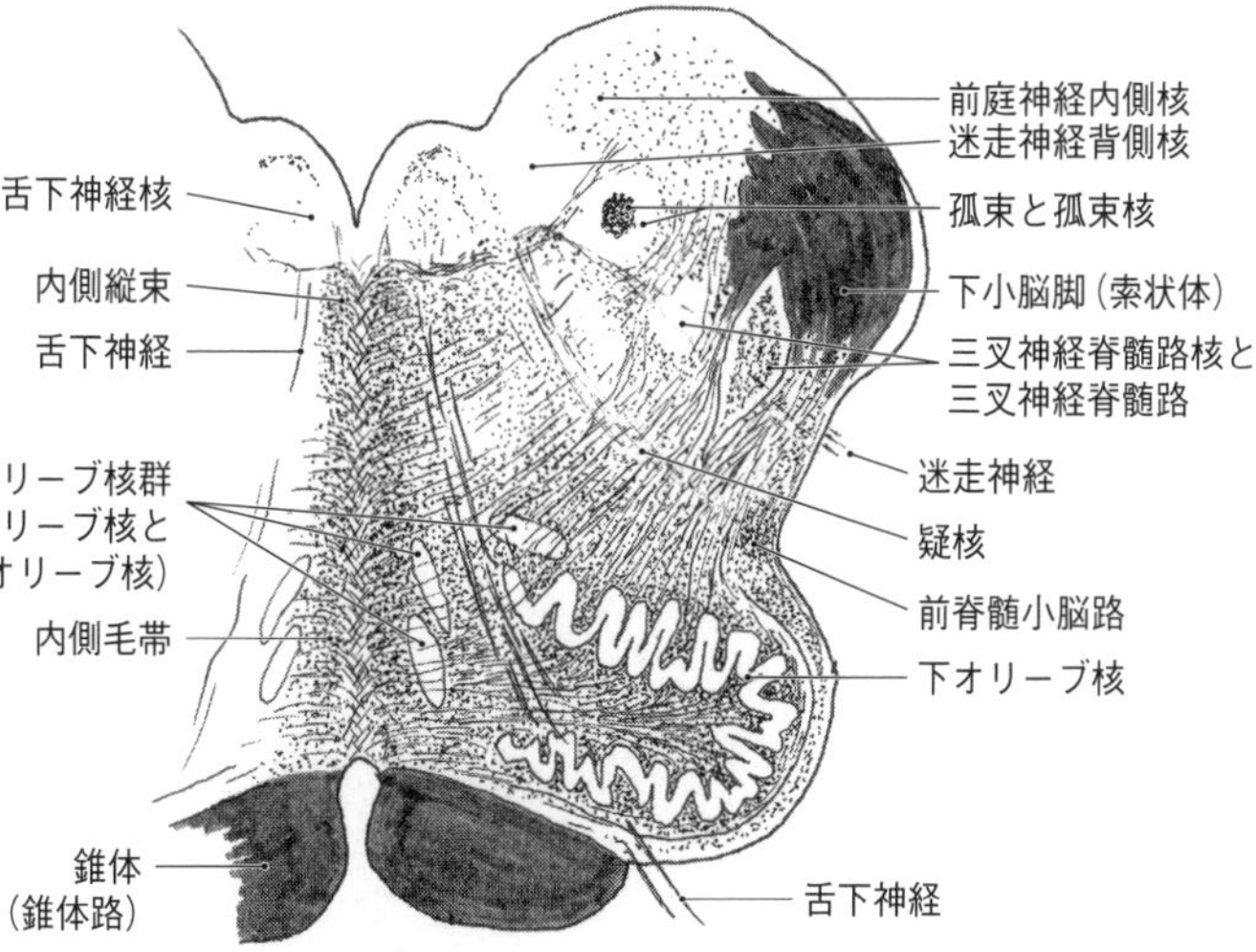

37-4 延髄の横断面60改

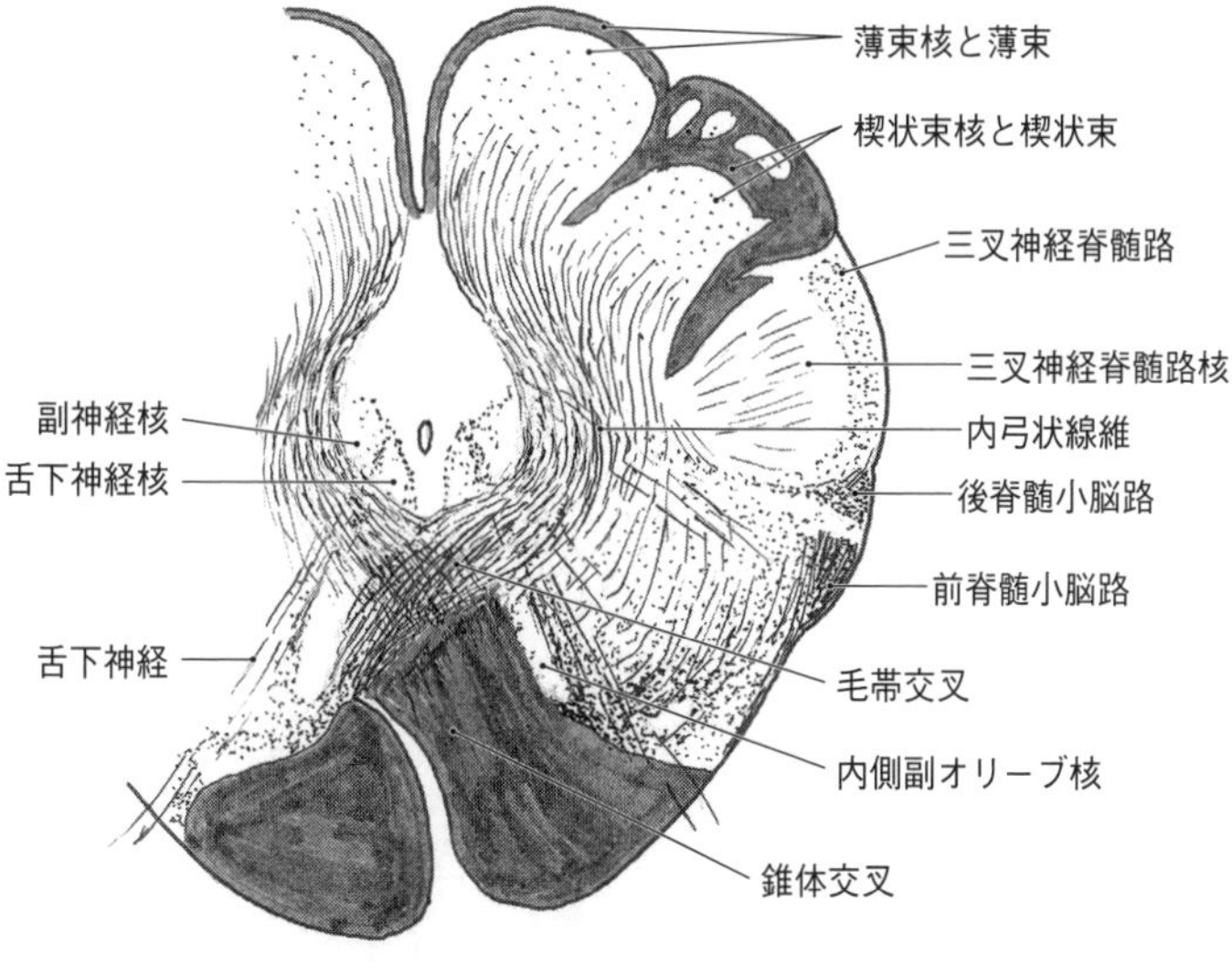

37-5 延髄下部の横断面60改

(3) 錐体交叉と皮質核路

延髄で大きな線維束として見られるものは**皮質脊髄路**です。皮質脊髄路はその大部分が延髄で交叉して**外側皮質脊髄路**になります。非交叉のものは**前皮質脊髄路**となって前索を下行します。

皮質脊髄路に伴うものに**皮質核**（**延髄**）路があります。皮質核路の線維は、終末する高さ付近でこの神経路を去って交叉し、反対側の運動ニューロンを支配します。しかし**三叉神経運動核**や**疑核・顔面神経核**に対しては同側性にも支配します。即ち、顔面下部の筋を支配する運動ニューロンは反対側の皮質から入力を受けるのに対して、顔面上部の筋を支配する運動ニューロンは両側性の入力を受けています。このため、片側麻痺で舌と顔面下部の筋が麻痺しても、顔面上部の筋や咽頭の筋、三叉神経支配の咀嚼筋の運動は保たれるといわれます。

第38章　中枢神経系　その五　脊《せき》髄《ずい》

1 脊髄とは

脊髄は延髄の続きで、起始部から末端まで四〇～四五センチの長さを持った中枢神経系の一部です。脊髄は脳と同様に三つの髄膜(硬膜、クモ膜、軟膜)で覆われており、その更に外側には**脊柱管**と呼ばれる、椎《つい》骨の椎孔の連なりである管があります。つまり脊髄は、脳が頭蓋で守られているように、脊柱で守られています。椎骨の間の**椎間孔**には**脊髄神経**が出入りしています。脊髄はこれらの出入する脊髄神経に応じて**頸髄**、**胸髄**、**腰髄**、**仙髄**、**尾髄**の五つの部分に区分されています(38-1)。

2 脊髄の灰白質

脊髄の横断面は、やや前後に扁平な楕円形をしており、中央部に**中心管**と呼ばれる脳室の続きである細い管を持っています。中心管の周りには断面が**H形**、あるいは**蝶形**をした神経細胞の集まりである灰白質があります。脊髄の前角には皮質脊髄路の線維を受ける運動ニューロンの細胞群があり、その軸索《じくさく》は脊髄神経となります。また後角には感覚性細胞のいくつかの集団があります。これらは**膠様質**、**後角固有核**、

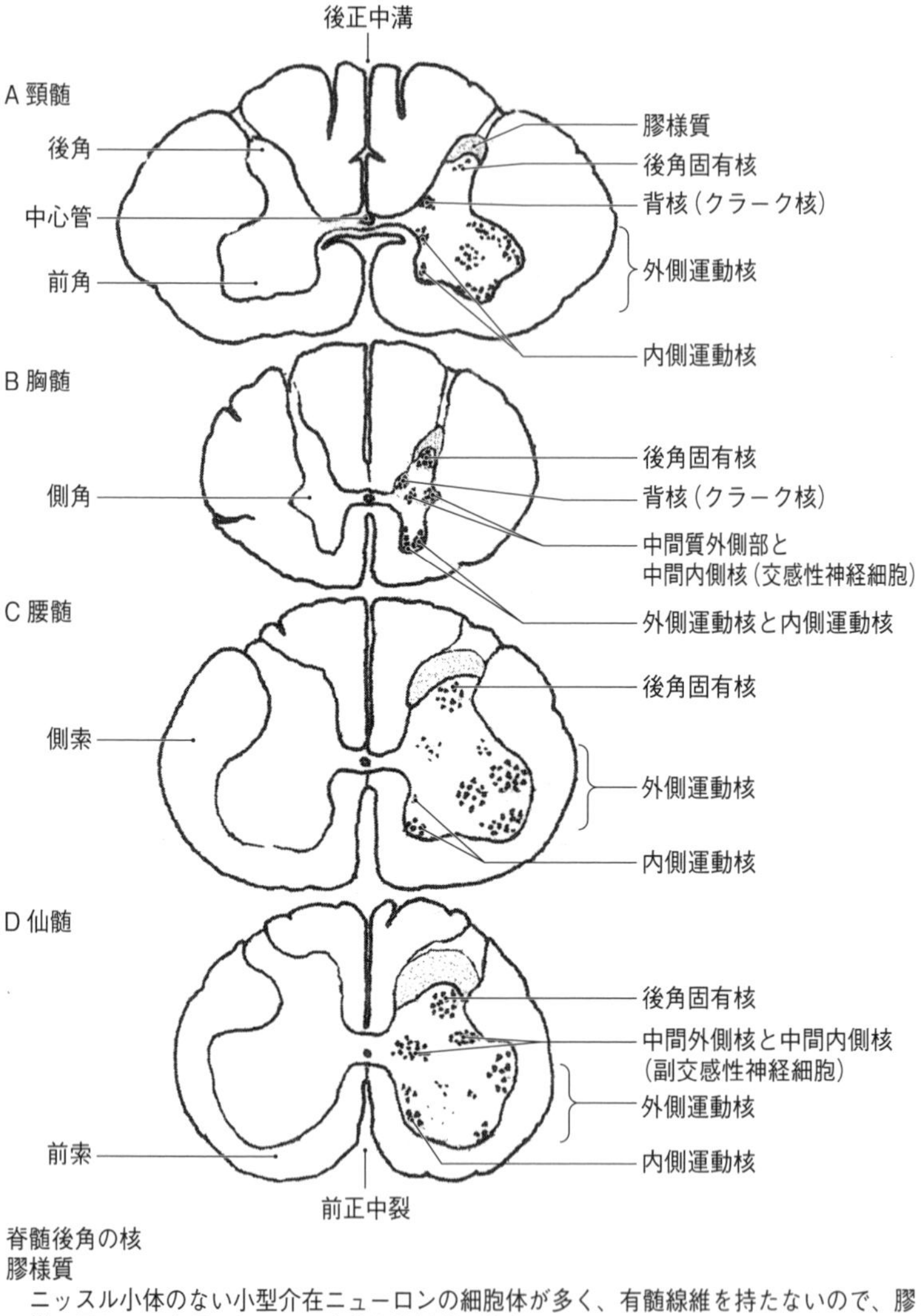

脊髄後角の核

膠様質

　ニッスル小体のない小型介在ニューロンの細胞体が多く、有髄線維を持たないので、膠様に見える。痛覚を伝える一次求心性線維が終止している。

後核固有核

　後根から入る一次求心性線維の多くが終るか側枝を出す。反対側への脊髄視床路の細胞体である。

胸髄核または背（クラーク）核

　後根から固有感覚、触・圧覚を伝える線維が終り、後脊髄小脳路の起始核となる。

38-1 脊髄の横断面と主要な核[15改]

背核（**クラーク核**）などです。

更に胸髄から腰髄にかけての側角には交感性の神経細胞核（中間質外側部と中間内側核）があります。また仙髄には副交感性の神経核（中間外側核と中間内側核）があります。

脊髄には二つの**膨大部**があります。即ち、**頸《けい》膨大**と**腰仙《ようせん》膨大**です。頸膨大は頸髄《けいずい》下部から胸髄《きょうずい》上部にかけて、腰仙膨大は腰髄下部から仙髄上部にかけての脊髄の膨大です。これは上肢や下肢の筋を支配する神経細胞によってできたものです。

脊髄は第二腰椎のレベルで終り、その先は**終《しゅう》糸《し》**となって、尾骨の後面に付着します。

3 脊髄の白質

脊髄灰白質の周囲には線維束があります。この線維束の集合は大脳の場合と同様に白質と呼ばれます。これらの線維は脊髄の前半分は**前正中《せいちゅう》裂**によって、また後半分は**後正中溝**（**後正中中隔**）に

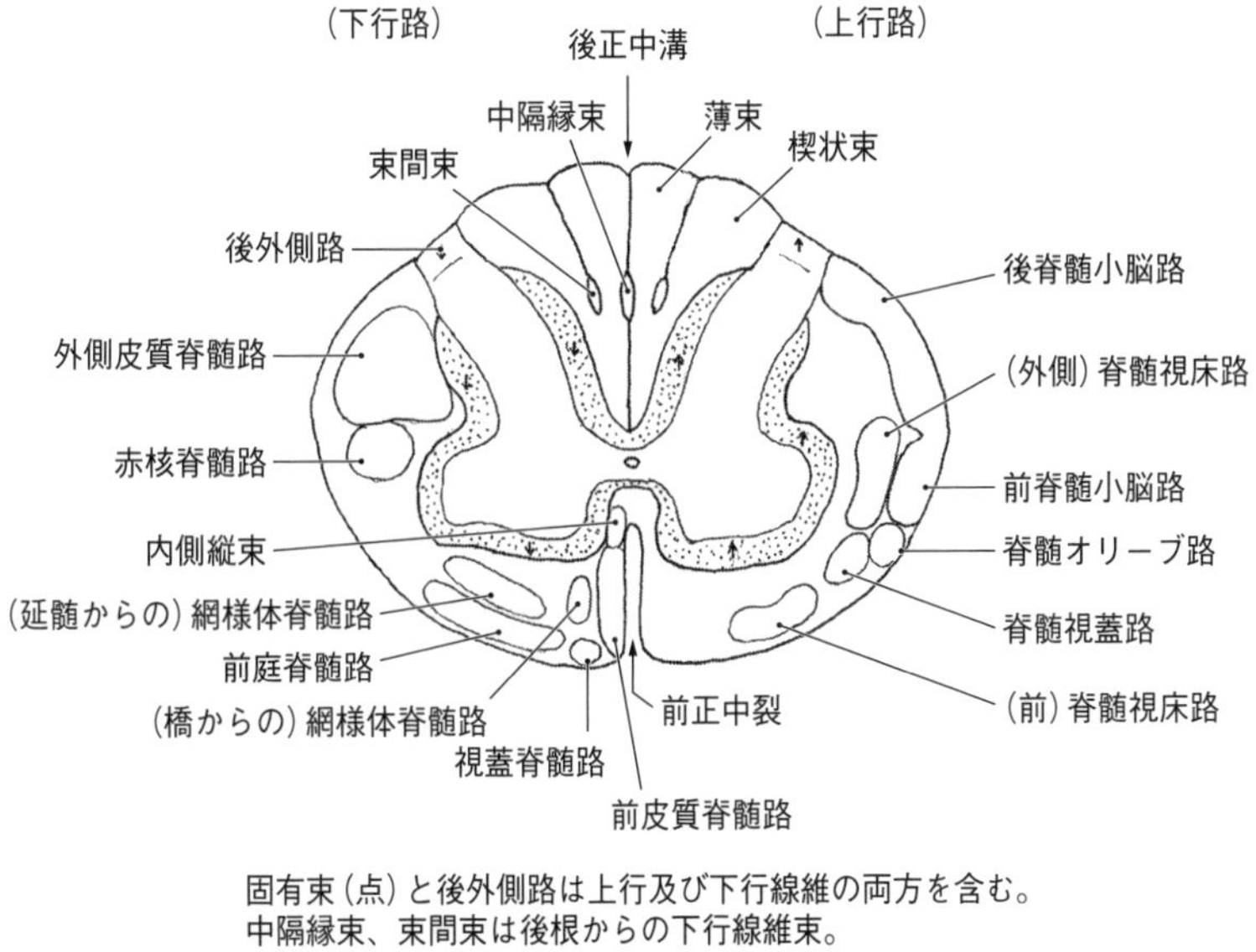

固有束（点）と後外側路は上行及び下行線維の両方を含む。
中隔縁束、束間束は後根からの下行線維束。

38-2 脊髄の主要神経路[54改]

よって左右に分けられています。そして前角より内側にある部分を**前索**《ぜんさく》、後角より内側にある部分を**後索**《こうさく》、前角と後角の間にある部分を**側索**《そくさく》といいます。それぞれの索にはいろいろな神経線維路がありますが、主なもののみを挙げますと、後索にはもっぱら**感覚性**の**上行路**が、側索には**上行性**の**外側脊髄視床路**や**脊髄小脳路**、及び**下行性**の**外側皮質脊髄路**と**赤核脊髄路**があります。また前索には**上行性**の**前脊髄視床路**、及び**下行性**の**前皮質脊髄路**、**視蓋脊髄路**、**前庭脊髄路**などがあります（38-2）。

これら脊髄を通る神経路のうち、皮質脊髄路は、随意運動を司る大切な神経路であって、脊髄の遠心路の大きな部分を占めています。

皮質脊髄路には**外側皮質脊髄路**と**前皮質脊髄路**の二つがあります。即ち、**皮質脊髄路**はまず延髄下部の錐体交叉で大部分（七五〜九〇％）の線維が交叉して、**外側皮質脊髄路**となって反対側の側索を下行しますが、それらは終末する高さで側索を去り、**遠位筋**と**屈筋**を支配する領域の脊髄**前角外側部**の運動ニューロンと介在ニューロンに終ります。

一方、**前皮質脊髄路**は同側の前索を下降し続け、最後に交叉して**近位筋**と**伸筋**を支配する**前角腹内側部**の運動ニューロンや介在ニューロンに終ります。これらの下位運動ニューロンは頸部や体幹の一部を支配する骨格筋に分布し、体軸骨格の運動調整に働いています。

第39章　末《まつ》梢《しょう》神《しん》経《けい》系《けい》

1　末梢神経系とは

神経系は大きく分けると、**中枢神経系**と**末梢神経系**になります。中枢神経系は大切な神経細胞の集団として、脳は頭蓋骨に、脊髄は脊柱管に囲まれ、かつ三重になった膜と脳脊髄液の中にあります。この中枢神経系に出入りして、身体のあらゆる部分にいきわたって、運動の命令を伝えたり、あるいは末梢からの感覚を受け取ったりしているのが末梢神経系です。

2　末梢神経系の構成

末梢神経には、それを出す神経細胞の性質によっていろいろな働きの神経線維が含まれています。これらの神経線維の束に対し、機能や分布部位によって動眼神経や舌咽《ぜついん》神経などの名前がつけられています。また神経線維は情報を伝える方向によって運動性は遠心性線維、感覚性は求心性線維とも呼ばれます。

末梢神経は脳に出入りする**脳神経**と脊髄に出入りする**脊髄神経**の二つに分けられます。**脳神経は一二対**

3

あります。即ち、嗅神経、視神経、動眼神経、滑車神経、三叉神経、外転神経、顔面神経、内耳（前庭・蝸牛）神経、舌咽神経、迷走神経、副神経、舌下神経です（39-1）。

また**脊髄神経**は**頸神経が八対**、**胸神経が一二対**、**腰神経が五対**、**仙骨神経が五対**、**尾骨神経が一対**で、計**三一対**あります。

脳神経と核（39-2）

脳神経には感覚神経からなるものが三つあります。即ち、**嗅神経**、**視神経**、**内耳（前庭蝸牛）神経**です。これらはそれぞれ嗅覚、視覚、聴覚・平衡覚を運びます。また運動神経のみのものが五つあります。即ち**動眼神経**、**滑車神経**、**外転神経**、**副神経**、**舌下神経**です。

①第三脳神経の**動眼神経核**は、脳幹の最吻《さいふん》側《そく》にあってその背内側に副核を伴っています。動眼神経は上斜筋と外側直筋以外の外眼筋の

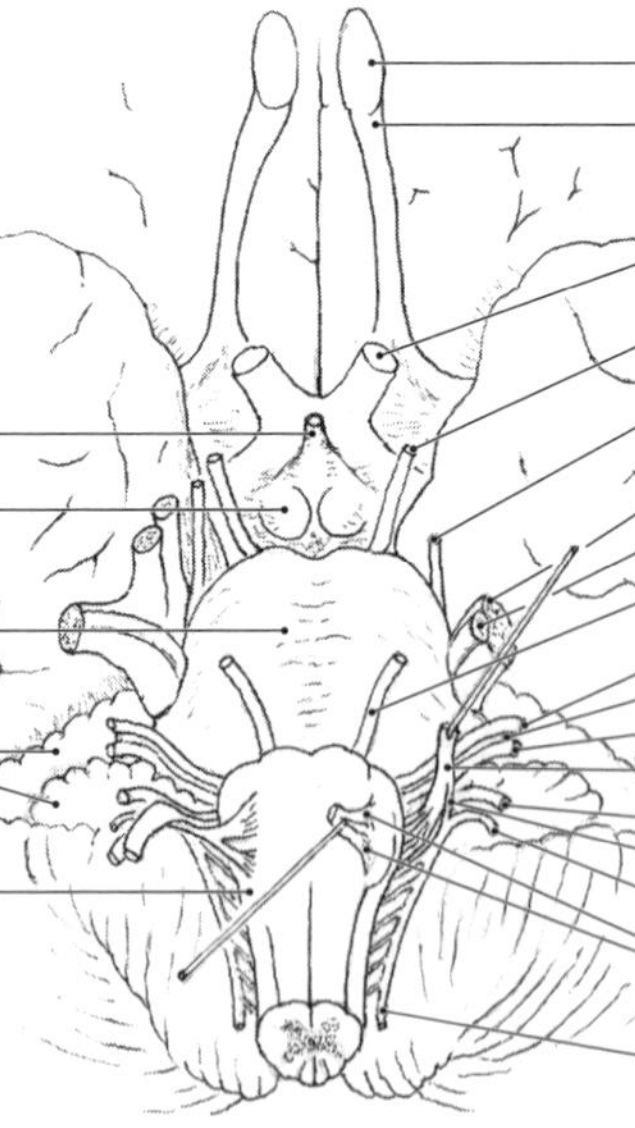

39-1 脳底部の脳神経[15改]

ほかに上眼瞼挙筋《じょうがんけんきょきん》を支配していますが、**副核**は副交感性で、瞳孔括約筋と毛様体筋を支配しています。

②**滑車神経**は滑車神経核から出ると交叉して脳を出て上斜筋を支配しています。

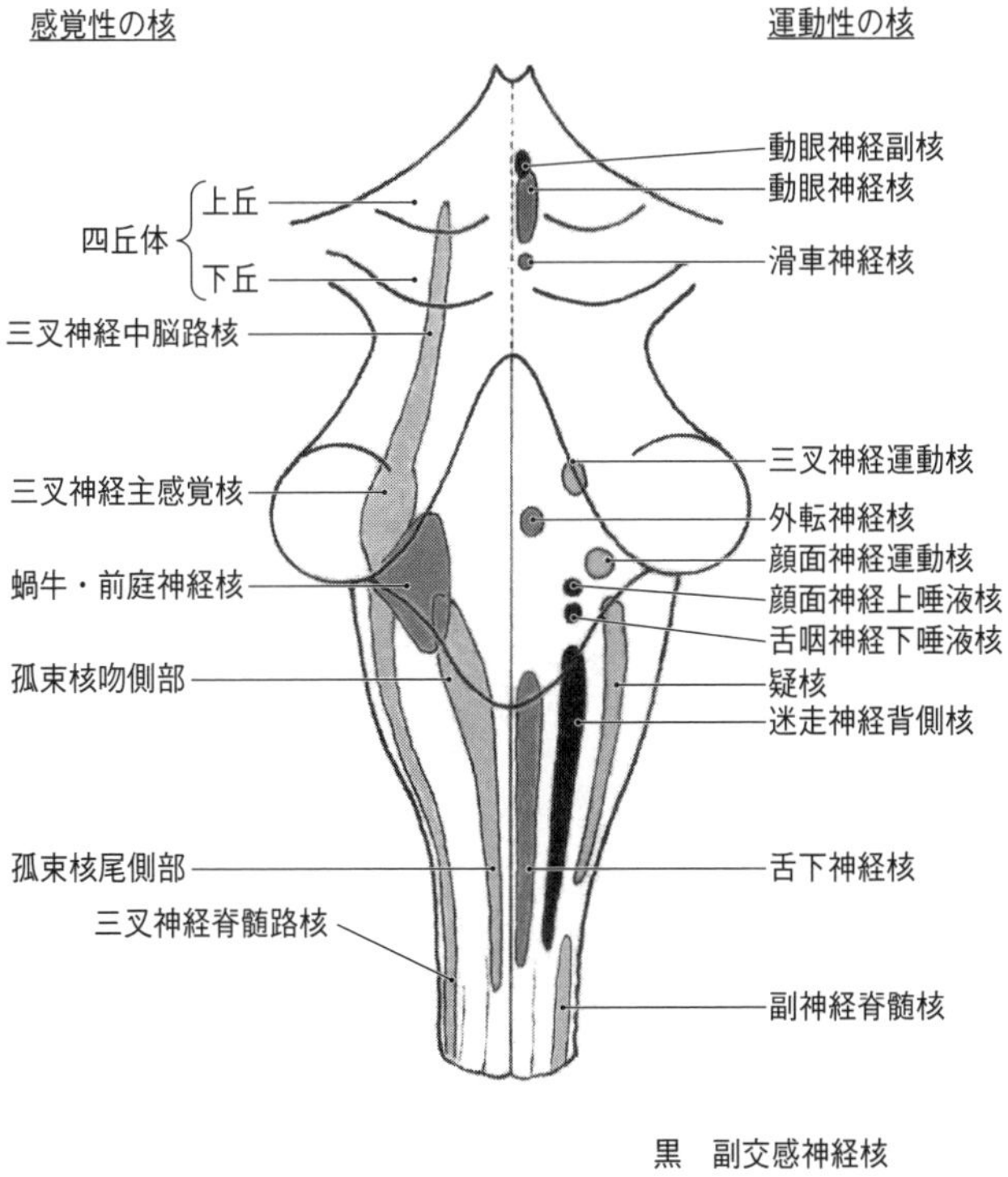

39-2　脳幹の脳神経核(背側観)[51]改

③**外転神経**は外転神経核から出て外側直筋を支配しています。

④**副神経**には疑核から出て迷走神経に合する延髄根の内枝と、頸髄外側部から出て胸鎖乳突筋と僧帽筋を支配する脊髄根の外枝の二枝があります。

⑤**舌下神経**は舌筋に分布し、舌の運動を司ります。

運動神経と感覚神経を持つ混合神経としての脳神経には、**三叉神経**、**顔面神経**、**舌咽神経**、**迷走神経**があります。

①**三叉神経**は頭部や顔面の大部分の体性感覚を運びますが、咀嚼筋や鼓膜張筋、口蓋帆張筋などを支配する運動神経を含んでいます。

②**顔面神経**は顔面の表情筋を支配していますが、その他に涙腺や唾液腺の分泌を支配したり（副交感神経性）、外耳の皮膚からの感覚（体性感覚）や舌の前三分の二からの味覚を運ぶ神経（中間神経）を包含したりもしています。またアブミ骨筋を支配しています。

③**舌咽神経**は迷走神経に似た混合神経ですが、その名の如く主な分布領域は舌の後三分の一の味蕾や咽頭の筋、耳下腺（副交感神経支配）などです。

④**迷走神経**は感覚、運動、副交感などの神経から構成されています。即ち耳介後部の体性感覚を運びます。味覚の一部を孤束核まで運びます。また軟口蓋や喉頭の筋を支配する運動神経を含んでいます。更に副交感神経として咽頭や喉頭、胸腹部の内臓などを支配しています。そして消化活動を促進させ、心臓の活動を落ち着かせます。

⑤**疑核**は延髄オリーブ核の背側で、網様体内に位置する境界のはっきりしない核です。疑核は舌咽、迷走、副神経などに線維を出して、発生的に鰓弓に由来する特殊内臓性運動性の横紋筋を支配しています。

4 脊髄神経（39-3）

脊髄神経はまず**脊髄根**《こん》という形で脊髄の全長にわたって神経が出入りすることから始まります。この時、脊髄の前角から**前根**（**運動神経線維**）が出て、後角への**後根**には**感覚神経線維**が入ります。また胸髄や腰髄にある自律神経の細胞体からは交感神経の、仙髄にある細胞体から副交感神経の線維が出て前根に入ります。

前根と後根の線維はすぐ一緒になって、それぞれの線維を分け合い、再び身体の前部に分布する前枝と、後部に分布する後枝とに分かれ、全身に分布します。前枝は分かれた直後、いろいろなレベルから出された線維が混じり合って叢《そう》を作り、末梢に分布します。即ち、頸髄《けいずい》の上部から出た**頸神経**の作るものを**頸神経叢**《そう》、頸髄の下部から出た頸神経と胸髄の最上部から出た**胸神経**の作るものを**腕神経叢**、胸髄の最下部から出た胸神経と腰髄から出た**腰神経**の作るものを**腰神経叢**、腰髄下部からの腰神経と仙髄からの**仙骨神経**の作るものを**仙骨神経叢**といいます。

このような脊髄神経に属する神経叢と、そこから出る末梢神経の主な分布は次の通りです。

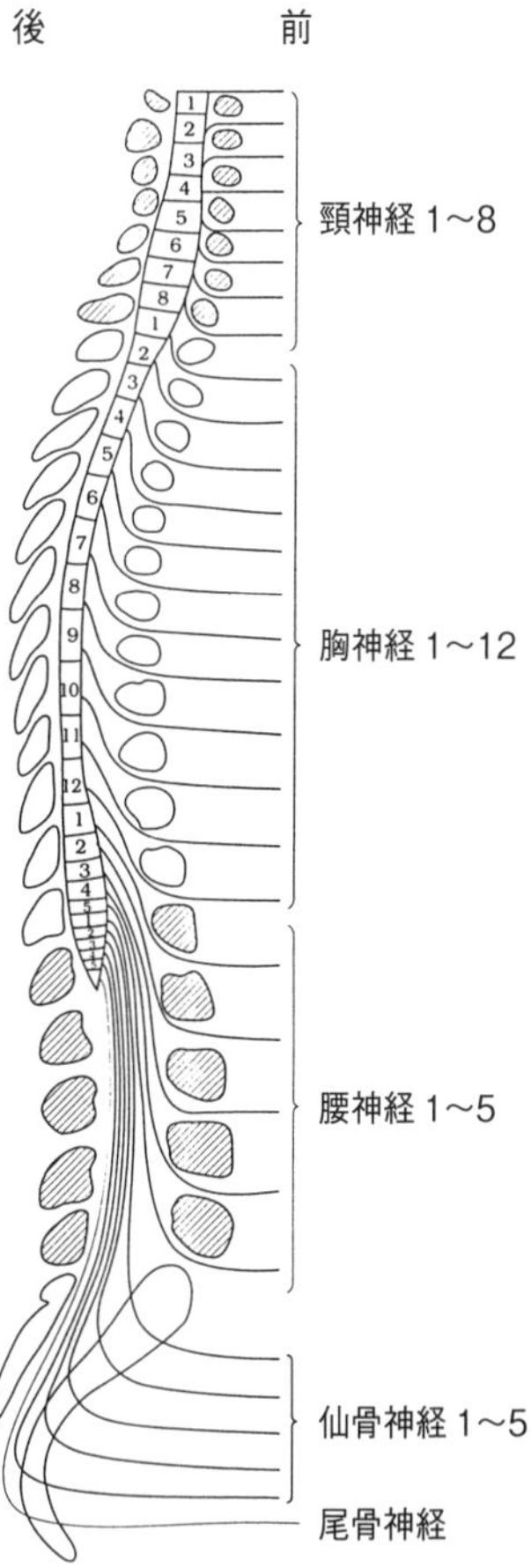

39-3 脊髄と脊髄神経（側面から見たもの）[51改]
（正中矢状断したものを模式図的に示したもの）

(1) 頸神経叢

横隔神経　主に横隔膜に分布する

感覚神経線維及び交感神経線維を含み、心膜と胸膜にも分布する

(2) 腕神経叢 39-4、5

①**腋窩《えきか》神経**　三角筋、小円筋、上腕上部外側及び背側の皮膚に分布する

②**橈骨《とうこつ》神経**　上腕や前腕の伸側の筋や皮膚、手背橈側の筋や皮膚に分布する

③**内側上腕皮神経**　上腕内側の皮膚に分布する

④**尺骨《しゃっこつ》神経**　前腕屈側の尺側及び手掌《しゅしょう》尺《しゃく》側の筋、前腕遠位屈側で尺側の皮膚、手掌・手背・手指の尺側の皮膚（手掌では正中神経支配部位以外、手背では橈骨神経及び正中神経支配部位以外）に分布する

⑤**正中《せいちゅう》神経**　前腕遠位屈側・手掌中央・母指球・母指の筋や皮膚、また掌側の示指、中指、薬指の中指側の皮膚、及び背側の示指と中指の中節・末節の皮膚、背側の薬指の中指側の中節・末節の皮膚に分布する

⑥**内側前腕皮神経**　前腕内側の皮膚に分布する

⑦**外側前腕皮神経**　**筋皮神経**の終枝で、前腕外側の皮膚に分布する

（3）胸神経

胸神経　最上部と最下部の神経以外は叢の構成に参加しない。胸神経は前枝と後枝に分かれる。前枝は**肋間《ろっかん》神経**ともいい、胸部から上腹部にかけての筋や皮膚に分布する。後枝は固有背筋や胸部背側の皮膚に分布する

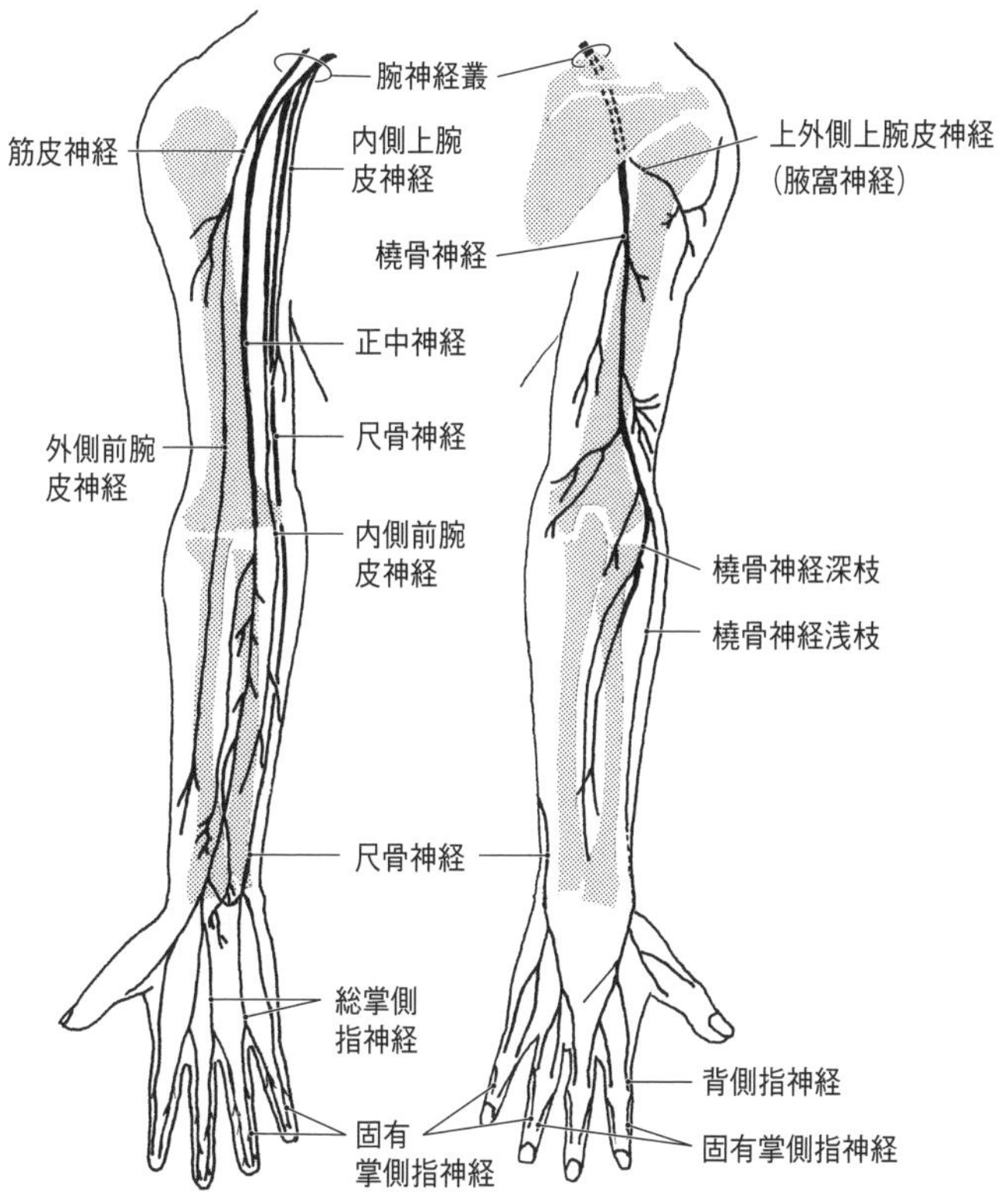

39-4 上肢の神経（腕神経叢の神経）[41改]

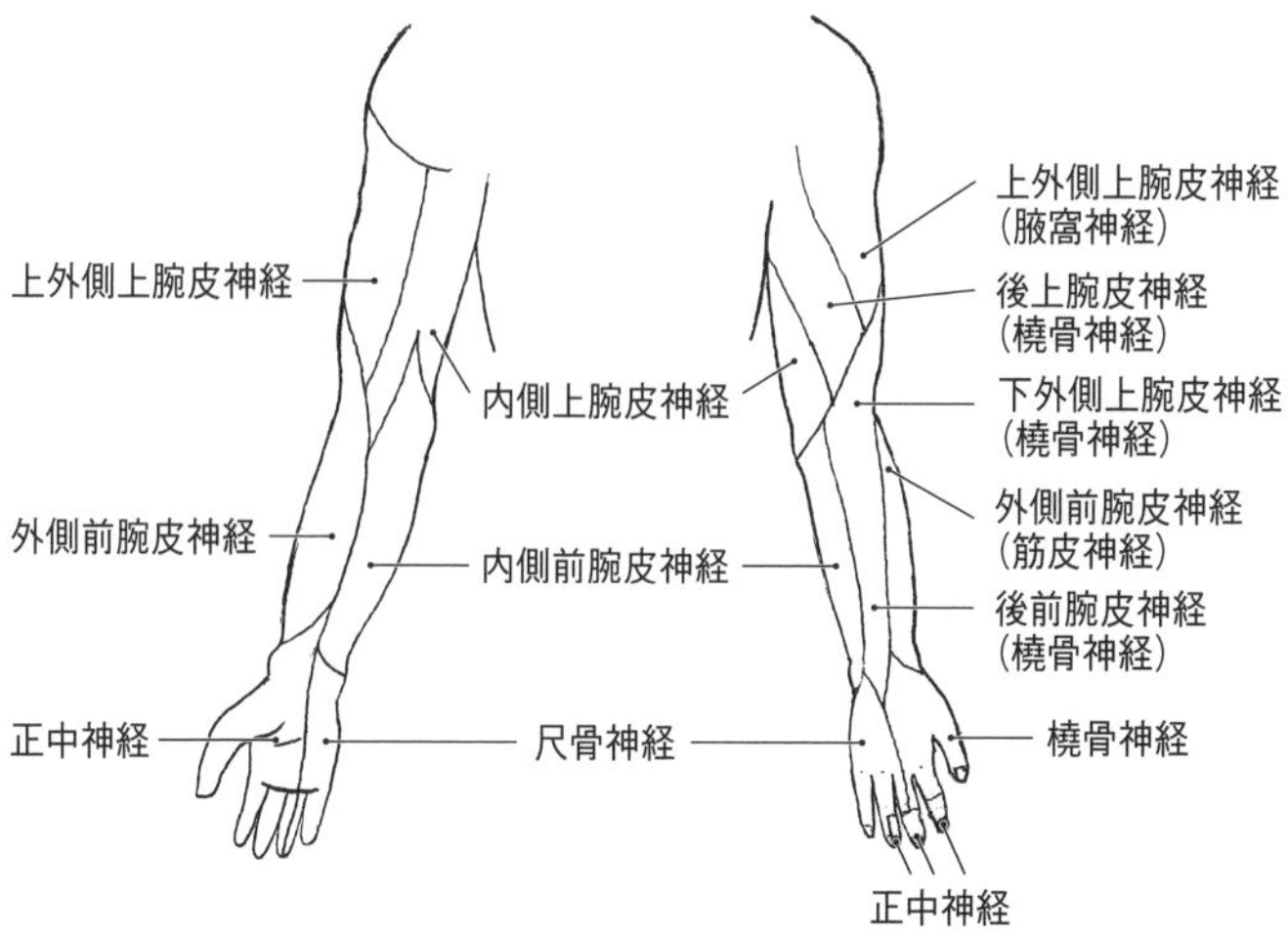

39-5 上肢の皮神経分布[12改]

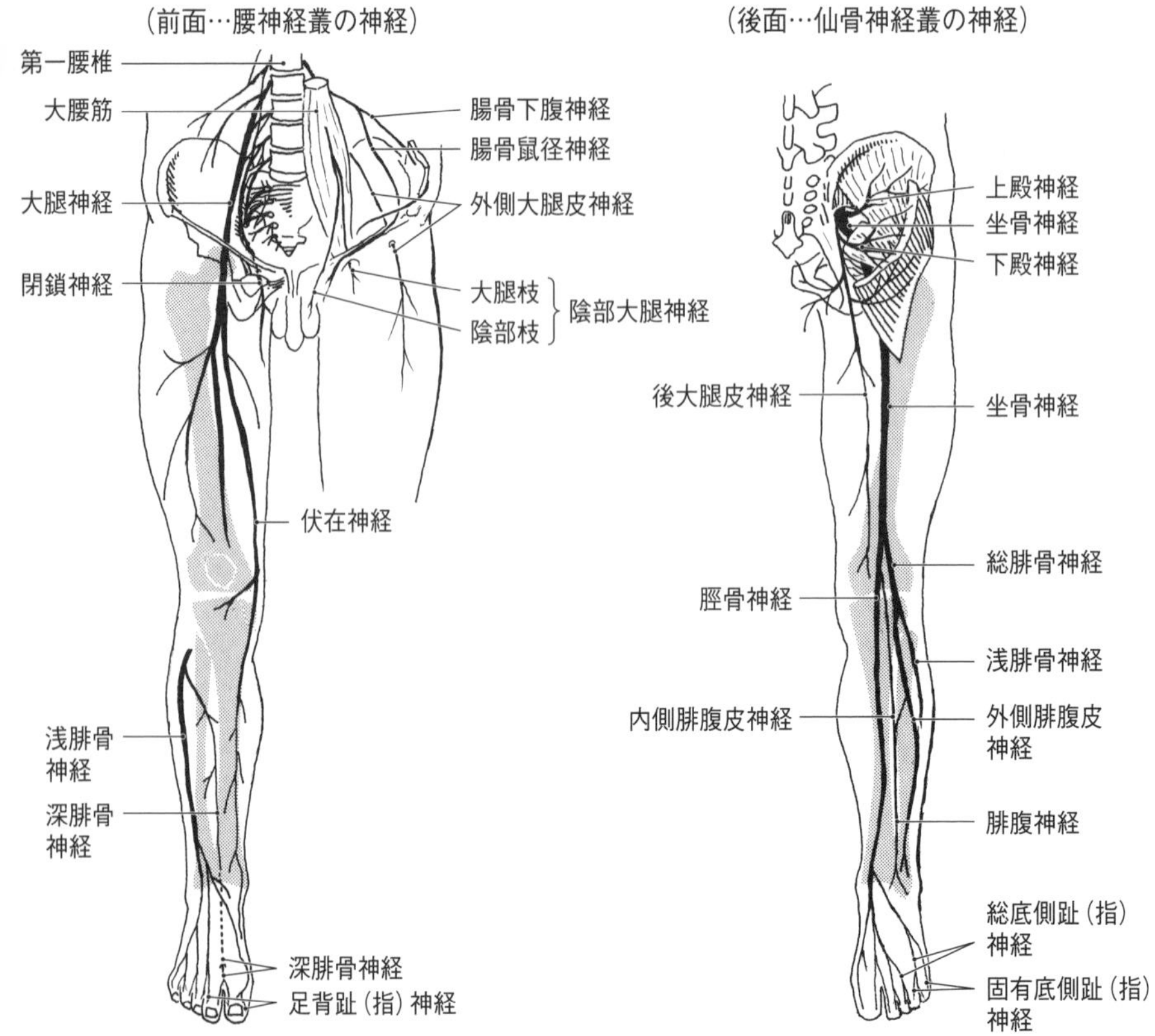

39-6 下肢の神経[41]改

（4）腰神経叢 39-6、7

①**腸骨下腹神経**と**腸骨鼠《そ》径《けい》神経**　それぞれ下腹部の筋と皮膚、及び腹壁の筋と陰嚢《いんのう》（または陰唇《いんしん》）に分布する

②**閉鎖神経**　大腿内転筋群、大腿内側の皮膚に分布する

③**陰部大腿神経**

陰部枝―鼠径管を通り精巣挙筋、陰嚢（大陰唇）の皮膚に分布する

大腿枝―血管裂孔を通り、伏在裂孔を経て、付近の皮膚に分布する

④**外側大腿皮神経**　大腿外側の皮膚に分布する

⑤**大腿神経**　腰筋・腸骨筋・恥骨筋、縫《ほう》工筋《こうきん》、大腿四頭筋や大腿前側や内側の皮膚、**伏在《ふくざい》神経**として下腿内側・足背内側の皮膚に分布する

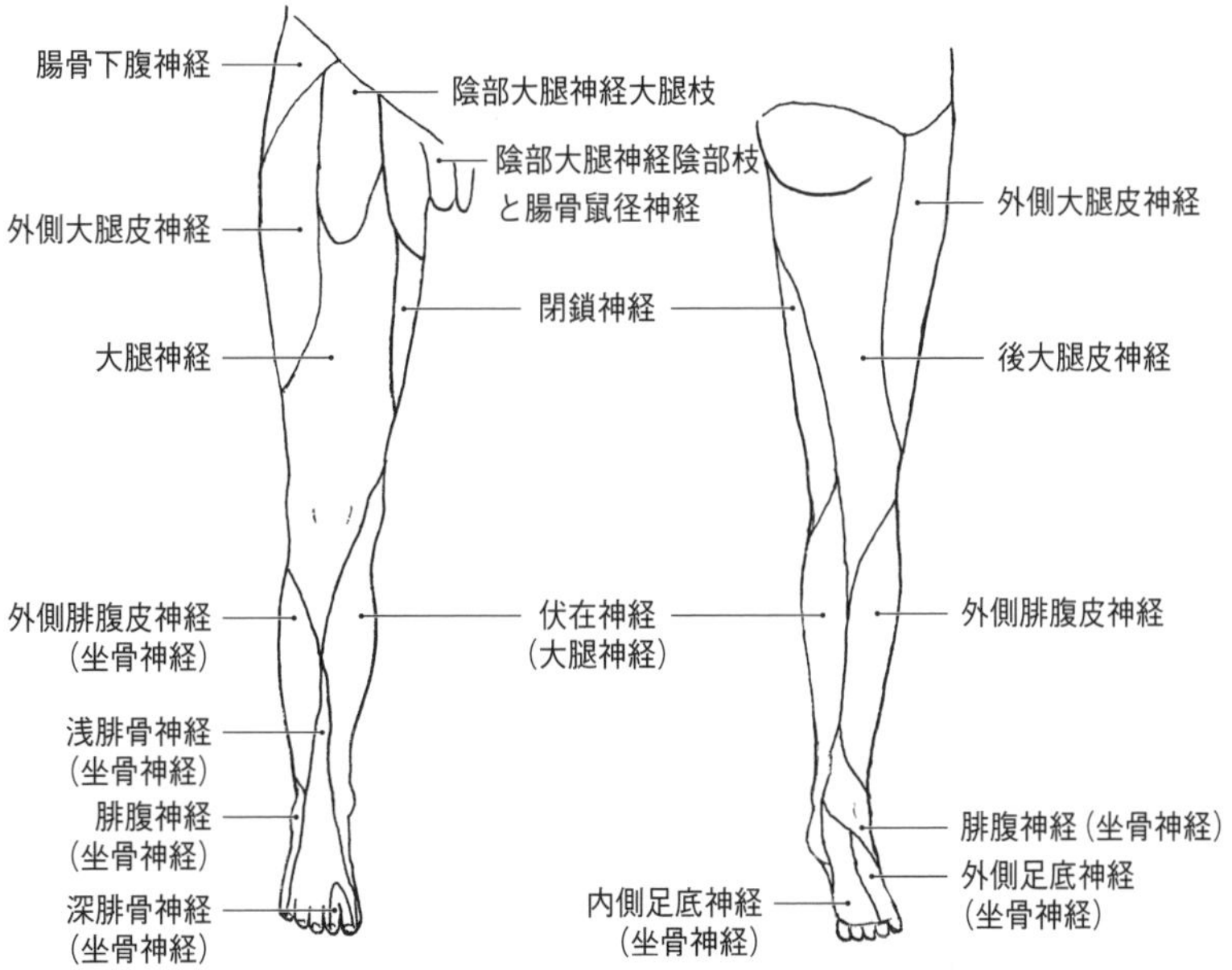

39-7 下肢の皮神経分布[12改]

（5）仙骨神経叢 39-6、7

①**後大腿皮神経**　大腿後部、膝関節後側、下腿後上部の皮膚、会陰《えいん》、陰嚢または陰唇外側の皮膚に分布する

②**坐骨神経**　最大の末梢神経。大腿屈筋群に枝を与えた後、膝窩の上部で**総腓骨神経**と**脛骨神経**に分かれる。これらの神経は更に枝分かれして下腿や足背・足底の筋や皮膚、あるいは膝関節や足関節に分布する

第40章　自律《じりつ》神経《しんけい》系《けい》

1 自律神経系とは

私達の身体の活動を調節している主要なものは神経細胞の集まりである**神経系**であることはよく知られています。この神経系には、**体性神経系**と呼ばれる随意《ずいい》的に運動を制御している神経系と、**自律神経系**と呼ばれ、意思とは無関係に、生きている限り、寝ている時でも覚めている時でも、生体の恒常性維持のために働いている神経系との二種のものがあります。

自律神経系の遠心路は**交感神経系**と**副交感神経系**からなり立っており、これらは何れも遠心性の**節前及び節後**ニューロンで構成されており、そのシナプスの存在する場所を**自律神経節**と呼びます。

自律神経系の求心路は**内臓求心性神経**と呼ばれ、内臓からの情報を中枢神経系に伝えます。

2 自律神経系の中枢部

（1） 視床下部

間脳に属する**視床下部**は自律神経性及び内分泌性の反射的な働きの制御に中心的な役割を果しています。視床下部は、下位の感覚中枢（主に孤束核《こそくかく》）から上行性の情報を受けています。更に大脳皮質からの情報は、**辺縁系**《へんえんけい》を介して視床下部に伝えられています。また視床下部は内臓運動の調節を自律神経系を通じて行っています。視床下部は自律神経系の最上位の中枢と考えられています（40-1）。

（2） 脳幹の副交感神経核

脳幹は脳の一部で、**中脳**、**橋**《きょう》、**延髄**から構成されています。脳幹には副交感神経の核があります。これらは**動眼神経副核**、**顔面神経上唾液核**、**舌咽**《ぜついん》**神経下唾液核**、**迷走**《めいそう》**神経背側核**です（39-2）。

（3） 脊髄

脊髄は脳幹と同様に自律神経系の末梢部を構成する神経線維を出しています。即ち、**胸髄全部**と**第一**、**第二腰髄**にわたる灰白質の中間部にある交感神経核（中間質外側部と中間内側核）の細胞からは**交感神経線維**が出され、**第二～第四仙髄**にある灰白質中間部では**副交**

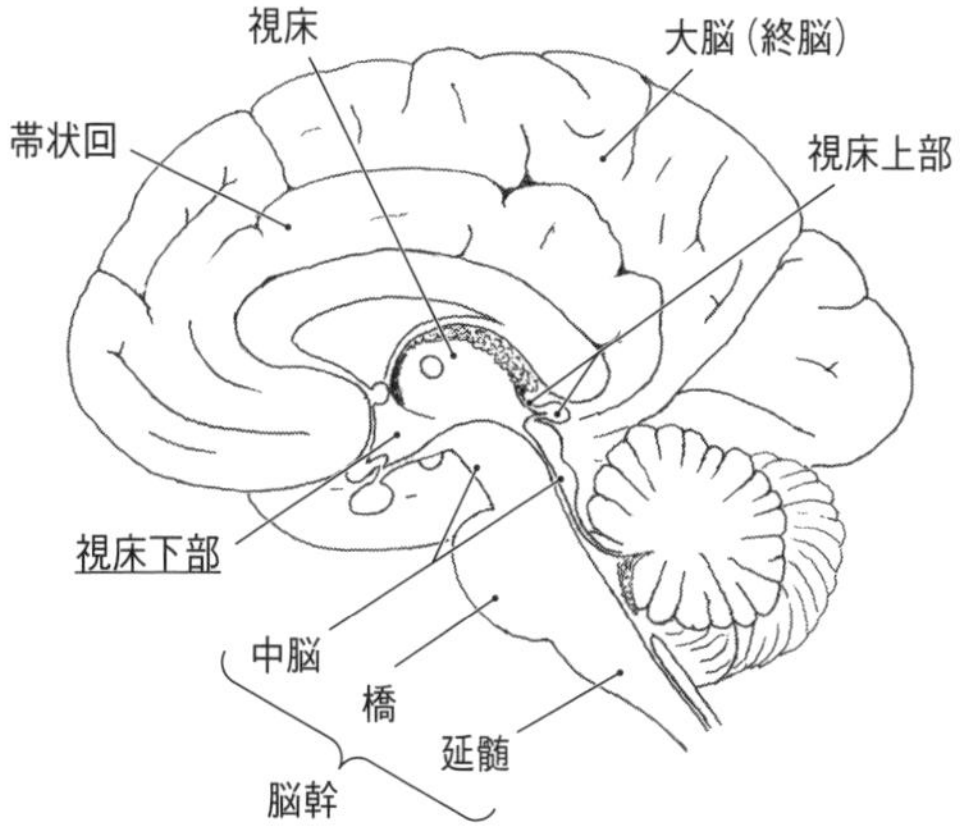

40-1 正中矢状面での視床下部と脳幹（右半球）

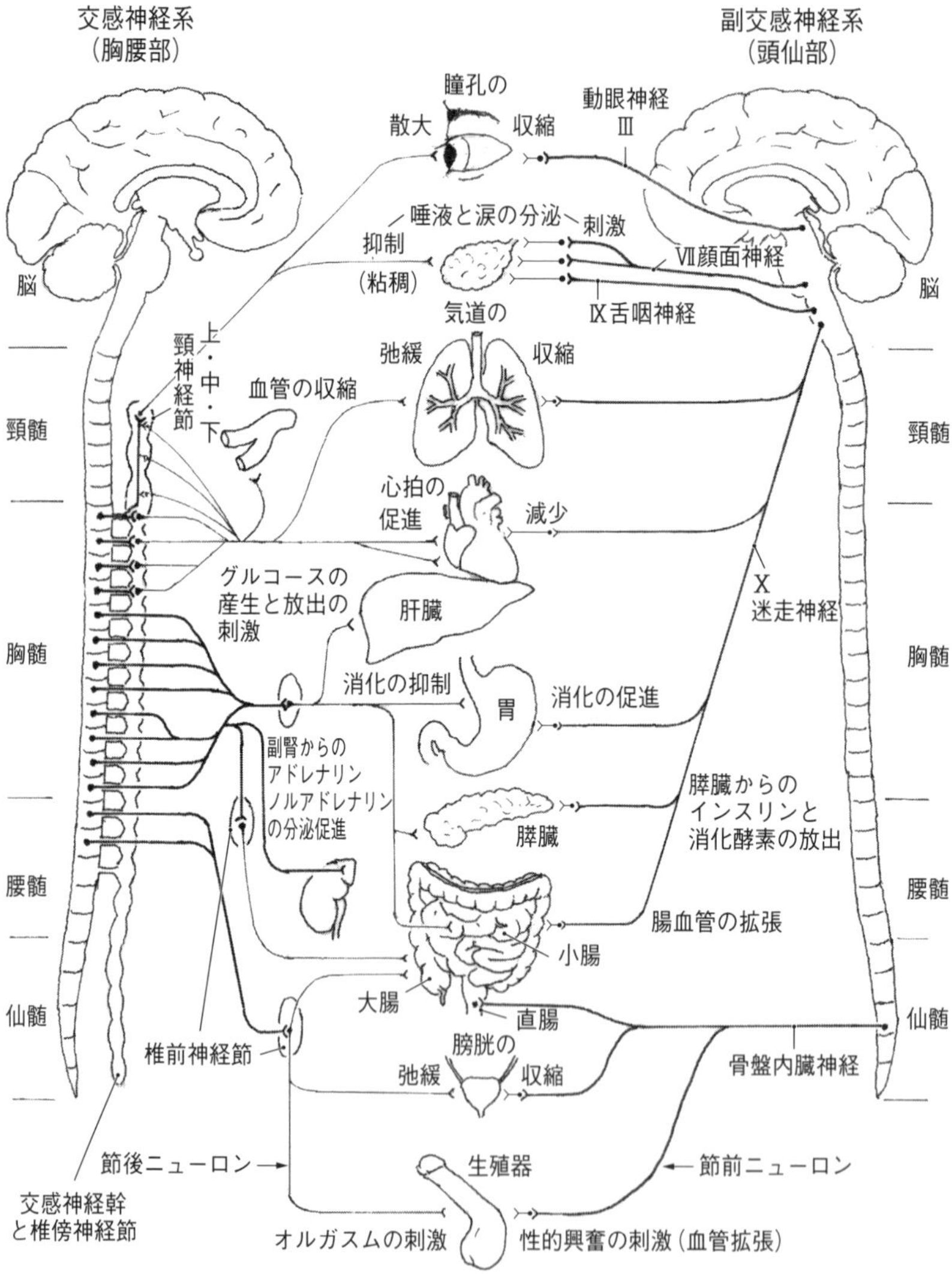

Ⅲ 動眼神経　Ⅶ 顔面神経　Ⅸ 舌咽神経　X 迷走神経

40-2 自律神経の遠心路(太い線維は節前線維、細い線維は節後線維)[17改]

感神経核の細胞が中間外側核と中間内側核を作っています。

このように脊髄の大部分には交感神経の核があり、脳幹と仙髄には副交感神経の核があります。この故に交感神経系は**胸腰部**（系）、**副交感神経系**は**頭仙部**（系）と呼ばれています（40-2）。

3

自律神経系の遠心路

自律神経系の場合、脳幹や脊髄から末梢へ情報を伝達する神経線維は基本的に途中で自律神経節を作って必ず一度はニューロンを換えます。これらのニューロンの**節前線維**は有髄ですが、**節後線維**は無髄になっています（40-2）。

また節前線維は節後ニューロンとシナプス結合する部位で交感神経、副交感神経にかかわらず、伝達物質としてアセチルコリンを分泌しますが、節後線維はその末端部において交感神経はアドレナリンやノルアドレナリンを、副交感神経はアセチルコリンを分泌します。ただし汗腺支配の交感神経はアセチルコリン作動性になっています。

（1）交感神経系の遠心路 40-3

交感神経の場合、脊髄における中枢は、**胸腰部**と呼ばれる如く胸髄全部と腰髄上部の中間質にある交感神経細胞の核で、ここに末梢へ向かう節前線維の細胞体があります。

ここから出る有髄の神経線維は、脊髄各分節の前根に入って体性神経と共に脊髄を離れ、すぐまた脊髄神経の前枝に加わります。そして脊柱の外で**白交通枝**《はくこうつうし》（有髄のため白く見えるのでこの名がある）となり、

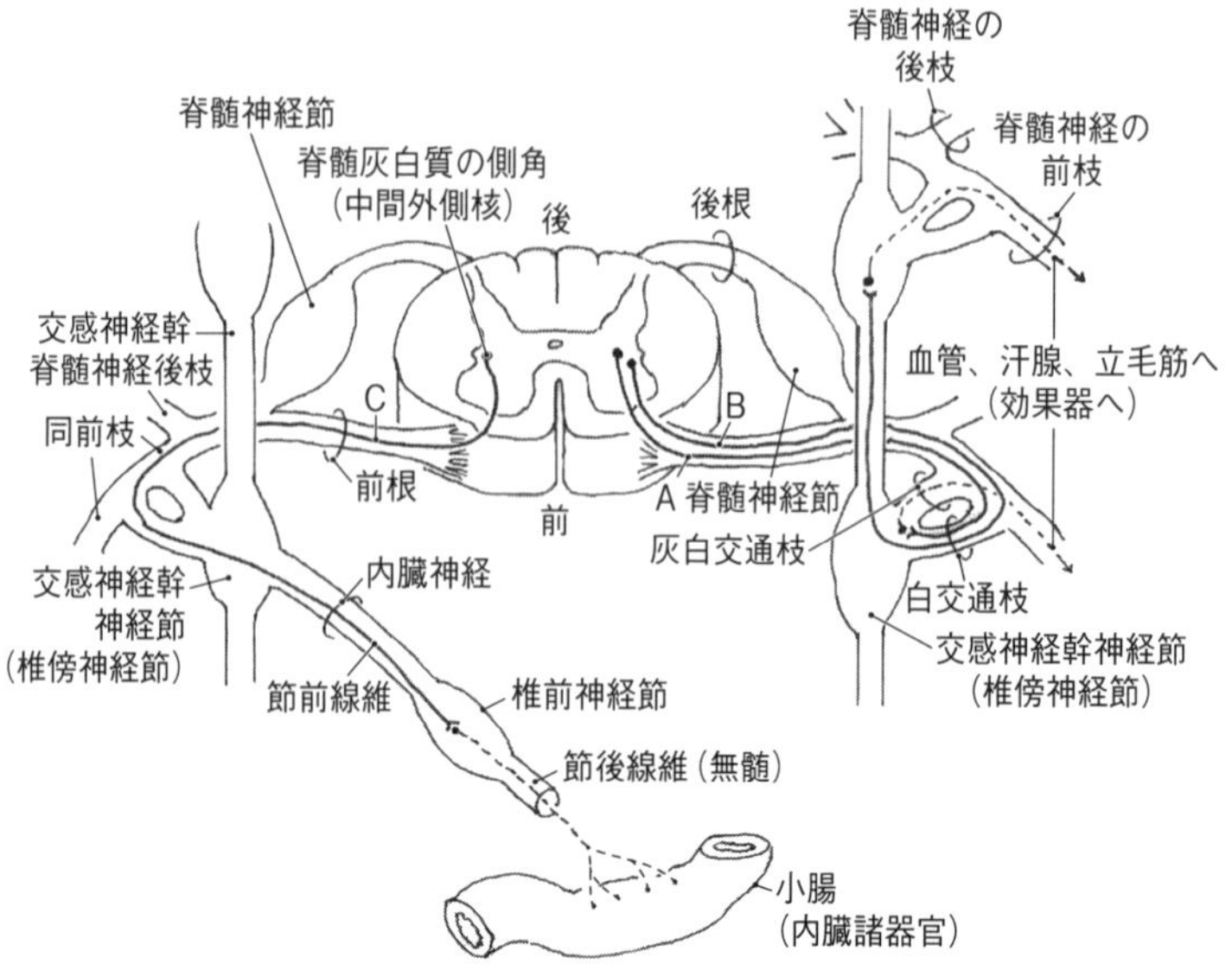

A 線維　脊髄と同じレベルの交感神経幹神経節でニューロンを交換するもの
B 線維　脊髄と違ったレベルの交感神経幹神経節でニューロンを交換するもの
C 線維　椎前神経節でニューロンを交換するもの

40-3 交感神経系の経路[49改]

脊柱の前部の左右両側にある**交感神経幹神経節**に入って、ニューロンを換え、節後線維は灰白交通枝となって前枝に合流し、効果器に向かいます。

交感神経幹神経節は、脊椎（脊柱）のすぐ前で外側を縦に連なって存在しますので**椎傍《ついぼう》神経節**と呼ばれます。椎傍神経節はほぼ脊髄の分節ごとに左右に一つずつありますが、頸髄の部分には上、中、下の三つのものがあるのみです。この中でも下頸神経節は第一胸神経の椎傍神経節（稀に第二とも）と合体して大きくなり、**星状《せいじょう》神経節**とも呼ばれます。また眼球内部の筋（内眼筋）や頭頸部の腺を支配するものは、交感神経幹の上または中頸神経節でニューロンを交換し、そこを出て**内**及び**外頸《けい》動脈神経叢《そう》**を作り、これらの動脈の壁に沿って効果器に向かいます（40-3）。

主要な交感神経の全身への分布と作用を説明しますと次の通りです。

① 頭部・顔面への交感神経

上部胸髄の交感神経核から出て、上頸神経節でニューロンを交換したものが、内頸動脈に伴行して毛様体神経節を通過した後、瞳孔《どうこう》の散大筋に分布します。また上頸神経節を出て外頸動脈に伴行するものが顎下神経節を通過して、顎下腺、舌下腺に分布しています。また内頸動脈神経叢から出たものが翼口蓋神経節を通過して、涙腺動脈に伴行し、涙腺に分布してその分泌を抑制します。

② 胸部内臓への交感神経

上部胸髄の交感神経核からのものが頸神経節を経て心臓神経叢となって胸大動脈に伴行し、冠状動脈神経叢となって心臓に分布し、心拍を増加させ収縮を強めさせます。また上胸部の交感神経幹神経節からの節後ニューロンが胸心臓神経として気管、気管支、食道、心臓などに分布します。

③ 腹部内臓への交感神経

下部胸髄や上部腰髄から出たものが動脈の周辺で**腹腔神経節**、**上及び下腸間膜動脈神経節**、**大動脈腎動脈神経節**など（以上椎前神経節）を作り、そこでニューロンを換えて腹部内臓に分布します。

④ 副腎への交感神経

副腎髄質の場合は節前線維のみで終っています。副腎の場合、髄質の細胞が節後ニューロンに相当すると考えられています。

⑤ 骨盤内臓支配の交感神経

上部腰髄から出て**腰部交感神経幹神経節**でニューロンを交換したものが**上下腹神経叢**や**下下腹神経叢**などを介して生殖器に分布しています。

⑥ 全身の皮膚の血管・立毛筋・汗腺への交感神経

椎傍神経節で節後線維となり、それぞれの脊髄神経に加わってその支配領域に到ります。

(2) 副交感神経系の遠心路 40-2

副交感神経の場合は、**頭仙部**といわれるように脳幹と仙髄のみから出ますので、椎傍神経節とは無関係ということになります。その代わり末梢において、それぞれ独自の節後線維の神経節を持っています。即ち、脳神経を通る場合は**脳神経の神経節**で、仙髄の場合は骨盤内臓神経となって支配臓器の神経叢の神経節で、ニューロンを交換して分布します。

① 動眼神経を通る場合

動眼神経は嗅神経、視神経に次ぐ第三番目の脳神経で、上斜筋と外側直筋以外の外眼筋と上眼瞼挙筋《じょうがんけんきょきん》を支配している体性運動線維が主体の神経です。

この神経と共に走る**副交感神経線維**は、動眼神経核の吻側《ふんそく》にある**動眼神経副核**（エデンガー・ウェストファール核）の細胞体から出る節前線維です。この神経線維は動眼神経と共に眼球方向に向かい、末梢の節後神経線維の神経節である**毛様体神経節**でニューロンを交換します。ここから出る節後線維は**虹彩《こうさい》の収縮筋**（**瞳孔括約筋**）及び**毛様体筋**に分布します。そしてそれぞれ明るい所で眼にあまり光を入れないように瞳孔を縮小させたり（**対光反射**）、近くのものを見るため、必要に応じて毛様体筋を収縮させ、毛様体と眼球の水晶体（レンズ）を連結している**毛様体小帯**（**チン小帯**）を緩《ゆる》め、レンズを厚くして見るものにピントを合わさせたりします。

② 顔面神経を通る場合

顔面神経は第七番目の脳神経で、その名の通り顔面の表情筋を支配する**特殊内臓運動線維**と呼ばれる線維が主体の神経です。

顔面神経には副交感神経が含まれています。この場合、副交感神経線維は脳幹の**上唾液核**からの節前線維で構成されており、最初は顔面神経と共に走行しますが間もなくそこから分かれ、第一の枝を通るものは**大錐体《すいたい》神経**になって**翼口蓋神経節**で節後線維になり、ここから出た線維が**涙腺**を支配し、その**分泌を促進**させます。また第二の枝を通るものは**鼓索《こさく》神経**になって舌へ行く**舌神経**に入り、**顎下神経節**に達して節後線維になり大唾液腺である**顎下腺**と**舌下腺**を支配します。

③ 舌咽神経を通る場合

舌咽神経と共に走行する副交感神経の節前線維は、脳幹の**下唾液核**の神経細胞から出て、**耳神経節**という節後線維の神経節で節後ニューロンと交代します。この節後線維は大唾液腺であり大部分が**漿液性の唾液**を分泌する**耳下腺**を支配して、その分泌を促進させます。

④ 迷走神経を通る場合

迷走神経は第一〇番目の脳神経で、いろいろな機能の神経から構成されていますが、副交感神経線維を多く含んでいます。そして決して迷走はしていませんが、さまよえる(vagus)という本来のラテン語の意味のように、胸部内臓や腹部内臓の広範にわたる部位に神経線維を配分しています。

胸部内臓への分布　副交感性の節前線維は、**迷走神経背側核**からのものです。これが節後線維の神経節である末梢のいろいろな神経叢で節後ニューロンとなり、心臓や肺、気管、気管支、食道などに分布します。

腹部内臓への分布　**迷走神経背側核**から出た節前ニューロンが血管に伴行して胃、小腸、上行結腸へ行き、その壁内神経叢で節後ニューロンとなって、それぞれの器官に分布します。また肝臓、胆嚢、膵臓、腎臓、副腎などへの血管に伴行し、それぞれの器官の近くの神経叢で節後ニューロンとなってそれぞれの器官に分布します。

⑤ 仙髄副交感神経核からの線維

また仙髄の副交感神経核からの節前ニューロンが**骨盤内臓神経**として上行し、**上下腹神経叢**などを介して(それぞれの壁内でシナプス交換し、節後ニューロンとして)、横行結腸からS状結腸、直腸などに分布します。

また**下下腹神経叢**などの骨盤神経叢を経て、**膀胱《ぼうこう》神経叢**で節後ニューロンとなったものが膀胱に分布したり、生殖器近傍の神経叢で節後ニューロンになったものが前立腺や卵巣、精巣、子宮などに分布したりします。

4 自律神経系の求心路(内臓求心性線維)

自律神経の中には多数の内臓からの求心性の神経線維が存在します。これらは**内臓求心性線維**と呼ばれます。

内臓求心性線維は交感及び副交感神経とほぼ同じ経路を走行して脊髄と脳幹に投射します。脊髄に投射する内臓求心性線維は、その臓器を支配する節前ニューロンが始まる分節とほぼ同じ分節に後根から入ります。また脳幹に投射する求心性線維は迷走神経や舌咽《ぜついん》神経などの脳神経を通って入ります。これらの場合、感覚線維の神経節はそれぞれのレベルでの**脊髄節**であったり、**舌咽神経の下神経節**であったり、**迷走神経の下神経節**であったりします。

内臓の感覚受容器は血管壁と胸腔、腹腔及び骨盤腔の器官内にあり、動脈圧や胃腸、膀胱の充満度などの**物理的情報**や内容物の酸性度や電解質濃度などの**化学的情報**を伝えます。これらの大部分は感覚として意識にのぼりませんが、種々の器官に反射性反応を引き起します。

飢餓、渇き、悪心《おしん》、便意、尿意などの**内臓感覚**や**内臓痛覚**《つうかく》は、感覚として意識にのぼり、同時に自律機能と運動機能の反射を誘発します。

内臓感覚は主に副交感神経と並行して走行する内臓求心性線維(**副交感神経求心路**と呼ばれることもある)によって起り、内臓痛覚は交感神経と並行して走行するやはり内臓求心性線維(**交感神経求心路**)を介するとされています。

279-298，朝倉書店，1984.
31）中村桂子，藤山秋佐夫，松原謙一監訳，Alberts B 他著： Essential 細胞生物学，南江堂，1999.
32）新見嘉兵衛：神経解剖学，朝倉書店，1976.
33）藤田尚男著，小川和朗 他編：甲状腺，人体組織学，第 6 巻，内分泌器・生殖器，113-133，朝倉書店，1996.
34）藤田尚男，藤田恒夫：標準組織学，第 4 版，（総論），医学書院，2002.
35）藤田尚男，藤田恒夫：標準組織学，第 4 版，（各論），医学書院，2010.
36）藤本　淳監修：ビジュアル解剖生理学，ヌーヴェルヒロカワ，2007.
37）古河太郎，本田良行編：現代の生理学，第 2 版，金原出版，1987.
38）三木明徳，井上貴央訳，Schäffler A，Schdmidt S 著：からだの構造と機能，西村書店，1998.
39）溝口史郎：図説組織学，金原出版，1983.
40）森　優：解剖学漫歩，福岡印刷，1964.
41）山田英智監訳，石川春律，廣澤一成訳，Feneis H 著：Feneis 図解解剖学辞典，第 2 版，医学書院，1983.
42）山鳥　崇：実習で学ぶ解剖学，金原出版，1989.
43）山鳥　崇：健康をまもる解剖学，近代文藝社，1993.
44）山鳥　崇，梅谷健彦編著：実習で学ぶ骨学，第 2 版，金原出版，1995.
45）山鳥　崇編著：実用神経解剖学，金原出版，1996.
46）山鳥　崇：物語ひとのからだ，金原出版，2004.
47）横地千仭，Rohen JW：解剖学カラーアトラス，第 6 版，医学書院，1985.
48）吉岡修一郎，粟屋和彦：解剖学用語とその解説，医学書院，1969.
49）林正健二 他訳，Marieb E N 著：人体の構造と機能，第 3 版，医学書院，2010.

【欧文】

50）Bannister LH, et al：Gray's Anatomy, 38th ed, Churchill Livingstone, 1995.
51）Barr ML, Kiernan JA：The Human Nervous System, 5th ed, Herper, 1988.
52）Benjamin CL, et al：Human Biology, McGraw-Hill, New York, 1997.
53）Burt AM：Textbook of Neuroanatomy, WB Saunders, 1993.
54）Carpenter MB, Sutin J：Human Neuroanatomy, 8th ed, William & Wilkins, 1983.
55）Hollinshead WH, Rosse C：Textbook of Anatomy, 4th ed, Harper & Row, 1985.
56）Kandel ER, Schwartz JH, Jessell TM：Essentials of Neural Science and Behaivor, Prentice Hall International INC, 1995.
57）Kristic RV：Illustrated Encyclopedia of Human Histology, 5th ed, Springer, 1984.
58）Leeson MS, Leeson CR：Histology, 2nd Asian ed, WB Saunders, 1970.
59）Mannino JA：Human Biology, Mosby, St Louis, 1995.
60）Rasmussen AT（revised）：Villiger-Ludwig-Rasmussen, Atlas of Cross Section Anatomy of the Brain, McGraw-Hill, 1951.
61）Snell RS：Clinical Neuroanatomy , 8th ed, Williams & Wilkins, 1983.
62）Urban H, et al：Real Lexikon der Medizin und ihrer Grenzgebiete, Urban und Schwarzenberg, 1~6 Bunde, 1977.

参考文献

【和文】

1）粟屋和彦：リンパ節およびリンパ装置の構造，小川和朗 他編，人体組織学，第 3 巻，朝倉書店，270-331，1996.
2）石浦章一 他訳，Berk L 他著：分子細胞生物学，第 6 版，東京化学同人，2010.
3）市川　厚 他：最新組織学，第 4 版，南江堂，1974.
4）伊藤　隆著，高野広子 改訂：解剖学講義，改訂 3 版，南山堂，2012.
5）伊藤　隆著，阿部和厚 改訂：組織学，改訂 19 版，南山堂，2005.
6）伊藤博信 他訳，Steward O 著：機能的神経科学，シュプリンガー・ジャパン，2004.
7）伊藤正男，井村裕夫，高久史麿編：医学大辞典，医学書院，2003.
8）今西次郎：免疫学の入門，第 7 版，金芳堂，2012.
9）上野賢一：皮膚科学，第 6 版，金芳堂，1997.
10）江橋節郎：筋収縮の分子機構，日本医師会雑誌　第 59 巻，239-257，1968.
11）岡本道雄訳，Ferner H，Staubesandt J 編著：Sobotta-Becher　図説人体解剖学全 3 巻，第 2 版，医学書院，1974.
12）小川鼎三 他：分担解剖学 1～3 巻，第 11 版，金原出版，1982.
13）小澤瀞司，福田康一郎総編集：標準生理学，第 7 版，医学書院，2015.
14）小澤一史 他訳，Tortora GJ，Nielsen MT 著：トートラ解剖学，第 2 版，丸善出版，2010.
15）越智淳三訳，Kahle VW，Leonhardt H，Platzer W 著：解剖学アトラス，文光堂，1990.
16）日本解剖学会監修，解剖学用語委員会編：解剖学用語，改訂 13 版，医学書院，2007.
17）加藤宏司 他訳，Bear MF，Connors BW，Paradiso MA 著：神経科学—脳の探求，西村書店，2009.
18）吉川文雄：人体系統解剖学，南山堂，1984.
19）小谷正彦：リンパ管研究の歴史，リンパ管—形態・機能・発生，西村書店，311-320，1997.
20）児玉作左衛門，小川鼎三：人体解剖図譜第 5 巻，中枢神経系，金原出版，1956.
21）坂井建雄，岡田隆夫：人体の構造と機能［1］解剖生理学，第 7 版，医学書院，2006.
22）坂井建雄，河田光博監訳：プロメテウス解剖学アトラス　頭部／神経解剖，医学書院，2009.
23）坂井建雄監訳：プロメテウス解剖学 コアアトラス，医学書院，2010.
24）酒井　恒訳，Faller A 著：わかりやすい解剖生理，文光堂，1993.
25）酒井　恒訳編：ターヘルアナトミアと解体新書，名古屋大学出版会，1986.
26）下　正宗 他編：コアテキスト 1　人体の構造と機能，医学書院，2003.
27）杉　晴夫編著：人体機能生理学，第 4 版，南江堂，2005.
28）洲崎悦子訳，Thibodeau GA，Patton KT 著：カラーで学ぶ解剖生理学，医学書院，1999.
29）瀬口春道訳，Moore KL，Persaud TVN 著：Moor 人体発生学，第 6 版，医歯薬出版，2001.
30）谷川久一，池尻直幹著，小川和朗 他編：肝細胞，人体組織学　第 4 巻 消化器，

＊あとがき＊

本書はもともと平成十六年に出版した『物語ひとのからだ』の続編としてまとめたものです。しかしこの際前編と一緒にして解剖学の案内書として一冊の本にしたほうがよいということで、書き直したものです。この物語は、そもそも遺体を解剖学の教育と研究のために献体する団体である「神戸大学のじぎく会」の機関紙「のじぎく通信」に連載を始めたもので、その読者である一般の方々、あるいは解剖学や組織学を学び始めた医学・医療分野の学生のために人体の構造と機能を分かりやすく解説するのを目的としていました。

このような主旨から本書は誰にも読みやすいように縦書きにしました。また横文字は必要最小限に止め、解剖学名は出来るだけ日本語のものを使うようにしました。内容は決して充分なものでなく、表現も不適切なものが多いかもしれませんが、一般の方々のみならず、これから、あるいは近い将来、医学・医療の分野を志す若い人達に、分厚い専門書を開く前に、身近な医学の物語的案内書としてひもといて頂ければ幸いです。

また私のかつて在籍した弘前大学医学部で長く解剖学の教授をつとめられた河西達夫先生と神戸大学医学部神経発生学講座の寺島俊雄前教授にはいろいろとご教示頂きました。また旧友の松浦重之画伯には説明図の作成を手伝って頂きました。これらの方々に深く感謝する次第です。さらに引用させて頂いた文献の著者の方々に感謝いたします。

最後に本書の出版に協力頂いた金原出版編集部の森崇氏及び元編集部の井上拓夫氏に感謝いたします。

平成二十九年秋

山鳥　崇

【す】

【き】

【く】

【け】

索　引

山鳥《やまどり》　崇《たかし》

昭和 7 年　仙台市生まれ
昭和 32 年　神戸医科大学（現神戸大学医学部）卒
昭和 33 年　神戸医科大学助手（解剖学専攻）
昭和 37-39 年　フライブルグ大学・ニューヨーク州立大学留学
昭和 41 年　神戸大学医学部講師
昭和 42 年　弘前大学医学部助教授
昭和 45 年　弘前大学医学部教授
昭和 55 年　神戸大学医学部教授
平成 5 年　神戸大学医学部長
平成 8 年　神戸大学定年退官，同名誉教授
〃　姫路獨協大学教授，同健康管理室長
平成 15 年　姫路獨協大学定年退職，同名誉教授

ものがたりの解剖学

定価（本体 3,000 円＋税）

2017 年 10 月 20 日　第 1 版第 1 刷発行

著　者　山鳥《やまどり》　崇《たかし》

発行者　福村　直樹
発行所　金原出版株式会社

〒 113-0034　東京都文京区湯島 2-31-14
電話　編集(03)3811-7162
　　　営業(03)3811-7184
FAX　(03)3813-0288
振替口座　00120-4-151494
http://www.kanehara-shuppan.co.jp/

ISBN 978-4-307-03054-0

印刷・製本/真興社